Técnica Dietética

TEORIA E APLICAÇÕES

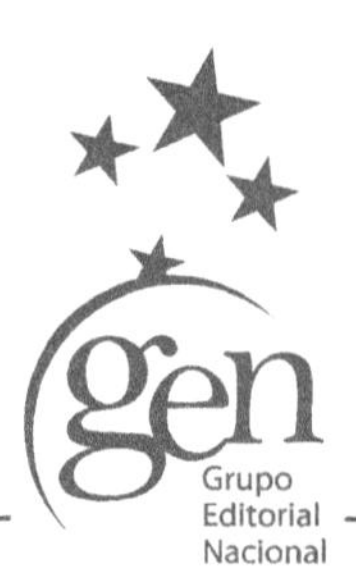

O GEN | Grupo Editorial Nacional – maior plataforma editorial brasileira no segmento científico, técnico e profissional – publica conteúdos nas áreas de ciências da saúde, exatas, humanas, jurídicas e sociais aplicadas, além de prover serviços direcionados à educação continuada e à preparação para concursos.

As editoras que integram o GEN, das mais respeitadas no mercado editorial, construíram catálogos inigualáveis, com obras decisivas para a formação acadêmica e o aperfeiçoamento de várias gerações de profissionais e estudantes, tendo se tornado sinônimo de qualidade e seriedade.

A missão do GEN e dos núcleos de conteúdo que o compõem é prover a melhor informação científica e distribuí-la de maneira flexível e conveniente, a preços justos, gerando benefícios e servindo a autores, docentes, livreiros, funcionários, colaboradores e acionistas.

Nosso comportamento ético incondicional e nossa responsabilidade social e ambiental são reforçados pela natureza educacional de nossa atividade e dão sustentabilidade ao crescimento contínuo e à rentabilidade do grupo.

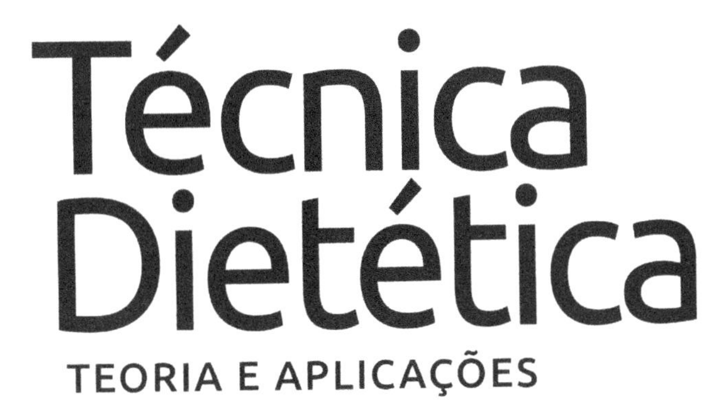

Semíramis Martins Álvares Domene

Professora do Departamento de Políticas Públicas e Saúde Coletiva e do curso de Nutrição da Universidade Federal de São Paulo (UNIFESP).
Nutricionista pela Pontifícia Universidade Católica de Campinas (1984) (PUC-Campinas).
Mestrado (1990) e Doutorado (1996) em Ciência da Nutrição pela Universidade Estadual de Campinas (Unicamp). Pós Doutorado em Nutrição pela UNIFESP/EPM (2005).
Membro do Grupo de Pesquisa Nutrição e Pobreza do Instituto de Estudos Avançados da Universidade de São Paulo (IEA-USP).

Segunda edição

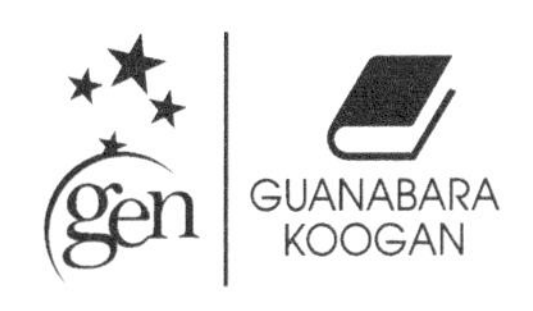

- A autora deste livro e a EDITORA GUANABARA KOOGAN LTDA. empenharam seus melhores esforços para assegurar que as informações e os procedimentos apresentados no texto estejam em acordo com os padrões aceitos à época da publicação, *e todos os dados foram atualizados pela autora até a data da entrega dos originais à editora*. Entretanto, tendo em conta a evolução das ciências da saúde, as mudanças regulamentares governamentais e o constante fluxo de novas informações sobre terapêutica medicamentosa e reações adversas a fármacos, recomendamos enfaticamente que os leitores consultem sempre outras fontes fidedignas, de modo a se certificarem de que as informações contidas neste livro estão corretas e de que não houve alterações nas dosagens recomendadas ou na legislação regulamentadora.

- A autora e a editora se empenharam para citar adequadamente e dar o devido crédito a todos os detentores de direitos autorais de qualquer material utilizado neste livro, dispondo-se a possíveis acertos posteriores caso, inadvertida e involuntariamente, a identificação de algum deles tenha sido omitida.

- **Atendimento ao cliente: (11) 5080-0751 | faleconosco@grupogen.com.br**

EDITORA GUANABARA KOOGAN LTDA.
Uma editora integrante do GEN | Grupo Editorial Nacional
Travessa do Ouvidor, 11 – Rio de Janeiro – RJ – CEP 20040-040
www.grupogen.com.br

- Capa: Bruno Sales

- Editoração eletrônica: Anthares

- Ficha catalográfica

D712t

Domene, Semíramis Martins Álvares
Técnica dietética: teoria e aplicações / Semíramis Martins Álvares Domene. - 2. ed. - [Reimpr.]. - Rio de Janeiro: Guanabara Koogan, 2025.
il.

Inclui bibliografia e índice

ISBN 978-85-277-3285-7

1. Dietética. 2. Nutrição. I. Título.

18-47337 CDD: 615.854
CDU: 615.874

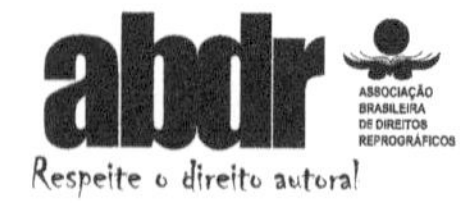

Dedicatória

Aos alunos da disciplina Técnica Dietética da PUC-Campinas e dos módulos Nutrição e Preparo de Alimentos da UNIFESP.

Material Suplementar

Este livro conta com o seguinte material suplementar:

- Ilustrações da obra em formato de apresentação (restrito a docentes).

O acesso ao material suplementar é gratuito. Basta que o leitor se cadastre e faça seu *login* em nosso *site* (www.grupogen.com.br), clicando em Ambiente de aprendizagem no *menu* superior do lado direito.

É rápido e fácil. Caso haja alguma mudança no sistema ou dificuldade de acesso, entre em contato conosco (gendigital@grupogen.com.br).

Prefácio à Segunda Edição

Algum tempo depois da primeira edição deste livro, já senti o desejo de aprimorá-lo. Nos últimos anos, poucos campos da ciência estiveram mais em evidência fora do universo acadêmico quanto a alimentação e a nutrição; isto se deu, em grande parte, pelo interesse crescente por receitas culinárias e pelas formas de comer.

Por consequência, a contribuição da técnica dietética para a promoção da saúde ganhou contornos mais interessantes, temperados pelo conhecimento ampliado da matriz alimentar e dos efeitos que o modo de preparo dos alimentos imprime em sua qualidade final – seja nutricional ou sensorial.

Como a vida é dinâmica e a nutrição é um campo para o qual contribuem inúmeros saberes, é cada vez mais relevante entender o peso que a alimentação tem sobre a qualidade de vida no planeta. Esta compreensão nos leva a incorporar, nas práticas e rotinas ligadas a escolha, pré-preparo e preparo de refeições, a análise sobre os desdobramentos do padrão de consumo alimentar, não apenas na promoção da saúde ou na determinação da doença. A técnica dietética contemporânea assume o inescapável compromisso de estar a serviço da preservação de valores e recursos tão caros para a humanidade, como a cultura alimentar, a água, a terra e todas as demais fontes de vida. Iniciativas ao redor do mundo têm valorizado a proposta feita pelo Guia Alimentar para a População Brasileira em 2014, que coloca o alimento – e não os nutrientes – como o eixo estruturante de diretrizes para a boa nutrição. A participação neste projeto e a implantação do Laboratório de Dietética Experimental (LaDEx), ligado ao Departamento de Políticas Públicas e Saúde Coletiva da Universidade Federal de São Paulo (UNIFESP), trouxeram, neste mesmo período, estímulo adicional para os nossos estudos na área da Dietética. As evidências sobre o papel da habilidade culinária e a confiança para cozinhar na promoção da saúde são elementos que foram considerados igualmente para a elaboração desta segunda edição.

A ideia deste livro é organizar os conteúdos programáticos fundamentais para a graduação de nutricionistas em uma perspectiva que reconhece o papel estruturante da Dietética para o exercício da Nutrição, em todas as áreas de atuação profissional. Quero agradecer a todos os estudantes de graduação e de pós-graduação dos Programas de Alimentos, Nutrição e Saúde, e Interdisciplinar em Ciências da Saúde, aos colegas do LaDEx – UNIFESP, e do Grupo de Pesquisa Nutrição e Pobreza – Instituto de Estudos Avançados – USP, pelos preciosos momentos de partilha e discussão que continuam a nos iluminar neste caminho.

Em defesa da comida e do comer, seguimos!

Semíramis Martins Álvares Domene

Prefácio à Primeira Edição

O conhecimento é como o amor: para crescer, deve ser compartilhado!

O primeiro estímulo para a construção deste livro ocorreu quando comecei a lecionar e a dedicar-me, como professora, à Dietética. Descobri, naquela época, que o exercício dessa área é um consenso entre nutricionistas sobre sua própria identidade: a Dietética é – por origem, tradição e mérito – o ramo que exprime a essência da prática da Nutrição.

Esta área é mesmo apaixonante, embora, para ser fiel à experiência, de pouco prestígio em grande parte dos cursos de graduação que conheci desde então. Em mim prevaleceu a paixão que motivou este projeto, um texto no qual procurei construir e reunir conhecimento, sistematizar material didático e referenciar a Dietética em relação a outras áreas do ramo, de maneira a dar corpo a um material didático útil para a formação de estudantes de Nutrição.

Não pretendo, com este livro, esgotar o tema ou tratá-lo com a grande profundidade que a ciência já permite, mas proporcionar a docentes e estudantes um texto prático e objetivo, de volume apropriado para um curso de Técnica Dietética fundamental. Para alcançar esse objetivo, a obra foi concebida com uma estrutura que, a cada capítulo, contextualiza o tema e, em seguida, propõe ensaios e atividades práticas para estimular o aprendizado, o qual se beneficia do encantamento que a aproximação com um dos objetos centrais para o estudo da Dietética – o alimento – traz para a sala de aula.

Outra proposta do texto é que o estudante identifique as inúmeras interfaces que o estudo da Técnica Dietética proporciona e exige: química e ciência dos alimentos, economia, administração, microbiologia geral e dos alimentos, higiene e legislação, antropologia, sociologia, entre outras. Com esse propósito, e a fim de produzir um material de consulta para a organização de um curso de Técnica Dietética, o livro conta, ainda, com abordagens pontuais sobre questões de difícil acesso na literatura da área, organizadas nos boxes Dietética em Foco. Outra opção metodológica foi adotar a funcionalidade de um glossário e de destaques nas margens, a fim de promover pausas para a apreensão de conceitos que, muitas vezes, são usados de modo periférico nos estágios iniciais da formação do nutricionista, ocasião em que a Técnica Dietética se insere na grande maioria dos cursos de graduação.

Espero que esta contribuição possa auxiliar colegas, professores e estudantes de todo o País na divertida e desafiadora tarefa de estudar Dietética. Agradeço a todos os alunos que, ao longo desses quase 25 anos, ensinaram-me a ser professora desta disciplina. Este livro é para vocês!

Semíramis Martins Álvares Domene

Sumário

Técnica Dietética

TEORIA E APLICAÇÕES

Capítulo 1

O Trabalho no Laboratório de Dietética

Objetivos de estudo

- Caracterizar o que é técnica dietética
- Conhecer a finalidade de um laboratório de dietética
- Compreender as competências e habilidades do nutricionista na atenção dietética
- Conhecer os procedimentos adequados à segurança sanitária em alimentação e nutrição.

INTRODUÇÃO

Técnica dietética
Área de estudo da nutrição que reúne e produz conhecimentos referentes às etapas de seleção, pré-preparo e preparo dos alimentos, envolvidos tanto nas atividades de avaliação de consumo quanto de planejamento da dieta de indivíduos e grupos.

A **técnica dietética (TD)** é um dos componentes pedagógicos fundamentais para a formação do nutricionista. Os ensaios com alimentos na graduação em nutrição aproximam os estudantes da dietética, essencial para o exercício da profissão. Entre as diversas competências que compõem o perfil do nutricionista, a orientação alimentar talvez seja a que melhor caracterize seu papel para a assistência nutricional.

É por meio da TD que o estudante entra em contato com as transformações químicas, físicas, sanitárias e sensoriais decorrentes das etapas de pré-preparo e preparo dos alimentos, em escala doméstica ou coletiva, com vistas à segurança alimentar e nutricional.

O laboratório de dietética é o espaço pedagógico adequado para a formação do nutricionista em TD, e contribui para a aquisição das dez competências fundamentais descritas a seguir.

DEZ COMPETÊNCIAS FUNDAMENTAIS PARA A FORMAÇÃO EM TÉCNICA DIETÉTICA

Padrão de identidade e qualidade
Conjunto de atributos que identificam e qualificam um produto.

1. Identificar as características de qualidade para a seleção dos gêneros alimentícios, a partir do reconhecimento do **padrão de identidade e qualidade** do alimento e de sua cadeia produtiva
2. Compreender e controlar as alterações sofridas pelos alimentos durante o preparo
3. Compreender o efeito das diferentes técnicas de preparo sobre as características nutricionais, sensoriais e sanitárias dos alimentos e identificar a mais adequada para cada situação, considerando os recursos existentes (humanos, equipamentos e infraestrutura, orçamento)
4. Indicar o processamento que resulte em maior retenção de nutrientes e compostos bioativos e que promova sua biodisponibilidade
5. Reconhecer temperaturas compatíveis com a segurança sanitária para as etapas de pré-preparo, preparo, conservação e distribuição de alimentos de modo a evitar situações de risco para enfermidades transmitidas por alimentos

6. Indicar o procedimento de preparo que evite a produção de compostos com ação tóxica ou antinutricional
7. Aplicar protocolos de análise sensorial para avaliar características de qualidade e aceitação de alimentos
8. Desenvolver receituário padrão, por meio da elaboração de Fichas Técnicas de Preparo, privilegiando o uso de ingredientes de alta densidade nutricional e processamento compatíveis com a melhor qualidade nutricional e sanitária possível
9. Planejar cardápios para indivíduos ou coletividades, reconhecendo especificidades de ordem cultural, atendendo às diretrizes alimentares e às recomendações nutricionais, valorizando o emprego de recursos naturais, racionalizando a produção e a destinação de resíduos e preferindo alimentos da biodiversidade local
10. Estimar o custo do alimento e da refeição; em ação interdisciplinar com a área de gestão de **unidades de alimentação e nutrição (UAN)**, conhecer os demais componentes para a composição do custo, incluindo água, combustível, descartáveis, produtos de higiene e limpeza, recursos humanos, utensílios, depreciação patrimonial e manutenção de equipamentos, além do preço dos gêneros alimentícios.

Unidade de alimentação e nutrição
Unidade que processa ingredientes alimentares e os transforma para a produção de refeições. Alguns serviços adotam outras denominações, como serviço de alimentação e nutrição, serviço de nutrição e dietética – mais comum em serviços hospitalares – ou ainda unidade de produção de refeições.

TRABALHO NA UNIDADE DE ALIMENTAÇÃO COLETIVA

Considerando o escopo do trabalho do nutricionista, a unidade de alimentação visa à produção de refeições nutricionalmente adequadas ao perfil de cada usuário, individualizadas, com garantia de **qualidade sanitária, toxicológica e sensorial**. A missão do nutricionista é, portanto, proporcionar ao usuário o aporte de energia, nutrientes e compostos bioativos adequado às suas necessidades, por meio de refeições e alimentos seguros e que promovam satisfação e prazer, bem como a valorização de práticas alimentares alinhadas aos produtos e às tradições culinárias regionais.

A produção de conhecimento na **área de alimentação coletiva** reúne diversas disciplinas, aqui entendidas como segmentos de organização de saberes e de protocolos metodológicos, com destaque para microbiologia, TD, administração e gestão, economia, tecnologia de alimentos, sociologia, antropologia, ecologia, saúde pública e educação alimentar e nutricional.

A atividade de produção de refeições é facilitada pela adoção de boas práticas de manipulação e de **procedimentos operacionais padronizados (POP)**. A Agência Nacional de Vigilância Sanitária (Anvisa), por meio da resolução RDC nº 216, instituiu o Regulamento Técnico de Boas Práticas para Serviços de Alimentação, documento de referência para a área de alimentação coletiva.

As diretrizes da área de TD para seleção e preparo de alimentos orientam não apenas a formulação e o acompanhamento dos POP,

Qualidade sanitária, toxicológica e sensorial
Características percebidas pelos sentidos que promovem aceitação ou rejeição do alimento; os atributos sensoriais são responsáveis pelo reconhecimento da identidade e contribuem para avaliação da qualidade sanitária e toxicológica de preparações e alimentos.

Área de alimentação coletiva
Área de desenvolvimento dos fundamentos teóricos norteadores da formação técnica do nutricionista para atuação em uma unidade de alimentação coletiva.

Procedimentos operacionais padronizados
Na área de alimentação coletiva, esses procedimentos descrevem com detalhe operações necessárias e adequadas ao desenvolvimento de uma ação ou atividade para aprimorar o desempenho dos processos de trabalho.

Pontos críticos de controle
Etapas de implantação de medidas de controle e monitoramento que garantam segurança e qualidade sanitárias.

como também indicam parâmetros para o monitoramento de **pontos críticos de controle (PCC)**.

O passo inicial para o estudo da dietética é compreender o papel do nutricionista como responsável técnico por todas as decisões e operações que concorrem para a produção de refeições. Cada uma dessas decisões apoia-se em sua competência técnica, modulada por sua compreensão política sobre o papel do alimento e da alimentação para a promoção da saúde e do bem-estar de indivíduos e coletividades.

Seleção do alimento – *"pense globalmente, aja localmente"*. Ao elaborar cardápios e no exercício da educação alimentar e nutricional, o nutricionista tem a oportunidade de influenciar a escolha do alimento. Mesmo reconhecendo o papel essencial da produção de alimentos para a sobrevivência e a despeito dos impressionantes recursos tecnológicos na agroindústria e na ciência dos alimentos, o início do século 21 enfrenta desafios alimentares fundamentais. Não há abastecimento suficiente de alimentos em muitas localidades no Brasil e no mundo, enquanto há excedentes de produção em outros locais, por exemplo. A produção de alimentos na chamada agricultura convencional semeia grandes áreas de monoculturas com uso intensivo de agrotóxicos e tecnologias de aspersão de pesticidas. Essas práticas comprometem a capacidade de recuperação do solo, contaminam cursos de água e áreas adjacentes, e diminuem a biodiversidade. A escolha de alimentos ultraprocessados, por exemplo, estimula cadeias produtivas apoiadas em monoculturas que demandam pesticidas, embalagens descartáveis e oferecem ao consumidor final produtos acabados ou semiprontos para o consumo. Milho, trigo, arroz, cana e soja estão entre as principais *commodities* que abastecem as cadeias produtivas de alimentos no mundo.* A imensa diversidade de grãos tradicionais é substituída por poucos grãos com características agronômicas particulares, como a resistência a algum pesticida. O Capítulo 2 contém a classificação de alimentos segundo o grau de processamento da segunda edição do *Guia Alimentar para a População Brasileira*.

Uma atividade agrícola que promova o balanço sustentável do ambiente e incorpore valores sociais à cadeia produtiva de alimentos, desde a área de cultivo até a venda no varejo para o consumidor final, é a inovação que produz saúde. Valorizar a produção local de alimentos diminui a demanda por transporte, favorece o consumo de alimentos de melhor qualidade nutricional, impulsiona a economia regional e estimula o desenvolvimento de habilidades culinárias. O uso de alimentos de origem vegetal de produção local contribui para preservar a biodiversidade, por estimular a cultura sustentável de espécies tradicionais – sobretudo frutos, grãos e hortaliças – e diminuir a demanda por produção industrial de massa. A habilidade culinária e a confiança para cozinhar são dimensões associadas positivamente à qualidade da alimentação, e serão tratadas no item *Técnicas de preparo e conservação de alimentos*, no

*Dados sobre produção mundial de alimentos estão disponíveis no portal da Food and Agriculture Organization (FAO): http://www.fao.org/faostat/en/#data

Capítulo 2. O planejamento alimentar com base na seleção de alimentos *in natura* ou com baixo grau de processamento tende a contribuir para a gestão ambiental da cadeia produtiva de alimentos e promove soberania e segurança alimentar e nutricional.

O nutricionista da área de alimentação coletiva deve procurar produtores próximos à localidade de atuação profissional. Conhecer a produção local aumenta a chance de conseguir bons produtos e encomendar plantios compatíveis com o volume de compra de sua UAN. Existem evidências de sucesso na produção de alimentos por sistemas produtivos não convencionais, como a agricultura orgânica, agricultura biodinâmica, produção agroflorestal e outras produções integradas (frutas, pecuária-lavoura-floresta). A produção agroecológica de alimentos apresenta produtividade comparável ou superior à produção convencional e é sustentável do ponto de vista econômico, social e ambiental. Assim, o nutricionista pode estabelecer metas para diminuir progressivamente o uso de alimentos produzidos por sistemas convencionais da agroindústria, ao iniciar uma aproximação com produtores locais.

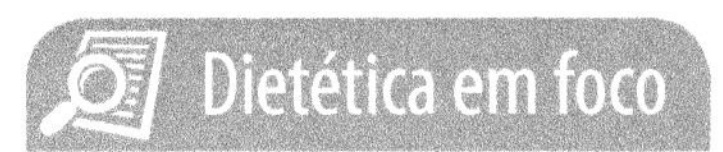

Preparo de álcool a 70%

Se corretamente diluído em água para produzir uma solução a 70%, o álcool tem boa ação germicida, por provocar desnaturação proteica, favorecida pela água.

O preparo da solução de álcool a 70% pode ser feito no próprio laboratório de dietética e deve ser recomendado pelo nutricionista a todas as unidades de produção de refeições da instituição.

A fórmula de preparo do álcool a 70% é

$$CfVf = CiVi$$

Partindo-se de um álcool a 96% e substituindo-se os valores na fórmula, o cálculo para o preparo de 1 ℓ será:

$$70 \times 1.000\ m\ell = 96 \times X$$

ou

$$X = 70 \times 1.000/96 = 729{,}16$$

Portanto, o preparo de álcool a 70% a partir de álcool a 96% é feito medindo-se 729,16 mℓ de álcool a 96% e acrescentando-se água até 1.000 mℓ.

Cf: concentração final (concentração desejada); Vf: volume final (volume desejado); Ci: concentração inicial (concentração do álcool na solução pura); Vi: volume inicial (volume do álcool na solução pura).

Fonte: Motta, 2007.

ROTINA NO LABORATÓRIO DE DIETÉTICA

Preparo do manipulador para as rotinas com alimentos

Boas práticas
Procedimentos a serem adotados por serviços de alimentação a fim de garantir a qualidade higiênico-sanitária e a conformidade dos alimentos com a legislação sanitária (Resolução RDC nº 216, de 15 de setembro de 2004), que dispõe sobre a regulamentação técnica de boas práticas para serviços de alimentação.

A incorporação de **boas práticas** e a sistematização da rotina contribuem para o bom andamento dos trabalhos durante as atividades no laboratório de dietética. A produção de alimentos e refeições envolve operações de diferentes naturezas e graus de complexidade e requer disciplina e organização para que o trabalho seja bem-sucedido. Desde o planejamento nutricional do cardápio até o alimento pronto, o nutricionista alia a nutrição, a tecnologia de alimentos, a gestão e a cultura, entre outros conhecimentos. Boas práticas para manipulação de alimentos estão relacionadas com a adoção de rotinas apropriadas de cuidado por todos os profissionais envolvidos com as etapas de seleção, modificação e distribuição dos alimentos, de modo a evitar contaminações e, consequentemente, enfermidades transmitidas por alimentos.

Entre as premissas necessárias para o bom andamento da rotina de manipulação de alimentos estão algumas inerentes a qualquer atividade profissional e aquelas específicas, próprias da nutrição. A familiarização com essas rotinas orienta o nutricionista para a capacitação da equipe de trabalho de uma UAN.

Premissas fundamentais

Pontualidade. A falta de pontualidade atrapalha o ritmo do trabalho e a sequência das operações.

Postura. O manipulador não deve:

- Mascar gomas e ingerir qualquer alimento durante as atividades
- Ler revistas, jornais ou realizar atividades estranhas ao trabalho
- Falar ou rir alto
- Usar adereços, joias ou bijuterias, maquiagem e unhas esmaltadas, sapatos de salto alto.

Paramentação adequada. Os itens básicos para a manipulação segura dos alimentos são: avental com mangas médias de uso exclusivo para as atividades com alimentos; touca ou rede para envolver os cabelos; calças compridas e sapatos fechados com solado antiderrapante. Os acessórios para o trabalho em UAN são mangote, avental impermeável e bota de polipropileno, além de luvas de malha de aço para o trabalho com instrumentos cortantes, e luva de silicone antitérmica. A correta paramentação protege o manipulador dos riscos na aproximação com fontes de calor, com umidade ou com resíduos mesmo que temporariamente existentes no piso, além de propiciar proteção ao alimento. A paramentação é feita antes da antissepsia, e os itens dessa paramentação constituem os primeiros equipamentos de proteção individual que fazem parte da rotina do manipulador de alimentos.

Itens adicionais de proteção individual devem ser adotados quando necessário: luvas de látex para o pré-preparo de alimentos excessivamente manipulados, com forte odor ou para o serviço de alimentos prontos; luvas de malha de aço para o corte de carne; luvas de silicone para manipulação de utensílios quentes e roupas isolantes para acesso a câmaras frigoríficas.

Antissepsia. Antes de iniciar as atividades, deve-se fazer a higienização das mãos com sabonete líquido neutro e escova para unhas por 40 s – ou o tempo suficiente para cantar *Parabéns a você*, devagar, 2 vezes. O manipulador deve lavar as mãos e os antebraços – até a altura dos cotovelos – com sabonete, secar as mãos com papel absorvente e descartá-lo, além de fazer a antissepsia das mãos com álcool a 70% glicerinado. Os homens devem estar barbeados. Não se deve tocar o rosto ou os cabelos durante a manipulação do alimento e jamais levar a mão à boca.

É importante ressaltar que o procedimento de antissepsia das mãos deve ser repetido todas as vezes que o manipulador interromper seu trabalho e/ou deixar as dependências do serviço.

Transporte de alimentos. Os alimentos devem ser carregados em pratos ou bandejas e deve-se usar uma escova de cerdas sintéticas para facilitar a remoção de resíduos de alimentos dos utensílios.

Organização da área de trabalho. Os objetos pessoais dos manipuladores devem ser mantidos em armários, em ambiente separado e próprio para isso.

TÉCNICAS DE HIGIENIZAÇÃO | LIMPEZA E DESINFECÇÃO

A primeira etapa da higienização de utensílios empregados para o consumo ou preparo de alimentos é a *remoção de resíduos*, feita com o auxílio de uma escova de cerdas sintéticas firmes. A organização da área de trabalho para a higienização diminui o risco de contaminação e isola os produtos químicos, como sabões e detergentes, dos utensílios limpos. Para isso, em cada ponto de água deve ser escolhido um setor para a acomodação dos utensílios a serem higienizados, tendo-se como referência o posicionamento e o conforto do manipulador. Neste mesmo setor deve ser definida uma pequena área para os produtos de higienização; esta será a *zona suja*, ou *zona de sabão*. Assim, o outro setor do ponto de água – *zona limpa* – receberá os utensílios limpos a serem acomodados para secagem ao ar.

Conforme mostrado na Figura 1.1, para manipuladores destros, o lado esquerdo é usado preferencialmente para a zona de sabão e, o direito, para a zona limpa.

Limpeza

Utensílios

Limpeza
Remoção de sujidades e redução da carga microbiana de utensílios e equipamentos.

Todo o utensílio que entra em contato com os alimentos deve passar por rigorosa **limpeza** logo após o seu uso, devendo ser lavado por banho de água e sabão neutro ou água e detergente imediatamente após o uso.

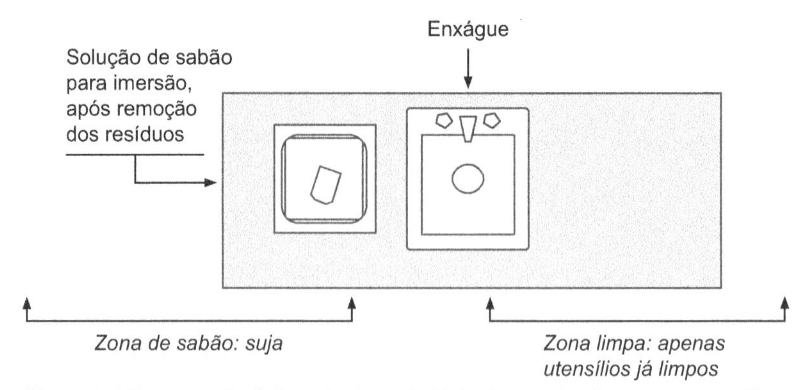

Figura 1.1 Esquema da divisão de áreas de higienização de alimentos e utensílios. Definição da área de sabão (suja) e da área limpa.

A secagem ao ar é preferível a outros modos de secagem. O uso de tecidos de algodão ou sintéticos para a secagem aumenta o risco de contaminação e deve ser desencorajado.

A remoção de caldas de açúcar e resíduos gordurosos é favorecida pelo uso da água quente seguida da lavagem normal com água e sabão ou detergente neutros. Para amido e resíduos de proteína, a água fria é indicada.

O uso de água quente diminui a necessidade de abrasão, a qual provoca desgaste precoce dos utensílios e pode contribuir para que os elementos constituintes das ligas com as quais são feitos os utensílios migrem para os alimentos. Por isso, o polimento da face interna de utensílios metálicos não é recomendado. Esponja macia e detergente ou sabão neutros são os métodos mais adequados para garantir a integridade dos utensílios.

Equipamentos

Os equipamentos que entram em contato com os alimentos devem ser rigorosamente higienizados após o uso, desmontando-se todas as partes removíveis e fazendo minuciosa limpeza com escovas, para alcançar sulcos e reentrâncias.

Após a remoção completa dos resíduos, devem-se enxaguar os equipamentos em água limpa até a eliminação total dos traços de sabão ou detergente. Equipamentos não desmontáveis podem ser higienizados com vapor.

Desinfecção

Equipamentos e utensílios devem ser guardados apenas depois de totalmente secos ao ar, em armários adequadamente vedados e limpos, e após a **desinfecção**. Nenhum utensílio deve ser guardado úmido.

Desinfecção
Trata-se da redução, por método físico e/ou agente químico, do número de microrganismos de modo a não comprometer a qualidade higiênico-sanitária do alimento (Resolução RDC nº 216, de 15 de setembro de 2004).

Deve-se ressaltar que em cada unidade ou serviço de alimentação deve haver um plano de limpeza e desinfecção, redigido de maneira a atender à legislação vigente.

A Figura 1.2 mostra as diferentes etapas e formas adotadas para o tratamento de higienização – limpeza e desinfecção – de utensílios e equipamentos. Os detergentes devem ser o neutro para lavagem manual e o alcalino para eliminação de gordura.

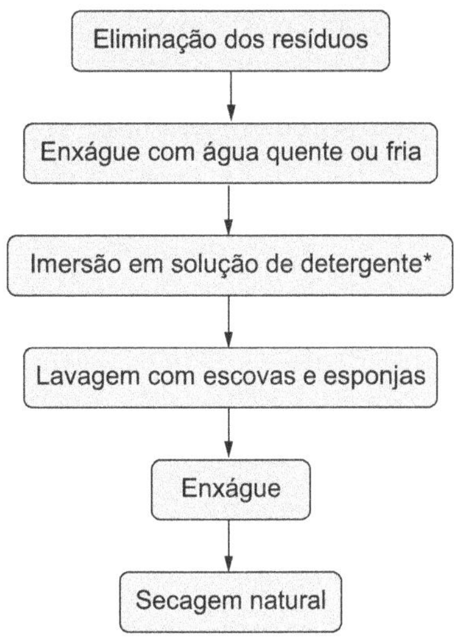

Figura 1.2 Etapas da higienização de utensílios e equipamentos. *Detergentes: neutro para lavagem manual, alcalino para a eliminação de gordura.

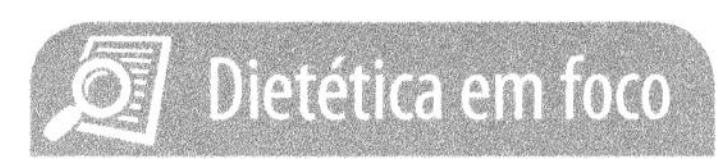

Uso racional da água para a manipulação de alimentos e a produção de refeições

O volume de água que uma torneira aberta verte por minuto depende da intensidade do jato e do calibre da tubulação. Torneiras convencionais para cozinhas vertem 12 a 20 ℓ de água por minuto; usando a torneira não totalmente aberta para a remoção de resíduos de utensílios, pode se diminuir sensivelmente o consumo. O hábito de fechar a torneira sempre que não estiver em uso ou de adaptar acionadores de piso – que abrem a vazão da torneira com o uso dos pés – é um recurso interessante para racionalização do consumo. Remover os resíduos com uma escova umedecida previamente à lavagem também diminui a demanda por água, assim como ensaboar os utensílios com a torneira fechada, e apenas abrir para o enxágue. A distância e a altura do reservatório de água determina a pressão percebida em cada torneira. Sempre que possível, o nutricionista deve participar com os profissionais de engenharia civil e arquitetura da concepção da cozinha, de modo a otimizar o uso de recursos naturais, como água, luz natural e ventilação. A escolha de equipamentos que usam água (lavadoras de louças, fornos combinados) deve considerar o consumo estimado pelo fabricante e o dimensionamento adequado ao volume de processamento da unidade. A aquisição de alimentos *in natura* e pouco processados diminui a demanda por produtos embalados e a produção excessiva de lixo plástico. Sempre que possível, devem ser reutilizadas ou recicladas as embalagens.

Sanificação ou sanitização

Sanificação ou sanitização
Tratamento destinado à desinfecção das superfícies de trabalho usadas para o preparo de alimento. Os termos são sinônimos.

Sanificação ou sanitização é o tratamento destinado à desinfecção das superfícies de trabalho usadas para o preparo de alimentos. Pode ser feita por meios físicos (calor, irradiação) ou químicos (soluções saneantes). A água empregada para fervura ou produção de vapor deve ser potável ou pode constituir fonte de contaminação.

Na sanificação emprega-se um dos seguintes recursos:

- Água fervente para enxágue
- Aspersão ou imersão de solução de hipoclorito a 200 ppm (não adequado para metais, apenas para plásticos, louças e vidros)
- Aspersão ou imersão de álcool a 70%
- Escaldamento com água fervente é o recurso adequado para metais.

Cloro, iodo e quaternários podem causar intoxicação de manipuladores e consumidores dos alimentos. Devem-se seguir rigorosamente as concentrações e orientações de cada fabricante. Iodo ou iodóforos e quaternários devem ser empregados apenas para a descontaminação – tratamento de superfícies que não entram em contato com os alimentos.

Agentes físicos

O uso do calor é adequado para a higienização de utensílios e equipamentos de metal, afetados por desinfetantes químicos. Após a limpeza, o material deve ser imerso em água a 80°C por 5 min. A água quente usada em máquinas de lavar é suficiente para o tratamento adequado.

Agentes químicos

As soluções devem ser empregadas isoladamente em utensílios e equipamentos previamente limpos, pois a combinação com detergentes pode determinar perda de sua atividade bactericida. A temperatura da solução é importante para melhorar o desempenho da sanificação, sendo a água morna mais eficiente do que a fria. Contudo, temperaturas superiores a 40°C não são indicadas, por potencializar o efeito corrosivo das soluções e provocar rápida queda da sua eficiência. O tempo de exposição depende da concentração de cada produto.

Detergentes. Os detergentes com aplicação para utensílios, equipamentos e superfícies que entram em contato com alimentos são, na maioria das vezes, combinações de agentes de limpeza de caráter ácido, alcalino, tensoativos, anfóteros e sequestrantes. A formulação do detergente é mais ou menos complexa de acordo com as características dos resíduos a serem eliminados e é específica para o tipo de material a ser higienizado – inox e outras ligas metálicas, vidro, plástico ou outros.

Soluções com cloro ativo e hipoclorito. Para sanificação de utensílios e equipamentos, as soluções contêm 200 ppm de hipoclorito de sódio (200 mg/ℓ). Cloro ativo e hipoclorito têm baixo custo e são agentes oxidantes de grande eficiência contra um amplo espectro de microrganismos.

Não são indicados para metais por apresentarem efeito corrosivo e clareador sobre este tipo de material. Após o uso por período de exposição adequado – pelo menos 20 min –, os utensílios e equipamentos são enxaguados com água. As soluções preparadas são armazenadas em frascos plásticos bem fechados para retenção do cloro, pelo período indicado pelo fabricante. Soluções de hipoclorito de sódio guardadas em frascos mal fechados ou além do prazo de validade não contêm cloro em quantidade suficiente para a ação bactericida. O uso de soluções de hipoclorito ou outros sais de cloro deve ser monitorado para garantir sua completa remoção, dado o risco de formação de cloraminas, com alto poder carcinogênico. A ação do hipoclorito (ClO^-) se dá por seu efeito antimicrobiano resultante da formação de ácido hipoclórico ($HClO$), altamente reativo em condições aeróbicas; é a capacidade altamente oxidante do hipoclorito que diminui a contagem de microrganismos. A reação do cloro com material orgânico dá origem à cloramina, composto altamente tóxico, motivo pelo qual a cloração de águas contaminadas.

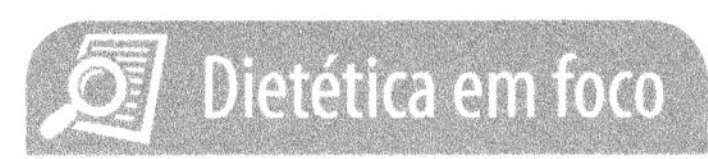

Como preparar solução clorada para a desinfecção de utensílios a partir de uma solução comercial de hipoclorito de sódio

A partir de uma solução de hipoclorito a 2,5% (como a encontrada em muitos produtos comerciais de uso doméstico),* prepara-se uma solução a 200 ppm diluindo-se o hipoclorito da seguinte maneira:

2,5% = 2.500 mg de hipoclorito em 100 mℓ
200 ppm (ou 200 mg/1.000 mℓ) = 8 mℓ solução de hipoclorito diluído em 1 ℓ de água

A água sanitária de uso geral, principalmente a empregada em limpeza doméstica, não é recomendada para a desinfecção de alimentos, pois pode conter detergentes ou aromatizantes.
Os frascos de hipoclorito devem ser mantidos bem fechados, em ambiente fresco e protegido de luz, para uso no prazo de validade indicado pelo fabricante, a fim de evitar a diminuição da concentração de cloro livre, decorrente de sua natural volatilização. A remoção do cloro deve ser garantida por enxágue com água potável ou por volatilização natural por pelo menos 20 min de exposição ao ar antes do uso do utensílio ou equipamento, para evitar a formação de compostos com elevado potencial carcinogênico, as cloraminas orgânicas.

*Atenção: o mercado também oferece soluções de hipoclorito com concentrações diferentes de 2,5%.

DESCONTAMINAÇÃO

Refere-se ao tratamento de superfícies inertes que não entram em contato com alimentos. Além do uso do calor e do hipoclorito, são também empregados outros agentes químicos para a descontaminação, de uso restrito a superfícies que não entram em contato com alimentos. A manipulação destas soluções exige paramentação adequada: luvas, aventais e botas de borracha e proteção para os olhos, como máscaras ou óculos.

Soluções de agentes químicos de uso crítico

Iodóforos

São preparados em mistura com detergentes ácidos (pH < 4,0), em soluções de 25 a 50 ppm (25 a 50 mg/ℓ) de iodo livre. A perda da cor da solução indica reduzida atividade do iodo. Soluções de iodo podem apresentar efeito corrosivo sobre metais, dependendo da formulação da solução. Após o uso por período de exposição adequado, as superfícies tratadas devem ser enxaguadas com água.

Quaternários de amônia

São soluções sem cor, relativamente não corrosivas para metais, com baixo poder detergente e menos efetivas do que as de cloro ou iodo contra bactérias gram-negativas, e com concentração de 200 a 1.200 ppm (mg/ℓ). Após o uso por período de exposição adequado, as superfícies tratadas devem ser enxaguadas com água.

Outras soluções

Os surfactantes anfotéricos são saneantes ainda pouco empregados, com boas propriedades detergentes e bactericidas, aliadas a baixa toxicidade e baixo poder de corrosão, quando diluídos em concentrações adequadas. Outros tipos de solução são os detergentes fortemente ácidos ou alcalinos, com boa ação antimicrobiana, mas que exigem cuidado redobrado para sua eliminação.

A Tabela 1.1 relaciona os produtos permitidos para desinfecção ambiental em estabelecimentos de alimentos.

Panos e esponjas

O tratamento dado a tecidos ou esponjas empregados para a desinfecção é crucial para evitar contaminação. Adotar lotes diferenciados pela cor para cada um dos diferentes usos de panos e esponjas (higienização de equipamentos, de superfícies que entram em contato com alimentos e de superfícies que não entram em contato com alimentos, por exemplo) evita o uso inadequado do material e diminui a chance de **contaminação cruzada**.

Contaminação cruzada
Situação que promova transferência de microrganismos de um alimento, equipamento ou utensílio não tratado para outro.

Tabela 1.1 Produtos permitidos para desinfecção ambiental em estabelecimentos de alimentos.

Princípio ativo	Concentração
Hipoclorito de sódio	100 a 250 ppm
Cloro orgânico	100 a 250 ppm
Quaternário de amônia	200 ppm
Iodóforos	25 ppm
Álcool	70%

De acordo com a Portaria CVS-6/99, de 10 de junho de 1999, o tempo de contato entre as soluções e as superfícies deve ser de, no mínimo, 15 min (com exceção do álcool a 70%, que pode ter ação instantânea de antissepsia) ou de acordo com recomendações do fabricante constantes no rótulo ou na ficha técnica do produto.

Para evitar a contaminação cruzada, devem-se adotar utensílios e áreas de pré-preparo e preparo distintas para alimentos crus e cozidos.

O uso de material descartável deve considerar custo e potencial gerador de resíduos, a fim de que seja adotado apenas quando houver planejamento para o comprometimento de recursos e capacidade de correta destinação final. A higienização por lavagem dos panos deve ser feita em local específico para esse fim, seguida de fervura por 5 min após a lavagem, ou imersão em hipoclorito a 200 ppm por 20 min, com enxágue posterior e secagem completa ao ar. Descartáveis devem ser priorizados apenas para serviços de maior risco, como hospitais. Em unidades convencionais, que trabalham com indivíduos não adoecidos, a racionalização do uso de descartáveis é uma estratégia compatível com a gestão sustentável da produção de refeições em grande escala.

Esponjas devem ser lavadas todos os dias e comprimidas após cada uso para eliminar o excesso de água; em seguida, devem ser tratadas com solução clorada – 200 ppm por 20 min – ou escaldadas com água fervente, por 5 min, com novo esgotamento da água. Em ambas as situações, deve-se deixar secar ao ar e guardar o material depois de seco. A frequência de substituição deve respeitar o desgaste natural que compromete a funcionalidade da esponja. Em UAN, a substituição pode ocorrer semanalmente ou quinzenalmente, a depender do volume de utensílios higienizados e do desgaste do material. Esponjas com dupla face aumentam o desgaste de utensílios e contribuem para remover superfícies antiaderentes; por isso, devem ser evitadas ou apenas empregar a face macia para superfícies que entram em contato com alimentos.

Equipamentos e utensílios

A higiene meticulosa de equipamentos evita o risco de contaminação pela permanência de resíduos dos alimentos. O dimensionamento dos equipamentos contribui para a organização da UAN com vistas a:

- Facilitar a remoção, manipulação, recolocação e eventual substituição dos componentes, tais como lâminas, discos de borracha, roscas, tubulações, copos, reservatórios, entre outros

- Diminuir a necessidade de grande volume de água e detergentes
- Impedir o desprendimento de partes – como lascas de borracha – por abrasão.

Para orientar a escolha de equipamentos e utensílios com características que atendam melhor a uma higienização segura, o nutricionista deve procurar observar:

- A ausência de superfícies com rugosidades e vincos, muitas vezes de efeito decorativo, que facilitam o acúmulo de resíduos e dificultam sua remoção. A higienização de copos, talheres e louças é mais difícil. A preferência por utensílios regulares e sem relevo aumenta a segurança do alimento
- O uso de material com baixa taxa de migração de metais e polímeros. Dois casos são apresentados a seguir:
    - Panelas e equipamentos de cocção: o aço inoxidável e o vidro são os materiais com menor taxa de migração; contudo, o uso de vidro é limitado pelo peso e pela baixa durabilidade. Para a produção de refeições coletivas, o aço inoxidável é a opção de maior custo inicial, mas de grande aceitação por sua segurança e durabilidade. Para uso doméstico ou em restaurantes comerciais, utensílios feitos de cobre, alumínio, pedra, barro, ferro e outras ligas metálicas sem revestimento deve ser desencorajado em alimentação coletiva. Contudo, há utensílios que aliam a boa condutividade térmica do cobre ou a eficiência do ferro para a distribuição do calor a revestimentos de louça que garantem inocuidade. Os revestimentos antiaderentes requerem cuidado redobrado para a higienização (com esponja macia e de maneira manual) para preservar a integridade do polímero, o que constitui uma dificuldade operacional em unidades com produção de refeições em grande escala. Superfícies antiaderentes ideais são cerâmicas
    - Colheres, espátulas, pinças e outros utensílios para contato com calor: em panelas, bacias e *bowls*, deve-se evitar o uso de colheres e espátulas metálicas, para diminuir a abrasão e a migração de metais. Antes de usar um utensílio sintético, contudo, é preciso ter segurança de que ele seja resistente a altas temperaturas e não deformará ou desprenderá fragmentos com o calor. O uso do náilon em associação com a fibra de vidro resulta em um material resistente e adequado para a produção de colheres e espátulas. Polipropileno (altileno) e fibra de vidro com material sintético (Exoglass®) são resistentes e aceitam desinfecção química com cloro e álcool, além de desinfecção física com calor
- Os detalhes construtivos que facilitem o acesso a todas as peças, evitando-se superfícies inacessíveis ao manipulador (Figura 1.3)
- O bom fluxo para drenagem de água e de agentes saneantes, o que diminui o volume de água e produtos de higiene; a drenagem eficiente também contribui para diminuir a umidade interna; o nutricionista deve analisar a eventual necessidade de tratamento dos efluentes da UAN antes da descarga na rede pública

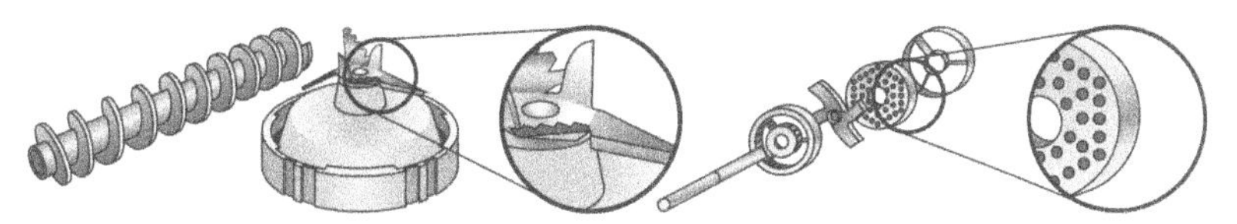

Figura 1.3 Componentes de equipamentos de uso doméstico ou de alimentação coletiva, com destaque para detalhes construtivos que dificultam a remoção de resíduos de alimentos.

- As dimensões e a localização na planta da UAN de modo a possibilitar a higienização simultânea ao preparo de alimentos e evitar contaminação
- O procedimento operacional padronizado e a manutenção preventiva. Para cada equipamento, o nutricionista define o procedimento para higienização, e este material é parte do programa de capacitação dos funcionários da UAN. Esses procedimentos estão dispostos em um cronograma de execução, a fim de orientar a periodicidade da higienização, bem como da manutenção preventiva. O conserto de equipamentos é custoso e costuma interferir de maneira desastrosa na rotina, podendo comprometer o preparo de refeições; por isso, um plano de manutenção preventiva é um investimento em segurança e manutenção de qualidade na prestação de serviço.

FLUXO DE TRABALHO

O estabelecimento de uma rotina na unidade que evite cruzamento de tarefas e trânsito facilita o trabalho, otimiza o tempo e organiza o andamento dos experimentos. O estudo da arquitetura do espaço disponível determina a melhor maneira de desenhar as rotinas.

O fluxograma apresentado na Figura 1.4 ilustra as etapas envolvidas no processamento dos alimentos, da recepção à eliminação de resíduos.

De maneira geral, alguns cuidados podem orientar o estabelecimento dessas rotinas, como processar alimentos em bancadas distantes da área de higienização (Figura 1.5).

TEMPERATURA

Microrganismos viáveis
Microrganismos vivos e passíveis de cultivo, com capacidade de multiplicação mantida. Nas UAN, representam um dos principais pontos críticos de controle.

Muitos dos cuidados no preparo de alimentos dependem do controle da temperatura. O crescimento e a redução de **microrganismos viáveis**, a inativação de fatores antinutricionais, o controle da desnaturação da proteína e da gelatinização do amido e a produção de toxinas dependem diretamente de um controle adequado da temperatura empregada para a conservação ou o processamento dos alimentos. O desenvolvimento de características sensoriais desejadas também depende do uso correto da temperatura em função do tempo.

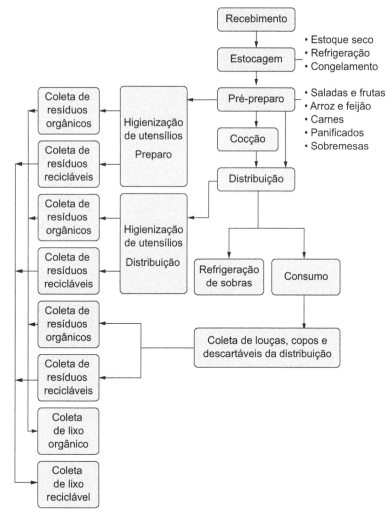

Figura 1.4 Fluxograma genérico para o preparo de alimentos.

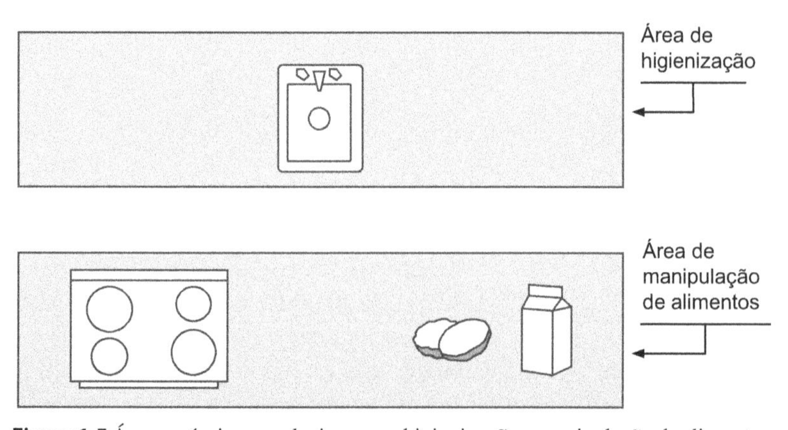

Figura 1.5 Áreas próprias e exclusivas para higienização e manipulação de alimentos.

Uma das ferramentas mais empregadas para o controle de perigos em produção de alimentos é o termômetro, que nas UAN deve estar presente com escalas incluindo pelo menos 4 faixas de medição (em graus Celsius), descritas a seguir:

- De –50° a 5°: para uso em congeladores
- De 0 a 20°: para uso em refrigeradores
- De 0 a 100°: para uso em sistemas de conservação a quente (estufas)
- De 50 a 250°: para uso em sistemas de cocção (fornos, panelas e fritadeiras).

Adotar temperaturas de referência é um modo seguro de orientar o uso de termômetros e monitorar a qualidade do preparo ou da conservação dos alimentos:

- Para congelamento de alimentos: –18°C para conservação de alimentos congelados e –22°C para o congelamento de alimentos frescos
- Para refrigeração: entre 1 e 4°C para alimentos cárneos e entre 5 e 10°C para vegetais
- Para conservação refrigerada de alimentos prontos: < 10°C
- Para conservação aquecida de alimentos prontos: > 60°C
- Para frituras: 180°C para o início, declínio máximo a 170°C com a colocação dos alimentos, alcance máximo de 190°C para evitar o ponto de fumaça de óleos vegetais; após a fritura, deve-se manter os alimentos a > 60°C até o momento de servir
- Para cocção sob pressão: 125°C, temperatura que se alcança nos equipamentos que operam a 15 psi
- Para assar alimentos de confeitaria (bolos): 160 a 180°C
- Para assar carnes: 160 a 200°C
- Para análise sensorial com provadores não treinados; grande quantidade de amostras; temperatura ambiente:
  - Sopas, *consommés*, chá, café: 70°C
  - Outros alimentos quentes: 35 a 45°C
  - Vegetais, frutas e alimentos refrigerados: 15 a 20°C
  - Sobremesas frias, sucos e refrescos: –18 a 15°C.

São características de qualidade dos termômetros:

- Precisão (± 1°C)
- Facilidade de leitura – escalas que possibilitem rápida e fácil visualização ou sistema digital
- Resolução (0,1°C)
- Atualização rápida (até 10 s)
- Alimentação com baterias recarregáveis ou energia elétrica
- Resistência a impacto e oscilação de temperatura, leveza (especialmente para medidores sem contato), ergonomia (empunhadura, distância entre haste medidora e superfície de contato com as mãos para prevenir aquecimento e impedir queimaduras)

- Facilidade para higienização, o que inclui resistência à ação de saneantes e ausência de rugosidades – detalhes construtivos como reentrâncias e saliências.

O mercado fornece termômetros para diferentes aplicações, com sistemas automatizados vantajosos por possibilitarem leitura instantânea. Modelos simples com coluna de mercúrio, embora precisos, não são práticos, pois requerem tempo para indicar a temperatura do alimento. Além disso, são frágeis e oferecem risco de quebra com escape do conteúdo, altamente tóxico.

Entre os modelos de equipamentos para controle de temperatura disponíveis para a área de manipulação de alimentos, estão os seguintes:

- Indicadores de temperatura para refrigeradores e/ou congeladores. Dispositivos com cabos longos (1,5 m ou mais) para colocação na parte interna do equipamento com o posicionamento do mostrador na parte externa, evitando-se a necessidade de se abrir o equipamento para a leitura
- Termômetros para medição sem contato, a partir de raios infravermelhos, com tempo de resposta baixo (800 ms aproximadamente) e linha *laser* para indicação da área de leitura. Esses equipamentos não medem a temperatura de metais (panelas ou baixelas) e de alimentos protegidos por superfícies transparentes, como o vidro. O correto posicionamento do equipamento, a 50 cm ou 1 m do alimento, promove leitura sem risco de contaminação; a existência de partículas em suspensão (poeira) ou vapor compromete a precisão da leitura. Os termômetros para medição sem contato são úteis para monitorar temperatura de alimentos expostos nas áreas de distribuição
- Termômetros de penetração, tipo lapiseira, com hastes de aço inoxidável com pelo menos 15 cm e unidade leitora na extremidade, para verificação de temperatura no centro geométrico de alimentos
- Coletores de temperatura/umidade, com memória para registro de várias leituras (500 vezes ou mais), empregados para monitorar refeições transportadas, contêineres, refrigeradores e câmaras
- Termopares: detectores de temperatura/umidade, com memória para registro de várias leituras (1.000 vezes ou mais) e interface para descarregamento em computadores. Esses equipamentos contam com cabos longos (15 m ou mais) para transmissão automática dos dados coletados para a sala do profissional encarregado do monitoramento e admitem conexão com diversos acessórios de leitura com sondas de imersão, contato em sólidos ou ar.

Após o uso, os termômetros e/ou sondas devem ser submetidos à lavagem com água e sabão e à desinfecção com álcool a 70% seguida de secagem ao ar, antes do armazenamento.

DESTINAÇÃO DE LIXO E GESTÃO DE RESÍDUOS

Aula de técnica dietética ou prova sensorial em unidade de alimentação e nutrição

Ensaios com alimentos produzem quantidade significativa de resíduos. A modulação de aulas ou aplicação de testes de análise sensorial deve levar considerar a quantidade de provadores e a menor quantidade de material necessária para pequenos ensaios. Nesses casos, a produção de grande quantidade de alimentos não é vantajosa. Considerando a necessidade de análise sensorial ao fim do ensaio, a projeção de 40 a 50 g de alimento pronto por degustador garante uma prova com 2 repetições, quantidade que pode ser empregada para dimensionar o rendimento necessário aos objetivos da aula. Dessa maneira, preparar quantidades próximas a 500 g de produto pronto é suficiente para o estudo das características dos alimentos e promover cerca de 8 a 10 provas de análise sensorial, o que é compatível com os objetivos pedagógicos da atividade. Para aplicação de testes sensoriais em uma UAN, sessões com 30 a 40 degustadores são compatíveis com o uso otimizado do tempo em uma manhã ou tarde.

Procurar reduzir, reutilizar e reciclar, capacitar a equipe para o uso racional de recursos – alimentos, água, combustível, descartáveis, material de higiene e limpeza – é uma das metas no trabalho de formação do nutricionista. O conhecimento da natureza dos resíduos e do melhor modo de destinação auxilia a tarefa de gestão de resíduos na unidade. Na Tabela 1.2 são apresentados os itens passíveis ou não de reciclagem.

Tabela 1.2 Itens recicláveis e não recicláveis.

Papéis recicláveis	Papéis não recicláveis
• Jornais • Envelopes • Sacos de papel • Embalagens longa vida • Revistas • Impressos em geral • Papéis brancos, mistos, cartão e de escritórios • Papelões • Fotocópia • Embalagens de ovos • Papel toalha limpo, desde que só empregado para secar água limpa	• Parafinados • Papéis sujos • Papel higiênico • Etiquetas adesivas • Papéis metalizados • Papéis plastificados • Papéis de fax e carbono • Papel siliconizado • Guardanapo com comida • Papel vegetal • Papel engordurado • Papel laminado • Fotografias • Fita-crepe
Cuidados: para a reciclagem, os papéis devem estar limpos, secos e, de preferência, não amassados. As caixas devem estar desmontadas	

(*continua*)

Tabela 1.2 Itens recicláveis e não recicláveis. (*Continuação*)

Plásticos recicláveis	Plásticos não recicláveis
• Embalagens de produtos alimentícios • Embalagens de produtos de beleza e limpeza • Tampas • Brinquedos • Peças plásticas • Tubos e cabos de PVC • Sacos e sacolas • Copos e vasilhas plásticas • Embalagens de refrigerante • CD	• Cabos de panelas • Tomadas • Embalagens metalizadas • Adesivos • Fralda descartável • Embalagem a vácuo • Espuma • Celofane • Recipiente siliconizado • Embalagem engordurada • Embalagens de biscoito • Roupas de náilon e poliéster
Cuidados: os recipientes devem estar limpos e sem tampa para o processo de reciclagem	
Vidros recicláveis	**Vidros não recicláveis**
• Embalagens de produtos alimentícios • Frascos de produtos de beleza • Copos • Frascos de remédio vazios • Jarras • Garrafas em geral • Vidro colorido	• Lâmpadas • Espelhos • Vidros temperados • Tubo de TV • Pirex • Vidro de automóvel • Cristal • Porcelana e cerâmica
Cuidados: para a reciclagem, os vidros devem estar limpos, inteiros ou quebrados. Se quebrados, devem ser embalados em várias camadas de jornal	
Metais recicláveis	**Metais não recicláveis**
• Latas de bebidas e alimentos • Bacias e baldes • Panela sem cabo • Latas de produtos de limpeza • Grampos • Fios elétricos • Chapas • Embalagens de alumínio descartáveis para refeições (tipo quentinha) • Pregos, parafusos e arames • Objetos de alumínio, ferro, cobre e aço	• Esponja de aço • Embalagens de congelados • Clipes de papel • Latas de aerossóis • Latas de tintas • Pilhas e baterias • Latas enferrujadas
Cuidados: para a reciclagem, os metais devem estar limpos; as tampas devem ser pressionadas para dentro; podem estar amassados	

Fonte: Projeto Coleta de Embalagens Pós-consumo (www.maoparaofuturo.org.br).

Descarte de resíduos. O descarte adequado dos resíduos deve ser feito com os seguintes cuidados:

- Latas, vidros e plásticos devem ser destinados para a reciclagem; devem ser lavados e armazenados separadamente por até 1 semana para envio à coleta seletiva; consulte o serviço local de coleta para confirmar a necessidade de lavar os utensílios – caso a coleta seja diária, talvez não seja preciso lavar

- Resíduos orgânicos devem ser colocados em saco plástico apropriado e removidos do laboratório de dietética diariamente; ou a UAN pode produzir um composto orgânico, com as seguintes vantagens:
  - Diminuição do volume de lixo a ser coletado pelo serviço público ou contratado
  - Produção de material com elevado poder de fertilização
  - Geração de fonte de renda adicional para a UAN
  - Construção de consciência preservacionista entre funcionários e usuários da UAN
- Restos de óleo de fritura devem ser acomodados em recipientes plásticos do tipo galões ou garrafas PET, bem fechados, e encaminhados para a coleta seletiva. O setor industrial tem interesse no uso desse resíduo para a produção de combustível.*

*Resíduos de óleo vegetal e de alimentos, gordurosos ou não, nunca devem ser despejados em pias, ralos ou em terrenos. O sistema de coleta de esgoto não é o local adequado para destinar óleos e gorduras e não está dimensionado para a elevada carga de material orgânico dos resíduos, gordurosos ou não, provenientes de restos de alimentos. Apenas em condições especiais, nas quais são previstos sistemas de coleta e tratamento do esgoto especialmente desenvolvidos para alimentos na UAN, pode-se avaliar a capacidade de instalação de equipamentos como trituradores acoplados às pias, por exemplo. Ainda nessas condições, o óleo – limpo ou usado – não deve ser despejado na rede. Portanto, o uso de trituradores em cozinhas domésticas ou industriais depende de consulta às autoridades sanitárias locais no órgão responsável pelo tratamento da água e do esgoto para informação sobre eventual compatibilidade da rede coletora com o uso desses equipamentos.

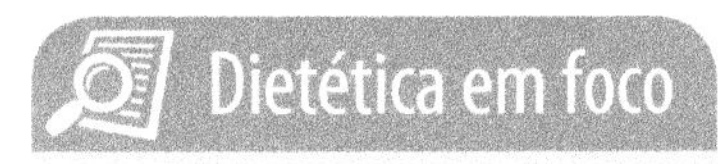

Como descartar o óleo vegetal empregado para o preparo de alimentos

Esse óleo constitui um resíduo orgânico de grande poder contaminante se descartado inadequadamente. Por ser de baixa densidade, forma uma camada superficial em coleções de água como rios e lagos com consequências danosas para os seres vivos que delas dependem. Um litro de óleo é capaz de comprometer o uso de 14 milhões de litros de água. Por isso, o descarte na rede de esgoto não pode ser feito. Após o uso, o óleo vegetal frio deve ser armazenado em recipientes plásticos como galões ou garrafas PET bem fechados para encaminhamento à rede de coleta de material orgânico. O despejo simples em terrenos também não é indicado. O melhor uso para esse resíduo é a sua transformação em matéria-prima para a fabricação de sabões ou biocombustíveis. Em contato com o serviço de coleta pública da prefeitura, o nutricionista pode avaliar a melhor maneira de descartar esse resíduo. Caso não haja, no município ou região, modo adequado para a coleta e tratamento de óleo vegetal residual, sua transformação em sabão é um recurso útil para seu aproveitamento.

REGRAS DE SEGURANÇA

Trabalhar com segurança garante o bom andamento dos trabalhos e torna o ambiente mais confortável para todos, com melhoria dos resultados. As medidas para o trabalho com segurança são simples, e devem sempre ser incorporadas, como orientações, para a rotina das atividades.

Não trabalhe com material imperfeito. Descarte qualquer utensílio trincado ou com arestas cortantes, após o devido registro de baixa para efeito de inventário.

Não retorne alimentos às embalagens originais, mesmo que não tenham sido usados. O planejamento de cada atividade é importante para evitar desperdícios.

Tenha cuidado com utensílios e equipamentos quentes. Use sempre luvas isolantes confeccionadas com material refratário como o silicone para a manipulação destes itens, mantendo-as livres de umidade. O uso de tecidos molhados, mesmo refratários, compromete sua capacidade isolante de temperatura e pode causar acidentes.

Evite o choque térmico com utensílios de vidro ou cerâmicos. Procure sempre um apoio isolante térmico, como o metal gradeado, altileno, silicone ou outro adequado, para não haver contato de utensílios de vidro ou louça aquecidos com superfícies frias como mármore, ladrilhos ou granito. Durante aulas ou testes, cuidado com formas, béqueres e vidraria de modo geral manipulados por indivíduos inexperientes.

Observe com cuidado os pontos de gás. Feche sempre os registros gerais ao fim dos ensaios, após se certificar de que os pontos individuais já estejam fechados.

Não manipule ou armazene álcool ou outro agente inflamável próximo ao fogo. Durante a manipulação dos alimentos não se deve manipular nenhum combustível inflamável, como álcool e produtos de higienização.

Não fume na área de manipulação de alimentos. O tabagismo compromete a saúde de quem o pratica e dos que estão próximos e é absolutamente incompatível com a atividade de manipulação de alimentos. Verifique a legislação do local (município ou estado) sobre as restrições ao tabagismo em ambientes fechados.

Garanta boa ventilação e iluminação no local de trabalho. Ao iniciar os trabalhos, abra todas as janelas dotadas de telas, fechando-as somente ao fim do período, para o aproveitamento da máxima iluminação natural e para trocas de ar. As luminárias da área de manipulação de alimentos devem ser dotadas de anteparos para a coleta de fragmentos de vidro, para evitar os riscos de eventual quebra de lâmpadas por superaquecimento.

Use paramentação completa. Avental de uso exclusivo, touca prendendo todos os cabelos, sapatos fechados com solado antiderrapante, sempre. Nas áreas molhadas (pré-preparo e/ou higienização), avental de plástico sobre o jaleco, luvas e botas de borracha.

Não toque a pele ou os cabelos durante a manipulação do alimento. A eventual correção por desprendimento de touca ou manipulação de qualquer peça da paramentação deve ser seguida de antissepsia das mãos.

Não consuma alimentos durante o preparo. Há um momento para isso, ao fim do ensaio para a análise sensorial. Durante o preparo, eventualmente, pode-se proceder a uma pequena prova, com o objetivo de verificar o preparo – condimentação, textura, odor – por meio de procedimento seguro e que não comprometa a qualidade sanitária da preparação.

Mantenha a atenção sobre o trabalho. A atenção é um dos principais fatores para o bom resultado das atividades, mesmo as mais costumeiras.

ACIDENTES

- Qualquer acidente deve ser imediatamente comunicado ao responsável pela UAN
- Cortes ou ferimentos leves devem ser lavados com água abundante, desinfetados e cobertos; o indivíduo deve ser imediatamente encaminhado para o serviço de saúde mais próximo para avaliação
- Queimaduras devem ser prontamente lavadas com água fria potável em abundância e resfriadas com banho de gelo e imediato encaminhamento ao serviço de saúde
- Ao derramar líquidos quentes sobre o avental, deve-se removê-lo imediatamente
- A UAN deve dispor de estojo de primeiros socorros em lugar acessível e conhecido por toda a equipe de trabalho, e deve estar cadastrado no serviço de prevenção de acidentes da instituição, para conhecimento dos procedimentos adequados em caso de acidente. A existência de estojo de primeiros socorros só pode ser autorizada pelo serviço de prevenção de acidentes da instituição.

CONSIDERAÇÕES FINAIS

A TD estuda as transformações químicas, físicas, sanitárias e sensoriais dos alimentos a fim de promover máxima retenção de nutrientes e valorizar as características sensoriais que favoreçam sua aceitação e caracterizem sua identidade.

O planejamento de ensaios dietéticos é uma das atribuições fundamentais do nutricionista e o auxilia nas atividades de diagnóstico nutricional e orientação alimentar para indivíduos e grupos. Cuidados com a segurança do alimento, entendida como a condição que evita sua contaminação química, física ou biológica, minimiza riscos para o desenvolvimento das enfermidades transmitidas por alimentos e depende de um conjunto de medidas, a ser incorporado à rotina do manipulador de alimentos. Entre essas medidas, estão a correta paramentação e os procedimentos para limpeza e desinfecção, bem como a antissepsia. O trabalho do nutricionista em conjunto com a equipe de profissionais na área de alimentação coletiva ganha relevo com a qualificação do setor, em expansão constante desde que os primeiros restaurantes passaram a contar com este profissional, em meados do século 20. Neste capítulo foram abordados os fundamentos do trabalho em um laboratório de dietética com aplicação em uma UAN para o planejamento de cardápios com qualidade sanitária, sensorial, nutricional em uma perspectiva sustentável, frente à diversificada gama de situações nesta área de atuação que demanda racionalidade para o uso de recursos naturais – notadamente água e matrizes energéticas – e para a gestão de resíduos.

Capítulo 2

Fundamentos para o Estudo da Dietética

Objetivos de estudo

- Estudar as etapas do processo de trabalho envolvido nos ensaios com alimentos
- Exercitar técnicas de pesagem de alimentos
- Conhecer os indicadores de rendimento empregados para o planejamento de cardápios e exercitar a previsão de compras
- Conhecer as técnicas básicas para o preparo de alimentos a partir do estudo dos modos de transferência de calor
- Exercitar a estimativa do teor de sódio e de ácidos graxos a partir do uso adequado de sal e óleo para o preparo de alimentos.

INTRODUÇÃO

Os experimentos com alimentos podem ser feitos em grupos de 3 a 4 pessoas, de maneira que todos participem ativamente da condução dos trabalhos e da redação dos resultados. Esse formato funciona muito bem para aulas e atividades de educação em saúde, como oficinas culinárias.

A organização do experimento é facilitada pela leitura atenta de um roteiro do que será feito – aula, ensaio ou oficina, a fim de que todos compreendam o conjunto de tarefas e os objetivos de cada atividade.

Portanto, o primeiro passo é construir o roteiro da atividade, a partir dos seguintes elementos:

- Tema ou título da atividade, com até 13 palavras
- Data e horário
- Horário previsto para encerramento
- Local para atividades em escolas, comunidades, clubes, associações, sendo importante obter previamente a autorização institucional. O deslocamento para locais distantes pode ser um complicador para o sucesso da atividade. Universidades podem oferecer veículos para o traslado de convidados da comunidade
- Responsável (ou equipe responsável)
- Objetivo (um objetivo geral; alternativamente, objetivo geral e objetivos específicos)
- Descrição da atividade além das aulas no laboratório de dietética (LD), pois existem outras modalidades de atividades em que os ensaios com alimentos podem ser empregados como estratégia, como oficinas, sessões de degustação e demonstrações culinárias:
    - Oficinas pressupõem um produto, ou seja, os integrantes devem ser convidados a produzir algo ao fim do encontro, como uma receita. Pode haver o registro em áudio, ou áudio e vídeo, para avaliação posterior do trabalho e subsídio à construção do produto da oficina – relatório, artigo, ou outro tipo de material de divulgação, ferramenta, serviço. É importante coletar a assinatura dos convidados em um termo de autorização do uso de imagem e registro de áudio

- Sessões de degustação oferecem aos integrantes alimentos de diferentes sabores, texturas, temperaturas, com o uso ou não de ingredientes não convencionais; essa estratégia é muito útil em ações que visam ampliar o repertório alimentar dos participantes
- Demonstrações culinárias são atividades em que os convidados apenas assistem à realização do preparo de um alimento, de modo presencial ou por meio de vídeos.

Qualquer atividade desenvolvida com alimentos no LD envolve algum risco – seja para o manipulador, seja para o provador. Por isso, exceto para aulas, a atividade merece apreciação por comitê de ética.

Em uma aula, os resultados devem ser anotados por todos, para que possam ser posteriormente empregados no preparo do relatório. A redação do relatório começa com uma contextualização do problema da aula e seus objetivos, à luz do conteúdo teórico acumulado sobre o assunto e de pesquisa bibliográfica, seguida de explicação sintética dos procedimentos – descrição da atividade desenvolvida, e apresentação dos resultados, expressos preferencialmente em tabelas. O fim do relatório deve conter a conclusão possível a partir das observações feitas em aula, frente aos objetivos propostos inicialmente. O último elemento do relatório é a relação das referências bibliográficas consultadas para o estudo do tema e para a discussão dos resultados.

O Apêndice 1 contém informações, conceitos e um modelo para a produção de relatórios em aulas de técnica dietética, e pode ser adaptado para outras atividades.

O universo da alimentação oferece infinitas possibilidades de ensaios, seja com finalidade didática ou de investigação. A sistematização do processo de trabalho facilita a organização da rotina, orienta o planejamento da atividade e contribui para a obtenção de dados de qualidade, ampliando a confiança quanto à sua validade.

Neste capítulo serão abordados os instrumentos empregados para o equacionamento dos problemas em dietética. Identificar adequadamente um problema e partir para sua resolução é desafiador, e constitui um recurso de grande utilidade para uma pedagogia transformadora e não verticalizada, o professor/tutor assume a função de orientador e o aluno/aprendiz é o protagonista de seu aprendizado.

INDICADORES DE RENDIMENTO

Para o planejamento de compras e para o cálculo dietético, os indicadores de rendimento são úteis para evitar perdas ou riscos de abastecimento insuficiente. São indicadores de rendimento: o fator de correção (FC), o fator de cocção (FCc; também conhecido como índice de conversão, IC), e o índice de hidratação (IH).

O FC e o FCc de alimentos são indicadores para dimensionar a compra, o custo e o rendimento de alimentos e preparações.

O planejamento de uma dieta, para um indivíduo ou para coletividades, depende do objetivo da alimentação frente a diretrizes alimentares, recomendações nutricionais e recursos disponíveis – materiais e humanos – para a escolha do repertório alimentar que comporá o cardápio.

As tabelas de composição de alimentos expressam os teores dos macronutrientes (carboidratos, proteínas, lipídios e fibra alimentar, que fornecem **energia**), micronutrientes (vitaminas e minerais), compostos bioativos e umidade, por peso de alimento. O nutricionista procede ao planejamento da dieta considerando a composição do alimento na forma crua ou cozida. Depois de preparado, estima-se sua densidade energética, dividindo-se a energia total pelo peso do alimento pronto para consumo.

Energia
A densidade energética dos macronutrientes é a média da estimativa da energia metabólica produzida por grama; segundo os valores conhecidos como fator Atwater: 4 kcal/g para proteínas e carboidratos diferentes de fibra alimentar, 9 kcal/g para lipídios. Para fibra alimentar, foram propostas as densidades energéticas de 1,5 a 2,5 kcal/g (IOM, 2002).

Recomenda-se que o planejamento de dietas seja feito sempre com base no peso líquido (PL) do alimento, que confere maior precisão para o cálculo dietético quando se dispõe da formulação (receita) empregada para o preparo.

A estimativa da composição nutricional em macronutrientes e energia, elaborada a partir dos alimentos crus, elimina as variações relacionadas a seguir:

- Da intensidade da desidratação dos alimentos: variáveis como tempo de exposição ao calor, tipo de cocção (seca ou úmida), e tamanho e tipo de corte resultam em alimentos com diferentes taxas de umidade e, portanto, de sólidos totais
- Da formulação empregada para a produção: ao consultar a quantidade de energia e nutrientes das preparações que constam das bases de dados conhecidas como tabelas de composição de alimentos nem sempre se dispõe da lista de ingredientes empregada; quantidades de óleo, sal e outros condimentos também são variáveis.

Contudo, dada a **labilidade de vitaminas** de alguns minerais às condições de preparo – exposição à luz, ao ar, a metais e variações de pH –, a estimativa do teor desses nutrientes a partir do alimento cru seguramente é superestimada para alimentos a serem cozidos.

Labilidade de vitaminas
Sensibilidade desses nutrientes às condições de preparo, notadamente temperatura, exposição ao ar, à luz e às alterações de pH. O uso de técnicas adequadas durante a manipulação dos alimentos aumenta a retenção do teor original de nutrientes.

Ao preparar o cardápio, a previsão dos gêneros necessários depende do conhecimento da alteração de peso relacionada com a perda nos processos de pré-preparo e cocção. Para atividades de diagnóstico, contudo, o uso de alimentos cozidos para o cálculo dietético pode ser vantajoso por facilitar a estimativa dos pesos das porções de alimentos consumidos a partir do relato sobre o padrão alimentar no inquérito dietético.

Para o estudo do planejamento de cardápios e avaliação de consumo serão usados aqui os preceitos elencados a seguir.

- **Peso bruto (PB):** empregado para o dimensionamento de pedidos de compra e cálculo de custo
- **Peso líquido (PL):** empregado para o cálculo dietético do alimento na atividade de prescrição ou de planejamento da dieta ou cardápio, quando se dispõe da receita

Peso bruto
Peso do alimento tal como é adquirido, com aparas como cascas, sementes, talos e ossos.

Peso líquido
Fração aproveitável do alimento no estado cru; obtido a partir do pré-preparo do alimento, que elimina aparas.

Peso cozido do alimento
Fração aproveitável do alimento cozido: cortes de carne, vegetais cozidos no vapor, grãos torrados (soja, amendoim), frutas assadas.

Peso cozido da preparação
Semelhante ao **PCA**, mas empregado para alimentos compostos de vários ingredientes, como ensopados, tortas, sopas.

Peso hidratado
O alimento hidratado cozinha em menor tempo e, para as leguminosas, isso contribui para sua digestibilidade, à medida de promove a diminuição do teor de oligossacárideos causadores de flatulência.

Fator de correção
Quociente obtido pela razão entre PB e PL do alimento; refere-se à etapa que elimina as aparas; por isso, sempre será ≥ 1.

Índice de conversão
Quociente obtido pela razão entre PCA e PL.

Índice de hidratação
Quociente obtido pela razão entre PH e PL.

- **Peso cozido do alimento (PCA):** empregado para o cálculo dietético na atividade de diagnóstico, para a estimativa de consumo a partir de levantamentos por inquérito dietético, e para o cálculo da densidade energética – quantidade de energia oferecida em 1 g do alimento pronto para o consumo
- **Peso cozido da preparação (PCP):** como o PCA, possibilita o cálculo de densidade energética. A densidade energética é obtida por meio da divisão do valor energético total (VET) da preparação pelo PCP, e é expressa em kcal/g
- **Peso hidratado (PH):** peso do alimento ainda cru depois de submetido ao remolho, ou maceração. É um marcador de frescor, tendo em vista que a capacidade de reidratação de alimentos desidratados tende a diminuir com o tempo
- **Fator de correção (FC):** corrige a variação de peso do alimento após a fase de pré-preparo; também possibilita a estimativa do custo real do alimento
- **Fator de cocção (FCc) ou índice de conversão (IC):** corrige a variação de peso que o alimento apresenta decorrente da etapa de cocção
- **Índice de hidratação (IH):** estima a incorporação de água na etapa de remolho, chamada também de maceração. Esta etapa do pré-preparo de alimentos é comum para feijões e outras leguminosas secas e cortes de carne desidratados (como charque, carne-seca, bacalhau salgado)
- Peso de sobras (PS): é a quantidade de alimentos preparados não servida; as sobras também podem ser denominadas sobra limpa
- Peso de restos (PR): é a quantidade de alimentos distribuídos não consumida.

$$\text{Fator de correção} = \frac{\text{Peso bruto}}{\text{Peso líquido}} \qquad \text{Índice de conversão} = \frac{\text{Peso cozido do alimento}}{\text{Peso líquido}}$$

O Apêndice 2 é uma compilação de valores de FC e FCc (IC) publicados por diversos autores durante as aulas, e que podem servir de referência para o planejamento de cardápios. Exercite a aplicação desses índices realizando as Atividades 2.1 e 2.2.

Essas medidas constituem recursos úteis para a gestão de alimentos; seu uso promove a obtenção de indicadores derivados, que refletem o aproveitamento dos alimentos adquiridos, a aceitação dos usuários e a eficiência do planejamento do cardápio.

Para calcular a taxa de aproveitamento no pré-preparo, considera-se:

$$\text{Taxa de aproveitamento \%} = \frac{\text{Peso líquido}}{\text{Peso bruto}} \times 100$$

O monitoramento das taxas de aproveitamento contribui para evitar desperdícios e indica a regularidade das técnicas de pré-preparo; são determinantes da diminuição da taxa de aproveitamento: qualidade inferior do ingrediente (o que gera mais aparas), ingrediente adquirido fora da safra, pouco tempo para o pré-preparo (a pressa compromete a precisão dos cortes), inabilidade do manipulador, necessidade de ajuste de equipamentos de corte, entre outros. Execute a Atividade 2.3 para estimar o custo real e o custo aparente dos alimentos.

Para calcular a taxa de aceitação de alimentos, considera-se:

$$\text{Taxa de aceitação \%} = \frac{(\text{Peso cozido} - \text{peso da sobra}) - \text{peso do resto*}}{\text{Peso cozido} - \text{peso da sobra**}} \times 100$$

*(peso cozido – peso da sobra) – peso do resto = peso consumido; **peso cozido – peso da sobra = peso oferecido (ou distribuído).

Ou

$$\text{Taxa de aceitação \%} = \frac{\text{Peso consumido}}{\text{Peso oferecido*}} \times 100$$

*Ou peso distribuído.

A taxa de aceitação pode ser alterada pela qualidade dos ingredientes, falha na técnica culinária (condimentação excessiva ou não apropriada, corte incorreto ou grosseiro, cozimento insuficiente ou excessivo), erro no porcionamento (porções superdimensionadas), combinações de cardápio que desfavorecem a apreciação de um dos seus componentes, acabamento final que comprometa a estética da preparação, utensílios em mau estado de conservação, entre outras possibilidades.

A taxa de eficiência mostra quanto do que se preparou foi efetivamente consumido; este resultado deriva de um conjunto de determinantes, que inclui a precisão do planejamento, a harmonia do cardápio, a aceitação do usuário, a qualidade das técnicas de preparo, entre outros aspectos.

$$\text{Taxa de eficiência \%} = \frac{\text{Peso consumido}}{\text{Peso cozido}} \times 100$$

Queda na taxa de eficiência pode ser indicador de erro no planejamento ou oscilação negativa do número de usuários da unidade de alimentação e nutrição (UAN); pode ainda indicar rejeição de um componente do cardápio – caso os usuários não se sirvam de determinada preparação, haverá menos reposição na distribuição, acarretando maior volume de sobras.

Outra maneira de monitorar a eficiência do serviço é a medida das sobras e dos restos, que relativamente ao número de refeições servidas pode gerar indicadores, como:

$$\text{Sobras \%} = \frac{\text{Peso das sobras}}{\text{Peso cozido*}} \times 100$$

*Pode ser substituído pelo peso oferecido ou distribuído.

$$\text{Peso da sobra } \textit{per capita} = \frac{\text{Peso das sobras}}{\text{Número de refeições}}$$

$$\text{Resto-ingestão \%} = \frac{\text{Peso do resto}}{\text{Peso oferecido*}} \times 100$$

*Ou peso distribuído.

O serviço pode estabelecer metas para cada um desses indicadores, para atender às especificidades de perfil de clientela, orçamento, compromisso ambiental no que se refere a desperdício e geração de resíduos, satisfação do usuário, treinamento dos colaboradores, entre outros argumentos.

São valores de referência sugeridos na literatura: 7 a 25 g para sobras *per capita* e até 10% para resto-ingestão (Vaz, 2006; Mezomo, 2002). Contudo, um programa de conscientização sobre consumo responsável, aliado a uma gestão dirigida para o aumento da taxa de aceitação das refeições, pode ter como meta eliminar o resto, reduzindo a taxa de resto-ingestão a valores mais próximos a zero.

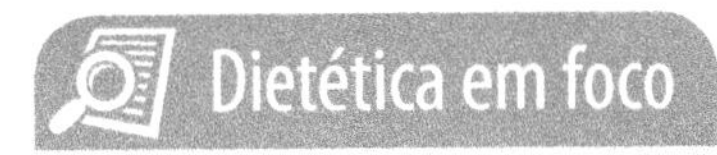

Aproveitamento integral dos alimentos

As vantagens associadas ao aproveitamento integral dos alimentos decorrem do melhor uso dos recursos, por diminuir o FC, e da possibilidade de ampliar a oferta de fibras e outros nutrientes, perdidos com a eliminação de aparas de muitos alimentos. Essa situação é especialmente verdadeira para os cereais, uma vez que o polimento elimina a **aleurona**, o que nitidamente prejudica o valor nutritivo do alimento.

Aleurona
Camada que recobre o endosperma dos grãos de cereais, rica em fibra e fitatos. É removida na etapa de polimento de grãos como arroz e trigo, dando origem ao farelo.

Contudo, o consumo de partes não convencionais de alimentos, como cascas e talos de vegetais, deve ser orientado por alguns cuidados, os mesmos do nutricionista ao indicar o consumo de qualquer alimento:

- A composição nutricional da apara destinada ao consumo é conhecida?
- O conteúdo em fatores antinutricionais é conhecido? Caso afirmativo, o prejuízo sobre o aproveitamento dos nutrientes está sendo considerado?
- A apara a ser consumida foi contaminada com agrotóxicos? Em caso afirmativo, eles podem ser removidos com segurança?
- Há controle sanitário e está garantida a segurança microbiológica desta apara?

Assim como ocorre com qualquer alimento, a inclusão de partes não convencionais de alimentos ou subprodutos da agroindústria na alimentação humana depende de respostas satisfatórias a essas questões.

TÉCNICAS PARA PESAGEM DE ALIMENTOS E MEDIDAS CASEIRAS

A correta pesagem de alimentos começa com a escolha de um equipamento adequado, robusto, de manutenção simples, fácil higienização e sensibilidade adequada à tarefa.

Para LD, balanças com capacidade de até 2 kg e sensibilidade de 0,1 g são suficientes, e pelo menos uma balança com capacidade para até 10 kg. Outras características de qualidade para esse equipamento são:

- Superfícies de pesagem de aço inoxidável removíveis para facilitar a higienização, e de dimensões compatíveis com os utensílios a serem empregados
- Fontes de alimentação a partir da rede elétrica, sem a necessidade de baterias ou pilhas
- Mostradores em dupla face, para uso em treinamento de funcionários, com mostrador e algarismos de dimensões que possibilitem a leitura a 50 cm de distância do equipamento
- Tara para utensílios de até 2 kg de peso, se possível.

Os valores de referência para medidas caseiras têm aplicação limitada, dada a grande variabilidade observada nas capacidades volumétricas dos utensílios. Essa variabilidade decorre dos detalhes de *design* dos objetos (colheres, copos, xícaras) de cada fabricante.

Na Tabela 2.1 são apresentados valores de referência para algumas medidas caseiras adotados em diferentes países.

O nutricionista pode estimar a capacidade de cada instrumento de seu serviço empregando água (densidade = 1) e uma balança de precisão. Assim, é mais fácil padronizar as preparações.

Para o acondicionamento de alimentos e receitas, os recipientes para uso em restaurantes chamados de *gastronorm* (GN) seguem padronização internacional (EN – *Européen normalisation*) com as seguintes medidas:

- GN1/9: 108 × 176 mm
- GN1/6: 176 × 162 mm

Tabela 2.1 Valores de referência para capacidade volumétrica de medidas caseiras adotados em diferentes países.

Medidas caseiras	EUA	Austrália	Canadá	Reino Unido	Brasil*
1 colher de chá (mℓ)	4,93	5	5	5	5
1 colher de sobremesa (mℓ)				10	
1 colher de sopa (mℓ)	14,79	20	15	15	10
1 xícara de chá (mℓ)	237	250	250	285	200
1 copo (mℓ)					200
1 prato fundo (mℓ)					250
1 prato raso (cm)					22 cm diâmetro

*Resolução RDC nº 359, de 23 de dezembro de 2003: aprova o Regulamento Técnico de porções de alimentos embalados para fins de rotulagem nutricional. DOU de 26/12/2003.

- GN1/4: 265 × 163 mm
- GN1/3: 325 × 176 mm
- GN1/2: 325 × 265 mm
- GN2/3: 354 × 325 mm
- GN1/1: 530 × 325 mm
- GN2/1: 650 × 530 mm.

Alimentos sólidos

Os alimentos sólidos são muito diversos quanto à forma física (pó, tablete, pedaço, grão e outros), o que demanda cuidados especiais para pesagem e medição precisas. O conhecimento da capacidade volumétrica dos utensílios e a padronização das medidas nos mesmos minimizam diferenças decorrentes do método de pesagem, auxiliando a padronização de receitas e o preparo de dietas.

Sabendo-se o volume do utensílio, é possível conhecer a densidade do alimento (determinada pela razão entre a massa do alimento e o volume que esta mesma **massa** ocupa), e assim estimar a quantidade de alimento para qualquer utensílio de capacidade conhecida, quando uma balança não estiver disponível. Para trabalhos de campo, em que o nutricionista faz avaliação de consumo ou educação alimentar, trabalhar com medidas caseiras é um recurso útil, por ser familiar à rotina de indivíduos de todas as idades e estratos sociais.

Na Atividade 2.4 será feita a padronização volumétrica dos utensílios, com água (**capacidades usual e padrão**), e, em seguida, a pesagem de alimentos em pó. Com isso, é possível estabelecer a densidade dos mesmos.

Massa
Denominação adequada para a estimativa tradicionalmente identificada como "peso"; embora consagrado pelo uso, "peso" é o resultado da influência da gravidade sobre a massa.

Capacidade usual do utensílio
Quantidade de alimento convencionalmente percebida pelo consumidor em uma situação de rotina; para copos e xícaras, é menor que a padrão e, para colheres, maior. De maior variabilidade, é adequada para estimativa de consumo a partir de inquéritos alimentares.

Capacidade padrão do utensílio
Quantidade de alimento comportada pelo utensílio ao ser nivelado com um instrumento plano como uma espátula. Mais adequada para estudos de padronização por envolver menor variabilidade.

Cuidados para a pesagem de alimentos em pó

$$\text{Densidade do alimento} = \frac{\text{Peso (g)}}{\text{Volume (m}\ell\text{ ou cm}^3\text{)}}$$

- O alimento deve estar à temperatura ambiente
- Deve ser peneirado
- Deve-se usar quantidade suficiente para preencher o utensílio, com o cuidado de não apertar o alimento e não deixar espaços vazios
- Nivelar o alimento com uma espátula ou o dorso regular de uma faca.

Líquidos e pastas

Nesse caso, a compactação natural do alimento como para com os alimentos em pó não é um problema, mas as regras básicas de pesagem (quanto à temperatura do alimento e nivelamento) devem ser observadas.

A massa da água, como visto na seção anterior, é adequada para a estimativa da capacidade volumétrica dos utensílios domésticos. A medida do volume dos utensílios também pode ser estimada com o auxílio de pipetas ou provetas (Figura 2.1), transferindo a água que comportam

Menisco
Visível em instrumentos como pipetas e provetas, o menisco é a superfície curva que se forma no alto da coluna de líquidos depositados em estruturas tubulares. A correta leitura do volume se dá no ponto da escala que corresponde à face inferior do disco curvo percebida com os olhos posicionados à mesma altura; este cuidado evita erro de leitura motivado por paralaxe, ou seja, distorção da imagem provocada pelo desvio da luz.

e observando-se a formação do **menisco** na superfície quando dentro do instrumento medidor. A leitura do volume deve ser feita com os olhos no nível do menisco e deve ser tomada a medida da parte inferior do mesmo. Recomenda-se empregar apenas água para medida em provetas e pipetas, pois alimentos deixam resíduos de difícil remoção e não devem ser colocados nesses instrumentos de medição. Uma vez conhecidos os volumes dos utensílios e os valores de massa dos alimentos, pode-se calcular a densidade de cada um.

A Figura 2.2 ilustra alguns dos utensílios domésticos mais empregados para a medida de alimentos.

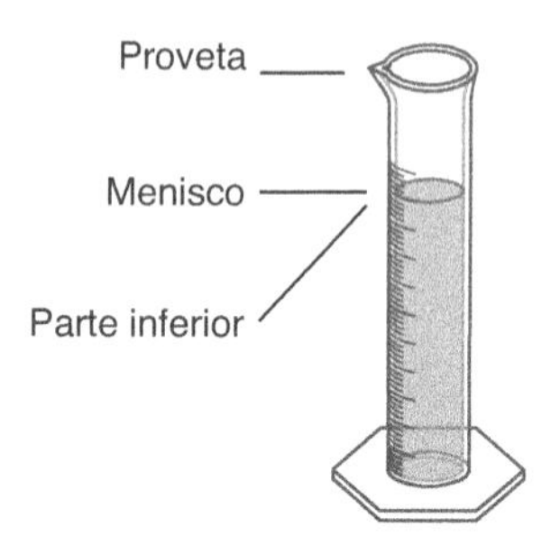

Figura 2.1 Ilustração de uma proveta.

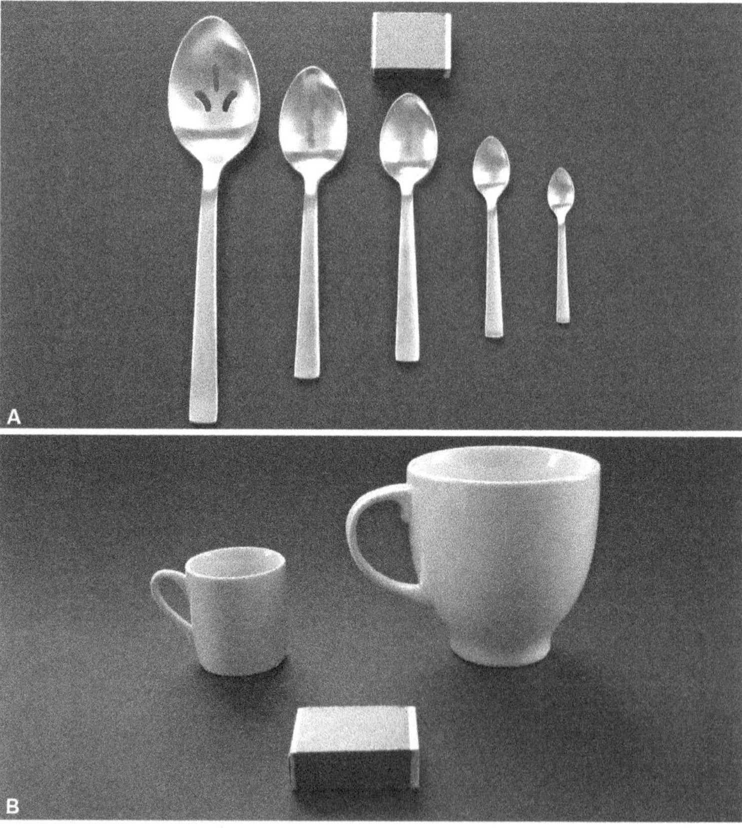

Figura 2.2 Utensílios empregados para a medida de alimentos. **A.** Colheres de servir, de sopa, de sobremesa, de chá e de café. **B.** Xícaras de café e de chá.

Atividade 2.1 Estimativa de rendimento, fator de correção e fator de cocção de alimentos.

Cada grupo deverá:

1. Pesar os alimentos disponíveis na forma como são adquiridos – PB; em seguida, deverá pré-preparar cada um eliminando as aparas para determinar a fração aproveitável do alimento no estado cru – PL, e assim estimar o FC. Preencher a Tabela 2.2 com os resultados da pesagem.
2. Após a cocção, deve-se determinar o PCA, para a estimativa do FCc (IC), e preencher os respectivos itens na Tabela 2.2.

As técnicas de preparo da couve-manteiga e do arroz para estudo do FCc são apresentadas a seguir:

- Couve: a couve-manteiga deverá ser tomada em maço e finalmente cortada; em seguida, refogada em 2% de óleo vegetal e condimentada com 0,5% de sal*
- Arroz: após seleção e lavagem, o arroz deverá ser dextrinizado em 2% de óleo vegetal; o procedimento de **dextrinização** para o preparo do arroz consiste em aquecer os grãos em meio lipídico, com movimentos constantes e controle de temperatura, para modificar o amido que recobre o **endosperma** – dessa maneira, o grão gelatinizará menos na superfície, resultando em uma preparação com grãos soltos; deve-se adicionar água em volume suficiente para cobrir os grãos (proporção grãos: água de 1:2, v:v), e sal a 2,0%; deve-se tampar a panela e acompanhar o cozimento até que os grãos estejam macios. ■

Dextrinização de alimentos ricos em amido
Resultado do tratamento a quente e a seco, com controle de temperatura para evitar a combustão do alimento.

Endosperma
Camada central dos cereais, é rica em amido e representa o principal componente em peso desses grãos; é a fração do grão resultante do processo de polimento.

*A porcentagem de óleo e de sal para o preparo será sempre considerada em relação ao PL do alimento principal. Ver Apêndice 3, para mais detalhes.

Tabela 2.2 Peso bruto, peso líquido, peso cozido, fator de correção (FC) e índice de conversão (IC) de diferentes alimentos.

Alimento	Quantidade	Peso bruto (g)	Peso líquido (g)	Peso cozido (g)	FC	IC
Crus						
Alface	1 pé			_		_
Agrião	1 maço			_		_
Laranja-pera	6 unidades			_		_
Banana-nanica	6 unidades			_		_
Mamão formosa	½ unidade			_		_
Cozidos						
Couve-manteiga	1 maço					
Arroz	1 xícara chá					

Atividade 2.2 Planejamento de compras e controle de pré-preparo.

A aplicação dos indicadores de rendimento FC e IC é útil para a previsão de compras, para o controle de qualidade do pré-preparo e para garantir a disponibilidade de alimento de acordo com a programação do cardápio para todos os usuários de uma UAN.

Nesta atividade, deve-se planejar a compra de alcatra para o preparo de bifes grelhados com 100 g para servir 150 refeições, e estimar qual é o volume de aparas esperado.

- Dados:
  - FC = 1,12
  - IC = 0,7
- Resolução:
  - *Planejamento da quantidade a ser comprada*: sabendo-se que o PCA desejado é de 100 g por porção para servir 150 pessoas, a quantidade a ser adquirida (PB) de alcatra para o preparo de bifes grelhados será:

$$PB\ (g) = [(PCA\ (g) \times N\ porções)/IC] \times FC$$

Ou

$$PB\ (g) = [(100 \times 150)/0{,}7] \times 1{,}12 = 24.000\ g$$

Recomenda-se somar 5 a 10% como margem de segurança* para eventual flutuação do número de porções programadas:

$$PB\ total = 24.000\ g + 2.400\ g = 26.400\ g$$

  - *Estimativa da quantidade de aparas:* o volume de aparas pode ser estimado pela diferença entre o PB total e o PL obtido dividindo-se o PB pelo FC; assim:

$$PL = 26.400/1{,}12 = 23.571{,}43$$
$$Quantidade\ de\ aparas = PB\ total - PL$$

Ou

$$26.400 - 23.571{,}43 = 2.828{,}57\ g$$

- Resposta: adotando 10% como margem de segurança, recomenda-se a compra de 26,4 kg de alcatra para servir porções de bifes grelhados com 100 g cada, considerando a previsão de 150 refeições. A etapa de pré-preparo desse alimento deverá gerar uma quantidade de aparas próxima a 2,83 kg. ■

---

*A escolha do percentual a ser adotado como margem de segurança depende da regularidade de número de refeições e grau de treinamento da equipe para o porcionamento. Quanto maior a flutuação no número de refeições a serem servidas, maior deve ser a margem adotada; o porcionamento irregular, com grande variação no tamanho das porções, também contribui para maior variação no rendimento das receitas. O percentual de 5% é adequado quando houver regularidade para ambas as situações.

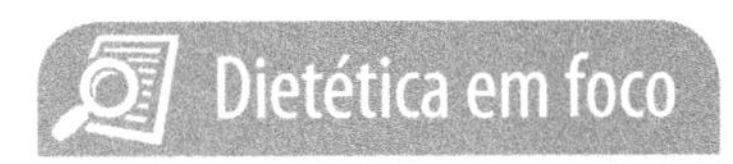

Notação para preparo de alimentos que emprega proporções de volume ou peso

Para o preparo de muitos alimentos emprega-se a notação volume de água por volume de alimento (água:alimento; v:v) ou volume de água por peso de alimento (água:alimento; v:p).
Assim, a orientação anterior:
"proporção grãos:água de 1:2, v:v"
significa que, para cada volume de grãos, devem ser empregados 2 volumes de água.
De modo análogo, a notação "v:p" significa que, para cada unidade de volume, determinado número de unidades de peso deve ser considerado.

Atividade 2.3 Cálculo de custo real de alimentos.

Exemplo: estão disponíveis dois tipos de tomates, a saber:

- Tipo A – R$ 1,20/kg (custo aparente), FC = 1,30
- Tipo B – R$ 1,15/kg (custo aparente), FC = 1,40
- Custo real por kg = custo aparente × FC
- Tipo A = 1,20 × 1,30 = 1,56
- Tipo B = 1,15 × 1,40 = 1,61.

O que o exemplo mostra é que o FC deve ser considerado, pois um alimento de custo mais baixo (**custo aparente**) pode resultar em perdas expressivas na fase de pré-preparo e, consequentemente, em menor aproveitamento; desse modo, o **custo real**, ou seja, o custo por quilo de alimento aproveitável, pode ser mais alto.

Custo aparente (ou de mercado) Custo do alimento integral, ou seja, com aparas.

Custo real Custo da fração aproveitável do alimento, diretamente proporcional ao FC.

Este é o caso do alimento tipo B. O custo de mercado, ou aparente, é inferior ao tipo A; contudo, ele resulta em maior quantidade de aparas, pois seu FC é de 1,40, contra 1,30 do alimento tipo A. Assim, a opção por comprar o alimento A, aparentemente mais caro, é vantajosa, pois o quilo de fração aproveitável tem custo real menor. ■

ANÁLISE SENSORIAL DE ALIMENTOS

Como analisar a qualidade sensorial de um alimento? Como aprovar ou rejeitar uma receita?

A **análise sensorial** de alimentos é a área da ciência de alimentos que estuda um dos instrumentos básicos de trabalho do nutricionista em um LD, por fornecer informações importantes sobre a aceitação de um produto pelo consumidor final e para o controle de qualidade de produtos e processos.

Análise sensorial Área da ciência de alimentos destinada a avaliar as características organolépticas dos alimentos por meio dos sentidos.

Atividade 2.4 Estimativa de capacidade volumétrica de utensílios e densidade de alimentos.

Cada grupo deverá:

1. Medir a capacidade volumétrica dos utensílios domésticos e preencher os itens que constam da Tabela 2.3 em duas situações: estimativa de capacidade usual e padrão (Figura 2.3); para isso:
   - Tarar um utensílio plástico de 2 ℓ de capacidade – como uma jarra vazia
   - Preencher com água* cada utensílio em capacidade usual e transferir esta água para a jarra, 5 vezes; a capacidade usual do utensílio será o peso final da água dividido por 5
   - Repetir o procedimento usando água para preencher o utensílio em sua capacidade padrão
2. Determinar a massa (peso) de cada um dos alimentos disponíveis no laboratório considerando apenas a medida padrão (nivelada), preenchendo a Tabela 2.4
3. Calcular a densidade, através da média das razões dos pesos de cada alimento em cada utensílio dividida por seu volume.

Cada grupo empregará os dados sobre capacidade volumétrica padrão dos utensílios domésticos obtidos na aula anterior; em seguida, medirá o peso dos vários alimentos disponíveis no laboratório, sempre empregando a capacidade padrão. Dessa maneira, será calculada a densidade média e preenchida a Tabela 2.5. ■

Nota: a capacidade volumétrica de um utensílio pode ser estimada por meio do peso de água necessário para preenchê-lo (usual e padrão), uma vez que sua densidade é = 1,0 g/cm^3.

Tabela 2.3 Capacidade volumétrica dos utensílios.

Utensílios	Capacidade (cm^3)	
	Usual	**Padrão**
Colher de café	*	
Colher de chá	*	
Colher de sobremesa	*	
Colher de sopa	*	
Concha pequena	*	
Concha grande	*	
Xícara de café		
Xícara de chá		
Copo americano		
Copo americano duplo		
Copo tipo requeijão		
Copo para chope		
Prato de sobremesa		*
Prato raso		*
Prato de sopa		*

*Não se aplica.

1. Usual (habitual para consumo)

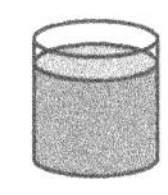

2. Padrão (ou nivelado, para padronização de receitas e estudo da densidade dos alimentos)

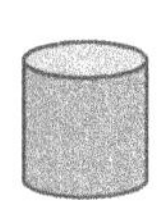

Figura 2.3 Capacidades usual e padrão de utensílios empregados para a medida de alimentos.

Tabela 2.4 Pesos (g) e densidades (g/cm³) de alimentos sólidos.

Alimento	Volume dos utensílios*			Densidade média** (g/cm³)
	Xícara de chá (g/cm³)	Copo americano (g/cm³)	Colher de sopa (g/cm³)	
	Pesos em medidas niveladas – capacidade padrão (g)			
Farinha de trigo				
Fubá				
Sal				
Amido de milho				
Açúcar refinado				

*Entre parênteses: capacidade volumétrica padrão dos utensílios, extraída da Tabela 2.1; **dividir cada um dos pesos dos alimentos pelo correspondente volume do utensílio, e calcular a densidade média por alimento.

Tabela 2.5 Pesos (g) e densidades (g/cm³) de alimentos pastosos e líquidos.

Alimento	Volume dos utensílios*			Densidade média (g/cm³)**
	Copo americano (cm³)	Xícara de chá (cm³)	Colher de sopa (cm³)	
	Pesos em medidas niveladas – capacidade padrão (g)			
Banha				
Margarina				
Óleo				
Leite				
Suco				

*Entre parênteses: capacidade volumétrica padrão dos utensílios, extraída da Tabela 2.1; **dividir cada um dos pesos pelo correspondente volume (ver Tabela 2.1) e calcular a densidade média por alimento.

São qualidades organolépticas aquelas relacionadas com o gosto, o odor, a aparência, a textura e a todo estímulo sensorial empregado para reconhecer o alimento ou preparação. Desse modo, até mesmo o som é relevante: a audição é um dos sentidos fortemente estimulados por alimentos crocantes, por exemplo, e auxilia na composição de sensações que promovem a identificação de características de qualidade de produtos como biscoitos, torradas, castanhas e grãos secos ou torrados, entre outros.

Os testes de análise sensorial acompanham o desenvolvimento da formulação e o processamento do alimento em estudo, orientando os profissionais quanto às alterações necessárias para melhorar a aceitação e manter a identidade organoléptica dos produtos após conservação.

Na área de ciência e tecnologia de alimentos, a análise sensorial também é empregada para o controle de qualidade e avaliação de processos industriais de produção.

Esta é, portanto, a disciplina que emprega os sentidos da gustação, do olfato, da audição, da visão e do tato para avaliar a qualidade dos alimentos, atividade desempenhada por degustadores, treinados ou não.

Diferentemente das técnicas que se valem de medidas objetivas para avaliação de alimentos – como pesagem ou medição de pH, por exemplo, a análise sensorial tem a marca da subjetividade, pois o julgamento de um degustador é um indicador de qualidade para as características de cor, gosto e sabor, odor e aroma, aparência e consistência do alimento. O gosto é percebido pela língua e diferencia-se do sabor, resultado da combinação do gosto com o aroma e o odor. O odor, por sua vez, é percebido pelo nariz, enquanto o aroma, pelos estímulos retronasais decorrentes da degustação do alimento.

Diferentemente das medidas objetivas, como massa (peso), em que o valor médio de três observações é considerado confiável, o resultado de um teste sensorial demanda muitas repetições – ou seja, que muitos provadores sejam consultados sobre cada característica a ser medida. Portanto, o resultado de um teste sensorial só é válido se for planejado para coletar o número de repetições necessárias de cada prova com o elenco de degustadores disponível, respeitadas as condições técnicas para sua execução quanto ao ambiente, quantidade e temperatura da amostra, qualificação dos provadores, codificação, tabulação e análise dos dados.

Degustadores treinados
Profissionais com acuidade sensorial destacada, treinados para perceber peculiaridades de aroma, sabor, cor, consistência e aparência que muitos consumidores não percebem ou não são capazes de isolar no conjunto de sensações ao degustar um alimento. Exemplos de degustadores treinados são os provadores profissionais da indústria de café.

Degustadores não treinados
Para a prática da dietética, o degustador não treinado é adequado para testes de aprovação de receitas, sobretudo quando tem perfil semelhante ao público-alvo para o qual se destina a preparação.

Degustadores (ou provadores) treinados dominam técnicas para perceber características mesmo que muito sutis, e identificar os atributos mais precisos para descrever a qualidade sensorial dos alimentos; desse modo, contribuem para o controle de qualidade de produtos e processos. De maneira análoga, nutricionistas experientes avaliam a qualidade dos alimentos ao examinar seu aspecto, cor, odor e aroma, textura, gosto e sabor, e são capazes de estabelecer critérios para a decisão de aceitar ou rejeitar um lote de alimento depois de uma observação cuidadosa sem qualquer instrumento além de sua percepção sensorial.

Já os **degustadores não treinados** fornecem informações importantes para prever a aceitação do produto pelo consumidor final, e podem ser selecionados dentre as pessoas com disponibilidade para dedicar voluntariamente alguns minutos do dia à realização das provas – ou testes, desde que atendam a alguns critérios.

Um degustador deve apresentar os requisitos listados a seguir para participar de um teste de análise sensorial:

- Não estar em tratamento de saúde que impeça ou limite o consumo do alimento

- Não ser tabagista
- Não apresentar aversão ao alimento em teste
- Ter disponibilidade de tempo com a regularidade necessária e atender ao delineamento experimental do teste.

Contudo, nem sempre a aceitação de um produto por seu consumidor final expressa maior qualidade do produto; exemplo claro disso está na facilidade para aprovação de alimentos doces por parte de crianças.

Portanto, em algumas situações, como para projetos de educação alimentar e nutricional, por exemplo, é indicada a análise sensorial com degustadores que não compartilhem semelhanças com o consumidor final. Degustadores treinados ajudam a identificar alimentos de qualidade nutricional com potencial aceitação pelo grupo de educandos; são exemplos – alimentos para público infantil, para idosos, para pessoas doentes.

As orientações básicas sobre os procedimentos adequados para correta análise sensorial (quanto a amostragem, codificação, equipe de degustadores, condições ambientais e formulários) foram adequadamente apresentadas em publicações da área (Dutcosky, 2007; Zenebon et al., 2008), e devem integrar o conteúdo programático das áreas de dietética e de tecnologia de alimentos. A Figura 2.4 ilustra a identificação de recipientes para os testes triangular e duo-trio.

Na Atividade 2.5 são descritos os procedimentos simplificados para o desenvolvimento de um teste discriminativo (ou de diferença) e outro analítico-descritivo, ou afetivo.

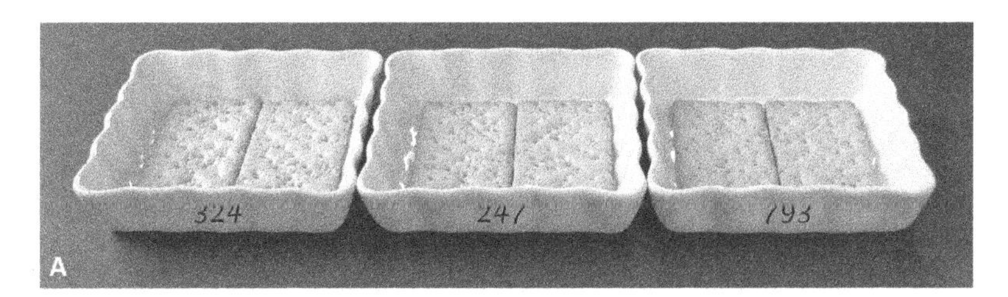

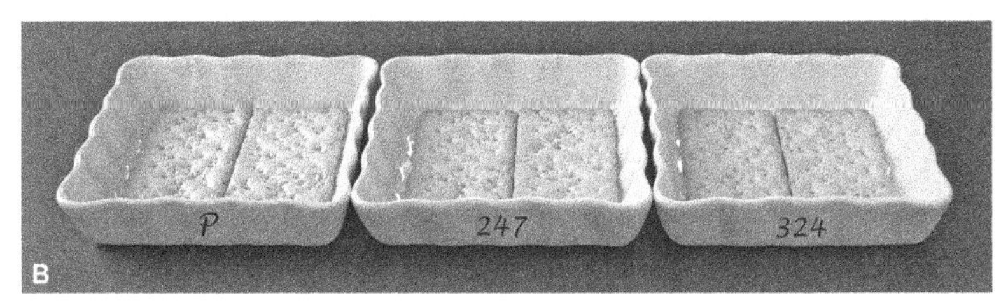

Figura 2.4 Análise sensorial – identificação de amostras para o provador. **A.** Teste triangular. **B.** Teste duo-trio.

Atividade 2.5 Aplicação de testes de diferença e analítico-descritivo para análise sensorial de alimentos.

Um grupo de quatro alunos deverá ser dividido em duplas; cada uma das duplas cuidará de um dos testes, sem ter conhecimento sobre o outro. São recomendadas pelo menos seis provas do teste triangular e 10 provas do teste de escala para a realização do exercício. Assim, todos os membros do grupo participarão montando um teste e sendo degustador em outro.

Teste triangular (disciminativo, ou de diferença)

Usa 3 amostras desconhecidas, sendo 2 iguais e 1 diferente, todas identificadas por codificação aleatória (Apêndice 6); o objetivo é saber se o degustador reconhece qual é a amostra diferente das outras 2. O uso de combinações aleatórias de algarismos é um recurso que evita vícios de identificação das amostras, que podem induzir a escolha do degustador.

Preparo das amostras

1. Reconstitua 0,5 ℓ de leite em pó integral a 15% – ver boxe Dietética em foco, *Reconstituição de alimentos desidratados*
2. Acrescente 25 g (5%) de chocolate em pó (dissolva todo o chocolate inicialmente em pequeno volume de leite reconstituído e, somente após total dissolução, acrescente o restante do leite); divida o conteúdo total em 2 porções de 250 mℓ
3. Em uma das porções de 250 mℓ, acrescente 12,5 g (5%) de açúcar comum; esta será a amostra identificada com o símbolo "0" na Figura 2.5, que deve ser registrado no frasco
4. Aos outros 250 mℓ, acrescente edulcorante na quantidade indicada pelo fabricante para substituir 12,5 g de açúcar; identifique o recipiente com o símbolo "X" (Figura 2.5)
   - Sugestão de edulcorantes para teste:
     - Grupo 1 – sacarina e ciclamato combinados
     - Grupo 2 – acessulfame de potássio (acessulfame-K)
     - Grupo 3 – esteviosídeo
     - Grupo 4 – frutose
     - Grupo 5 – sucralose
5. Codifique seis recipientes (copinhos com capacidade para 50 mℓ) por degustador; para isso, use a tabela de combinações aleatórias de algarismos (Apêndice 6); cada amostra será identificada pelos 3 últimos algarismos de cada número dessa distribuição. O uso dos 5 algarismos justifica-se apenas quando o delineamento experimental indicar a necessidade de centenas de repetições. Veja o modelo na Figura 2.6
6. Divida os copinhos em duas filas, cada uma à frente de um dos frascos "0" e "X", e preencha-os com a amostra correspondente a cada fila

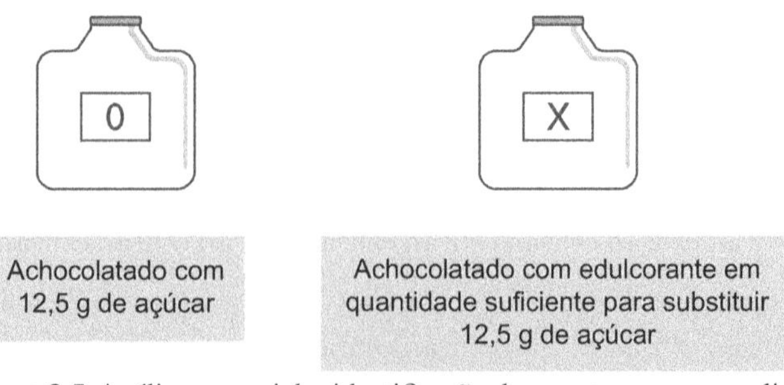

Figura 2.5 Análise sensorial – identificação de amostras para o analista.

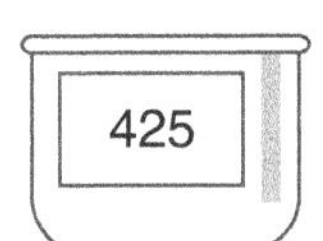
425
Como cada degustador fará o teste triangular duas vezes,
é preciso codificar 6 copinhos por degustador.
Assim, se o grupo tiver dois degustadores, codificar
12 copinhos, com diferentes combinações de
três algarismos, extraídas do Apêndice 6

Figura 2.6 Exemplo de combinação aleatória de algarismos para a realização de testes de análise sensorial.

7. Coloque as amostras nas bandejas seguindo orientação da tabela do Apêndice 7. Essas combinações orientam a ordenação das amostras para oferecimento ao degustador, e devem ser anotadas na ficha mestra. A Figura 2.7 é um modelo que ilustra a ordenação das amostras, segundo a combinação registrada na primeira linha da ficha mestra
8. Entregue ao degustador o formulário para análise sensorial e instrua-o quanto ao preenchimento, oferecendo o primeiro lote de teste; aguarde o fim do registro e ofereça o segundo lote.

Instruções para o degustador do teste triangular

- Identifique o formulário para análise sensorial com seu nome
- Anote os 3 algarismos que identificam cada uma das amostras, *na ordem em que estão dispostos*
- Prove as amostras com atenção e calma, a fim de perceber suficientemente todos os atributos sensoriais necessários para a análise; entre amostras, remova o resíduo do alimento da boca com água ou maçã
- Após provar as 3 amostras, faça um círculo em torno do número correspondente à amostra que ele julga ser diferente das demais.

A verificação dos acertos e erros é feita por meio da comparação da ficha-mestra com o formulário preenchido pelo degustador, localizando-se a posição do círculo grafado por ele.

Modelo de formulários para teste triangular

O teste triangular simples consiste na identificação da amostra diferente; o teste triangular modificado também torna possível que o degustador registre detalhes sobre os atributos sensoriais percebidos, o

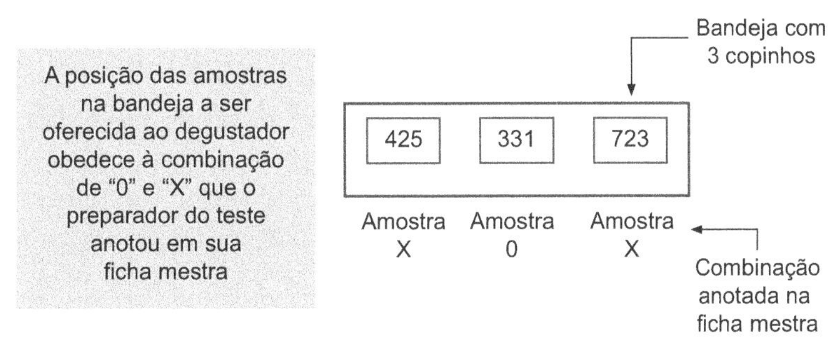

Figura 2.7 Exemplo de disposição de amostras para a realização de testes de análise sensorial do tipo triangular.

que qualifica a análise. O uso do teste modificado é útil para se conhecer o motivo que levou o provador a identificar a diferença; eventualmente, não é o gosto de um alimento que se altera com a substituição de um ingrediente, mas sim a textura, por exemplo.

No formulário para o teste triangular modificado, podem ser incluídas diferentes questões para orientar o registro por parte do degustador, chamadas aqui de problemas.

A seguir estão demonstrados dois modelos de formulário para este teste, um simples e outro modificado.

Formulários para o degustador

Teste triangular simples

Produto: ____________ Data: ____________
Atributo estudado: _________ Provador: _________________
Problema: são apresentadas três amostras; faça um círculo em torno do número da amostra que é diferente das demais.
Amostras: _________ __________ _________

Teste triangular modificado

Produto: ___________ Data: ___________
Atributo estudado: ___________ Provador: _________________
Problema: são apresentadas três amostras; faça um círculo em torno do número da amostra que é diferente das demais.
Amostras
_________ __________ _________
Você pode identificar a diferença?

Outra indagação para o problema no teste triangular modificado pode ser a avaliação da intensidade do atributo que fez o degustador identificar a amostra diferente.

Exemplo de outro problema

Você pode determinar a intensidade da diferença percebida? Assinale a alternativa apropriada:

- Muito fraca
- Fraca
- Média
- Forte
- Muito forte.

Formulários para o analista – Ficha mestra para teste triangular

- Esta ficha é usada para registro dos resultados da análise sensorial e quantificação do número de acertos
- As colunas 1 e 2 devem ser preenchidas com as combinações aleatórias de símbolos extraídos do Apêndice 7, e que orientarão a posição das três amostras em cada bandeja; em uma única ocasião, um degustador não treinado deve fazer uma prova com até uma repetição, para menor risco de fadiga sensorial

- A coluna "1" tem o registro da combinação de amostras "0" – com açúcar, e "X" – com edulcorante, referentes à primeira prova; a coluna "2" deve receber a próxima combinação – transcrita da próxima linha ou coluna da tabela de combinações que consta do Apêndice 7
- As combinações de três algarismos não têm qualquer significado em si, e servem apenas para codificar de maneira não viciada as amostras
- Ao receber o formulário para teste triangular preenchido pelo degustador, o analista saberá se houve acerto ou erro pela posição da amostra circulada: no exemplo do teste 1 para o degustador "fulano", o acerto corresponderá ao círculo posicionado na amostra central: conforme a disposição dos códigos "0" e "X" dessa prova, esta era a amostra diferente das demais

Data: __________ Teste: ________________
Produto: ___________ Série: __________________

Provador		Testes		Total de corretos
N.	Nome	1	2	
1	*Fulano*	X O X		

Número de provadores e de repetições

O delineamento experimental é o modo adequado para decidir sobre o número de provas necessárias para se concluir sobre a capacidade dos degustadores em perceber as diferenças.

Para efeitos didáticos, em aula pode-se estabelecer que são necessários pelo menos 70% dos julgamentos positivos, ou seja, 70% de acertos entre o total de julgamentos, para que se aceite que a diferença é percebida.

Note que o teste triangular, assim como outros testes de diferença (duo-trio, comparação pareada) não indica preferências: ele indica a percepção da diferença entre amostras.

Escala de categoria estruturada (analítico-descritivo/afetivo)

Neste teste, as amostras podem ser apresentadas aos pares, codificadas; o degustador assinala o ponto que melhor expressa sua sensação em uma escala com 9 pontos.

Preparo das amostras

1. Prepare 500 mℓ de leite a 15%; acrescente 25 g de açúcar (5%)
2. Prepare 500 mℓ de extrato de soja; acrescente 25 g de açúcar (5%)

3. Ofereça ao degustador a ficha e as amostras, orientando-o quanto ao preenchimento.

Modelos de formulários para testes de escala

Este tipo de teste é bastante útil quando se pretende avaliar a satisfação do degustador em relação ao produto.

Formulários para o degustador

- Teste de escala estruturada: o formulário pode ou não trazer um espaço para comentários, para o registro de observações acerca dos atributos sensoriais percebidos. Escalas com 7 ou 5 pontos são mais simples de responder; degustadores não treinados terão dificuldades em discriminar julgamentos como "gostei moderadamente" de "gostei regularmente". Com menos opções de resposta, o teste com escalas menores é de mais simples execução

Produto: ___________ Data: ___________
Atributo estudado: ___________ Provador: ___________
Indique a intensidade de satisfação obtida com cada amostra de acordo com a escala.
Grau de satisfação:
(9) Gostei extremamente ________ ( )
(8) Gostei moderadamente________ ( )
(7) Gostei regularmente ________ ( )
(6) Gostei ligeiramente ________ ( )
(5) Não gostei nem desgostei ______ ( )
(4) Desgostei ligeiramente________ ( )
(3) Desgostei regularmente ________ ( )
(2) Desgostei moderadamente ______ ( )
(1) Desgostei extremamente_______ ( )

- Teste de escala não estruturada: o formulário consiste em uma linha com 9 cm de comprimento, sem escala ou qualquer sinal numérico; a pontuação será feita pelo analista, que medirá, em centímetros, a distância entre a extremidade esquerda e ponto em que o degustador escolheu para expressar sua percepção. Veja um exemplo de formulário com escala não estruturada.

Atributo estudado: __________ Provador: __________________________
Indique a intensidade de satisfação obtida com cada amostra fazendo uma marca na linha abaixo.
Grau de satisfação: ____
Comentários: ____

Assim como no teste triangular, um degustador não treinado pode sofrer fadiga sensorial; no teste afetivo, em que apenas uma amostra é avaliada a cada teste, é recomendável que o degustador execute até quatro provas em uma sessão de análise. ■

Formulário para o analista

Modelo de ficha mestra para testes de qualidade

Data: ____________ Teste: ________________
Produto: ____________ Série: __________________

Degustador		Nota em cada prova			
N.	Nome	1	2	3	4
Nota média					
Média					

FICHA TÉCNICA DE PRODUTOS ALIMENTARES INDUSTRIALIZADOS

Todo produto alimentar industrializado contém na embalagem informações como ingredientes, aditivos, modo de preparo, prazo de validade e data de fabricação, além de PL. Deve, ainda, trazer informações sobre sua composição centesimal.

Para estudar a qualidade das informações da ficha técnica e do rótulo, serão seguidas as orientações para o preparo de alguns desses produtos informadas pelo fabricante e submetê-los à análise sensorial. Esse é um procedimento que o nutricionista deve conduzir sempre, antes de processos de licitação ou compra de um produto industrializado, especialmente como parte das atividades de gestão de políticas públicas como o Programa Nacional de Alimentação Escolar (PNAE), o Programa de Alimentação do Trabalhador (PAT), e em todos os ramos de atuação profissional em que a análise da qualidade dos alimentos seja aplicável.

Alimento
"Qualquer substância crua, cozida ou processada, gelo, bebida, ou ingrediente usado ou de uso pretendido para venda integral ou em parte para consumo humano, incluindo gomas de mascar" (FOOD CODE, 2013).

Ingredientes
"Quaisquer substâncias, incluindo aditivos, usadas na manufatura ou no preparo do alimento ou que possa estar presente no produto final em uma forma modificada."
Para consultar o *Codex Alimentarius* acesse: http://www.fao.org/fao-who-codexalimentarius/.

Os objetivos desta atividade são:

- Exercitar o preenchimento de uma ficha técnica de produtos industrializados
- Exercitar o procedimento necessário para avaliação de produtos industrializados.

A definição para **alimento** e **ingrediente** apresenta diferenças sutis em cada um dos diversos documentos normativos. Opta-se pela definição proposta pelo *Codex Alimentarius*, segundo a qual alimento não inclui cosmético ou tabaco, e ainda qualquer substância empregada como fármaco. Para identificar aditivos, o *Codex Alimentarius* estabelece: "qualquer substância não normalmente consumida como alimento *per se*, e não normalmente usada como ingrediente típico do alimento, tendo ou não valor nutritivo, adicionada intencionalmente com propósitos tecnológicos (incluindo organolépticos) durante a manufatura, o processamento, a preparação, o tratamento, a embalagem, o transporte ou que possa derivar direta ou indiretamente do produto, e cujos subprodutos possam alterar as características dos alimentos."

O termo aditivo não inclui contaminantes ou substâncias adicionadas para manter ou melhorar o valor nutritivo. Para treinar a análise de rótulos de alimentos, execute a Atividade 2.6.

Para a elaboração de cardápios ou formulação de receitas culinárias, a escolha dos alimentos pelo nutricionista deve privilegiar aqueles com elevada qualidade nutricional. Assim, produtos com baixa densidade de nutrientes, independente da densidade energética, são indicados apenas de maneira esporádica e para atender a objetivos culinários específicos; um exemplo é o uso de açúcar – necessário em algumas receitas, é um ingrediente a ser empregado com a maior restrição possível.

O *Guia Alimentar para a População Brasileira*, construído a partir da consulta a diversos segmentos da sociedade, traduz de maneira simples um conjunto de diretrizes para alimentação saudável. A classificação segundo o grau de processamento proposta pelo *Guia Alimentar* em 2014 organiza os alimentos conforme descrito a seguir.

Grupo 1 – Alimentos *in natura* e minimamente processados. *In natura* são os alimentos que não passaram por processamento industrial, como frutas, hortaliças, ovos, carnes, raízes como mandioca e cará, grãos de cereais e leguminosas, como arroz e feijão, castanhas; são minimamente processados aqueles que foram higienizados, picados, embalados, ou sofreram processamento de desidratação ou congelamento, como carnes congeladas, frutas secas, vegetais higienizados e picados, cogumelos, chá e café, ou pasteurização, como o leite, e acidificação, como o iogurte; alimentos desse grupo não recebem qualquer aditivo.

Grupo 2 – Alimentos processados e ingredientes culinários. São alimentos que sofreram processos industriais simples como adição de sal, óleo, vinagre ou açúcar a alimentos do grupo 1, e conservas como compotas de frutas, legumes em salmoura, queijos, pães produzidos apenas com farinhas, água, sal e fermento. Neste grupo estão também as massas caseiras ou industrializadas feitas apenas com farinha de trigo, sal e água, as carnes desidratadas e pescados em lata, e os ingredientes sal, açúcar, óleos refinados, castanhas salgadas.

Grupo 3 – Alimentos ultraprocessados. Neste grupo estão os produtos formulados industrialmente a partir de componentes extraídos dos alimentos como gorduras, amidos e proteínas combinados a compostos sintéticos (corantes, flavorizantes, aromatizantes, realçadores de sabor, conservantes) ou naturais na forma de aditivos; também figuram neste grupo gorduras modificadas (hidrogenadas ou interesterificadas) e amidos modificados (amido resistente, gomas). São exemplos de alimentos ultraprocessados: macarrão instantâneo, refrigerantes, bebidas açucaradas, pós para refrescos, pratos prontos para consumo, salgadinhos em pacotes, barras de cereal, biscoitos recheados ou não, guloseimas, formulados para preparo instantâneo de sobremesas, condimentos concentrados em cubos.

Atividade 2.6 Avaliar a ficha técnica ou o rótulo de um alimento.

Cada grupo de alunos irá preparar um dos produtos disponíveis no laboratório, segundo as informações constantes no rótulo, para exercitar o preenchimento de um modelo de ficha técnica; em seguida, deverá degustar a preparação pronta, e avaliar quanto a:

- Atributos sensoriais (gosto, odor, cor, textura e aparência)
- Características de preparo (tempo de cocção, grau de dificuldade, utensílios necessários)
- Validação da ficha técnica (se as informações são suficientes para o preparo, se estão corretas quanto às quantidades, ao modo de preparo e ao rendimento).

As informações para o preparo de um produto segundo sua rotulagem devem ser incluídas na Tabela 2.6.

Modelo de ficha técnica

Nome do produto:
Ingredientes:
- Alimentos (já constantes na formulação):
- Aditivos:

Ingredientes a adicionar:
Modo de preparo:
Tempo de preparo:
Prazo de validade:
Data de fabricação:
Peso líquido:*
Rendimento:
Peso preparado: _______ g Nº de porções: _________
Peso por porção: ________ g
Valor energético total: kcal
Densidade energética:** ________ kcal/g
Análise sensorial:

*Peso líquido: peso da quantidade crua aproveitável do alimento; **densidade energética: VET/PCA.

Tabela 2.6 Informações para o preparo.

Peso desidratado (g)	Ingrediente a adicionar*		Peso da preparação pronta (g)	Peso de uma porção pronta para consumo (g)**
	Alimento	Quantidade (g)		

*Entre parênteses: capacidade volumétrica padrão dos utensílios, extraída da Tabela 2.1; **dividir cada um dos pesos dos alimentos pelo correspondente volume do utensílio, e calcular a densidade média por alimento.

Exercício de pesquisa

Realize o levantamento de seis rótulos de alimentos ultraprocessados, sendo três com aditivos, e avalie a composição indicada pelo fabricante, classificando o que pode ser considerado alimento ou aditivo segundo as definições do *Codex Alimentarius*.

Relatório

- Responda aos itens a, b e c
- Apresente ficha técnica do produto, com eventuais modificações aos dados do rótulo, se necessário; essas modificações devem ser indicadas e acompanhadas de justificativa.

Observação: o grupo pode repetir o modo de preparo da maneira que julgar adequada para melhor resultado, resposta às questões e preenchimento da ficha técnica. ■

RECEITA PADRÃO OU FICHA TÉCNICA DA PREPARAÇÃO

A padronização de receitas é uma atividade que contribui para a manutenção da qualidade de formulações alimentares empregadas pelo nutricionista na área de alimentação coletiva ou no atendimento ambulatorial. A **receita padrão (RP) ou FT da preparação** (FTP) é um formulário que reúne informações sobre os ingredientes, o modo de preparo e demais dados úteis para o treinamento de manipuladores, para o planejamento de cardápios e para a previsão orçamentária.

Receita padrão ou ficha técnica da preparação
Instrumento que identifica os componentes de uma formulação alimentar realizada em ambiente doméstico ou institucional.

A FTP contém as seguintes informações:

- Quantidade de cada ingrediente, em medidas caseiras, PB e PL
- Cálculo dietético total e por porção
- Rendimento, em peso preparado, número de porções e peso por porção
- Densidade energética
- Descrição do modo de preparo
- Análise sensorial
- Custo total e por porção.

O Apêndice 9 apresenta um modelo de RP (FTP).

Aplicações de um receituário padrão

Ferramenta importante para o trabalho do nutricionista, a RP (FTP) atende a vários objetivos, alguns deles descritos a seguir.

Manutenção de controle de qualidade. Em uma UAN, seja para coletividades sadias (trabalhadores, escolares) ou enfermas (em instituições hospitalares), a manutenção do padrão da refeição servida ao longo do tempo depende não apenas da correta mistura de ingredientes, mas também da capacidade dos manipuladores de alimentos em reproduzir técnicas de preparo, evitando-se modificações no resultado final.

A regularidade de formulações e processos é um importante atributo de qualidade, ao reproduzir características sensoriais similares (de gosto, textura, odor e aparência) que constroem no consumidor um padrão de identidade da preparação.

Treinamento de profissionais. Uma UAN com preparações padronizadas consegue agilidade para treinar novos funcionários e promover educação continuada para todo o quadro.

Informações nutricionais. Uma preparação padronizada contém informações quanto à sua composição química, o que agiliza a consulta e a elaboração do cardápio. Optar por um programa para cálculo de dietas que possibilite a adição de informações à sua base de dados ajuda o nutricionista no cadastro das receitas desenvolvidas na UAN e de uso interno; esses dados são úteis para que o nutricionista atenda aos parâmetros nutricionais dispostos na legislação de políticas públicas na área de alimentação coletiva e estime adequadamente a contribuição nutricional de cada porção, ou porção-referência.

Planejamento de cardápios e previsão orçamentária. As informações mencionadas no item anterior promovem agilidade para a confecção de cardápios harmônicos e saudáveis, por meio da combinação de diferentes preparações; ao mesmo tempo, a informação quanto aos ingredientes necessários possibilita a projeção dos custos envolvidos na aquisição de gêneros alimentícios e auxilia no dimensionamento do orçamento destinado a despesas com combustível, equipamentos, recursos humanos e descartáveis. O PL de cada ingrediente, dividido pelo número de porções, resulta no valor de ***per capita***, que multiplicado pelo correspondente FC e número de refeições programadas, indica a quantidade total de cada ingrediente a ser adquirido; o uso de uma margem de segurança de 5% é recomendável para ingredientes sujeitos aos efeitos da sazonalidade e da habilidade do manipulador de alimentos, que podem interferir no FC e interferir no rendimento.

Per capita
Na prática clássica da dietética, consagrou-se a expressão *per capita* (latim "por cabeça") como sinônimo de gramagem do ingrediente suficiente para o preparo de uma porção.

Proposição de alterações. Um banco de dados com RP (FTP) facilita a substituição de alimentos, sendo um instrumento útil para o desenvolvimento de pesquisa em dietética, para o aprimoramento das formulações visando ao incremento do valor nutricional, diminuição de custos ou qualificação de processos.

Na Atividade 2.7 será treinada a padronização de uma receita e serão identificadas as informações necessárias para a elaboração de uma RP.

Atividade 2.7 Padronização de receitas.

1. Cada grupo deverá confeccionar a receita que segue, pesando todos os ingredientes e transformando essas informações em medidas caseiras niveladas; deverá anotar os passos envolvidos para redação correta do modo de preparo e estudar o rendimento da preparação (PCP; número de porções, segundo o Apêndice 5)
2. Deve-se elaborar o cálculo dietético
3. Deve-se estabelecer a porção-referência, e os valores *per capita*.

Receituário padrão
Banco de dados que serve como fonte de consulta para o planejamento de cardápios, constituído por um conjunto de receitas padrão com orientações e o procedimento para o preparo de alimentos.

Observações para o preenchimento da receita padrão

A RP (FTP) deve ser elaborada com todas as informações necessárias para o preparo, registradas de maneira clara e detalhada, para facilitar sua reprodução. O **receituário padrão** será a catalogação dessas RP (FTP) em um banco de dados que servirá como fonte de consulta para o planejamento de cardápios. A inserção desse banco de dados em um programa para cálculo de dietas é um recurso adicional para a qualificação do trabalho do nutricionista.

O preenchimento de cada um dos campos do formulário de RP (FTP) será discutido a seguir.

- Medida caseira: use medidas niveladas e proporcionais à quantidade, forma e natureza do alimento. Haverá maior variação de peso se o alimento for medido sem se nivelar a medida; para isso, use uma espátula ou o dorso de uma faca. A medida nivelada aumenta a precisão da quantidade de alimento quando uma balança não estiver disponível. Para a correta pesagem de alimentos, consulte o item *Técnicas para pesagem de alimentos e medidas caseiras*
- Custo de mercado: calculado a partir do preço pago para a aquisição do alimento e do peso da unidade de compra. Ao se adquirir, por exemplo, ovos por R$ 3,50/dúzia (outras unidades de compra: quilo, litro, pacote, dúzia, unidade, caixa), deve-se anotar o PB do alimento; neste exemplo, R$ 3,50/600 g. Para o óleo, a 1,90/lata ou embalagem PET com 900 mℓ, o preço de mercado será R$ 1,90/819 g (densidade do óleo = 0,91 g/mℓ)
- Custo da fração: calculado a partir do PB de cada ingrediente e do custo de mercado
- Cálculo dietético: emprega-se o PL de cada ingrediente para o cálculo de energia e nutrientes, sendo usada como referência para os cálculos uma base de dados – programa para cálculo dietético, ou tabela de composição centesimal de alimentos. Para a estimativa de energia, empregue o fator Atwater para proteínas – P (4 kcal/g), carboidratos – CHO (4 kcal/g) e lipídios – L (9 kcal/g). Para o total de fibra alimentar, 2 kcal/g (1,5 a 2,5 kcal/g; IOM, 2002). Se a base de dados ou a tabela de composição de alimentos adotada trouxer o valor de fibra bruta, ou insolúvel, não se recomenda atribuir densidade energética à fração de fibra calculada
- FC: razão entre PB e PL; corrige a variação de peso do alimento decorrente da fase de pré-preparo, e sempre será maior que 1 quando houver apara. Quando possível, calcule o FCc; esse índice é também é conhecido como índice de cocção, e é dado pela razão entre peso cozido (PCA) e PL; portanto, corrige a variação de peso decorrente da fase de preparo. Como pode haver perda ou ganho de peso na etapa de cocção (preparo), o FCc pode ser maior ou menor do que 1,0. Em preparações que combinem muitos ingredientes, como tortas e sopas, o que impede a pesagem de cada alimento cozido individualmente, o FCc não pode ser estabelecido
- Porcionamento, custo e cálculo dietético de cada porção: defina o número de porções e refira o rendimento também em peso cozido (PCP) total (em g). Divida o VET da preparação pelo valor energético programado para cada porção, de acordo com o Apêndice 5,

obtendo-se o número de porções. A divisão do PC pelo número de porções fornece o peso por porção. Calcule os totais das colunas "Custo da fração" e "Cálculo dietético" e divida pelo número de porções encontrado, anotando o resultado na última linha da tabela

- Modo de preparo: descreva o procedimento de preparo em itens, usando o infinitivo impessoal; não há necessidade de repetir as quantidades dos alimentos, exceto quando o mesmo alimento for usado em dois procedimentos diferentes (p. ex., em uma RP de sobremesa, usa-se açúcar para a massa e para a calda; nesse caso, refira no modo de preparo a quantidade a ser empregada em cada etapa)
- Densidade energética: obtida por meio da razão VET (kcal)/PCP (g), e referida em kcal/g
- Análise sensorial: refira o teste empregado e o resultado obtido. Na rotina de aulas práticas de dietética, a escala estruturada é um recurso prático e que se ajusta aos objetivos de avaliar a qualidade sensorial do alimento em estudo.

Atividade de aplicação

Altere o recheio da pizza e produza uma nova RP (FTP) com o objetivo de reduzir o conteúdo de lipídios da fração em 10%. ■

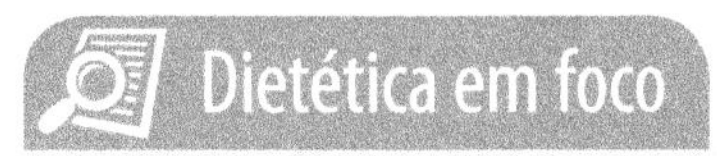

Reconstituição de alimentos desidratados

A reconstituição de alimentos desidratados visa à obtenção de produtos com características sensoriais e nutricionais similares ao original. Para devolver ao alimento a quantidade de água adequada, parte-se do teor de umidade em ambos os estados, ou seja, antes e depois da desidratação, obtidos por consulta a tabelas de composição. Tome como exemplo o leite de vaca integral, que tem em média 87% de água; ao ser desidratado para a produção de leite integral em pó, passa a ter apenas 2,7% de água. Para sua reconstituição, deve-se acrescentar a quantidade proporcional de água perdida no processo. Assim, considerando como exemplo a reconstituição de leite em pó para a produção de 1 ℓ de leite fluido, deve-se considerar a umidade do alimento nas duas formas: fluida e em pó, que consta da Tabela 2.7. Portanto, para a obtenção de 1.000 mℓ de leite reconstituído a partir de leite em pó, deve-se pesar 126,4 g de leite em pó, e completar com água até 1.000 mℓ. Isso garantirá o fornecimento de 123 g de sólidos; e a adição de 874 g de água, que, somada à umidade do pó (3,41 g), resultará em 87,7% de umidade final. Na rotina de preparo de alimentos, é comum recomendar-se a reconstituição de leite de vaca a 15%, o que significa pesar, para produzir 1.000 mℓ de leite reconstituído, 150 g de pó. Como se vê pelo exemplo, este procedimento gera uma bebida ligeiramente mais concentrada.

Tabela 2.7 Percentual de umidade e sólidos totais de leite de vaca integral fluido e em pó.

Componente (%)	Leite	
	Integral fluido*	Integral pó**
Umidade	87,7	2,7
Sólidos	12,3	97,3
Total	100	100

Fonte: *ENDEF, 1977; **TACO, 2006.

TÉCNICAS DE PREPARO E CONSERVAÇÃO DE ALIMENTOS

Com o domínio do fogo, há aproximadamente 400 mil anos, teve início o uso do calor para o preparo de alimentos, fato fortemente relacionado com a evolução dos descendentes do gênero *Homo*, que datam de mais de um milhão de anos.

Como consequência da diminuição da umidade, da desnaturação proteica e da diminuição do número de formas viáveis de microrganismos, o alimento passou a ser conservado por mais tempo, o que contribuiu para o início do que se poderia chamar programação de abastecimento. Cozidos ou defumados, os alimentos puderam ser armazenados com mais conforto e segurança, diminuindo a dependência dos procedimentos extrativistas (caça combinada ou não com coleta dos alimentos disponíveis a cada dia).

A ampliação dos recursos alimentares na história teve outro notável avanço com o domínio das técnicas de agricultura há cerca de 10 mil anos. Dessa época em diante, a humanidade foi beneficiada por progressos expressivos nas técnicas de produção de alimentos, com diminuição do tempo investido no preparo de uma refeição. O advento da industrialização de alimentos, outro significativo marco para o estudo da dietética, trouxe um aumento impressionante na diversidade de ingredientes, o que contribuiu para o desenvolvimento de receitas e formulações mais complexas. Por outro lado, a diminuição do conteúdo de fibras e da **densidade nutricional** dos alimentos e o aumento do consumo de sódio, de carboidratos simples, de gordura total e colesterol são os principais efeitos negativos do aumento da presença de alimentos industrializados de baixo valor nutricional na rotina alimentar.

Densidade nutricional
Conceito que expressa a concentração de nutrientes por unidade de peso ou de energia. Alimentos com baixa densidade nutricional são aqueles que oferecem muita energia acompanhada de pequena contribuição de micronutrientes; é o caso do amido, das farinhas obtidas a partir de grãos polidos, do açúcar e das gorduras.

O uso de aditivos, seja com objetivo tecnológico de conservação, seja com o propósito de melhorar a aceitação por simular características apreciadas como cor, sabor ou textura, é outra consequência do processamento industrial que pode ser considerada benéfica ao ampliar a gama de ingredientes disponíveis, mas também pode trazer risco de dimensões variáveis de acordo com a taxa de exposição.

O processamento intenso que produz formulações com componentes extraídos dos alimentos *in natura* (como amido, proteínas e gorduras em quantidades variáveis e com acréscimo de simulantes de sabor, cor, odor e aroma – os aditivos) amplia a oferta de produtos atraentes ao paladar e de preservação duradoura. O consumo de quantidades expressivas desses alimentos, denominados ultraprocessados, está associado a diversos efeitos adversos à saúde, dada sua menor contribuição nutricional. Padrões alimentares com base em alimentos ultraprocessados oferecem mais alta densidade energética e menor densidade nutricional quando comparados a padrões que privilegiam alimentos *in natura* e minimamente processados. A diminuição do consumo de alimentos *in natura* e pouco processados em virtude do aumento da presença de alimentos ultraprocessados de modo regular na dieta caracteriza situação de risco nutricional. Esse perfil de consumo está associado ao desenvolvimento de doenças crônicas como obesidade e suas comorbidades, bem como de doenças carenciais.

Os recursos disponíveis atualmente para o preparo de refeições a partir de alimentos *in natura*, minimamente processados e ingredientes culinários em larga escala representam um imenso benefício para se garantir a oferta de uma alimentação de qualidade a um contingente crescente de trabalhadores, notadamente aos que se dedicam profissionalmente à indústria de transformação ou ao setor de serviços. A constituição das UAN, setores destinados à produção de grandes volumes de alimentos para consumo na forma de refeições em empresas, escolas e serviços de saúde, é uma das áreas tradicionais de trabalho para o nutricionista. Volte ao Capítulo 1, item *Seleção do alimento – "pense globalmente, aja localmente"*, para rever os conceitos associados à produção sustentável de alimentos.

No ambiente doméstico, a culinária também é uma estratégia de promoção da saúde, ao estimular escolhas alimentares com base em alimentos de verdade – ou comida de verdade: grãos de cereais e leguminosas, frutas e hortaliças, carnes, ovos, laticínios, cogumelos, raízes e castanhas.

A prática da dietética deve privilegiar o melhor uso dos recursos tecnológicos de transformação, armazenamento e distribuição de alimentos com o controle dos riscos, atividade que caracteriza o trabalho do nutricionista em qualquer área de atuação, mas, sobretudo, no setor de produção de refeições. Assim, o emprego de carnes processadas, doces, guloseimas e outros produtos de menor qualidade nutricional, pode restringir-se a situações especiais para atender à especificidade de preparações regionais ou ocasiões festivas que demandem seu uso. Alguns produtos, contudo, podem ser banidos do cardápio e dar lugar a alimentos de verdade; são exemplos de produtos com baixa qualidade nutricional as bebidas açucaradas como refrigerantes, refrescos e sobremesas preparados a partir da diluição de misturas em pó, entre outras bebidas doces, as margarinas, os condimentos em tabletes convencionais feitos com excesso de sódio, as massas instantâneas condimentadas, os biscoitos, os salgadinhos de pacote, entre outros.

HABILIDADE CULINÁRIA E CONFIANÇA PARA COZINHAR

A perda da autonomia para preparar alimentos aumenta a presença de alimentos processados prontos ou semiprontos para consumo. Um padrão alimentar com base em alimentos *in natura* e minimamente processados é possível na alimentação fora de casa, em restaurantes que ofereçam opções culinárias com esses ingredientes, ou no ambiente doméstico. Habilidade culinária e confiança para cozinhar são dimensões não apenas determinadas pelo aprendizado formal de técnicas culinárias. As práticas sociais e as experiências vividas pelo sujeito a cada oportunidade de aproximação com o alimento, desde a infância, são definidoras de sua autonomia para preparar refeições. Assim, saber transformar ingredientes em refeições (habilidade culinária) e reconhecer sua capacidade e autonomia em fazê-lo (confiança para cozinhar), constituem estratégias de resistência à transição para um padrão de consumo que aumenta o risco à saúde, pois favorece o consumo de alimentos com melhor qualidade nutricional. O nutricionista tem a oportunidade de aproveitar o encantamento que a aproximação com a culinária proporciona para fortalecer as habilidades culinárias e a confiança para cozinhar. O emprego de técnicas culinárias simples e repertórios modestos pode ser um caminho inicial para demonstrar a indivíduos e grupos como ter autonomia para preparar alimentos em casa.

Por que cozinhar os alimentos?

Os objetivos do tratamento dos alimentos com calor são listados a seguir.

Promover a diminuição da atividade de água. Mais seco, o meio limita o desenvolvimento de microrganismos e a atividade enzimática, dois determinantes importantes de deterioração. Com a diminuição da água disponível, aumenta o período de conservação do alimento.

Diminuir ou eliminar as formas viáveis de microrganismos, e eliminar patógenos. Em diferentes combinações de tempo e temperatura, os efeitos variam em magnitude: em condições suaves, como **a pasteurização** (rápida, com 72 a 75°C por 15 a 20 s, ou lenta, com 62 a 65°C durante 30 min), podem ser eliminados apenas os microrganismos patogênicos; em condições mais graves, como o tratamento **ultra-alta temperatura** (ou UHT – do inglês *ultra high temperature*, 130 a 150°C por 2 a 4 s), ocorre a esterilização comercial dos alimentos, eliminando-se as formas vegetativas das bactérias. Por isso, o alimento submetido a uma temperatura moderada tem tempo de conservação menor do que quando é submetido à esterilização. Um exemplo clássico de alimento tratado por ambos os processos é o leite.

Pasteurização
Tratamento com calor que visa eliminar os microrganismos patogênicos presentes nos alimentos; o aquecimento é seguido de resfriamento rápido, o que favorece a preservação das características dos alimentos. Comum para laticínios, é empregado também para sucos de frutas e outras bebidas.

Ultra-alta temperatura
Processamento de alimentos que emprega temperaturas mais altas do que as usadas na pasteurização, para eliminar as formas viáveis de todos os microrganismos.

Na cocção com água, a temperatura é mantida a 100°C enquanto houver formação de vapor, e sobe rapidamente com a desidratação da matriz alimentar; na cocção, sob pressão de 14 psi (ou 1 atm a mais, equivalente a 1 bar), usada em equipamentos domésticos e alguns empregados para alimentação coletiva, o vapor encerrado no utensílio produz aumento da resistência e eleva a temperatura de ebulição da água a 120°C: este aumento de temperatura reduz o tempo de cozimento.

Nas condições regulares de cozimento, que ainda incluem fritura (180 a 200°C) e assamento (160 a 250°C), o alimento apresenta expressiva redução da carga microbiana. Para a consulta à legislação vigente, que estabelece os limites a serem seguidos e compatíveis com as boas práticas de produção de alimentos, o nutricionista tem à disposição o *Regulamento Técnico sobre Padrões Microbiológicos para Alimentos* da Agência Nacional de Vigilância Sanitária (Anvisa).

Desnaturar proteínas. A desnaturação de proteínas desorganiza sua conformação estrutural original. Como resultado, as proteínas com atividade enzimática naturalmente presentes nos alimentos, especialmente de origem vegetal, perdem sua capacidade de ação, resultando em maior tempo de conservação do produto. Esse é um efeito claramente observado nas receitas culinárias incluindo alimentos com proteases, como abacaxi ou figo. A bromelina do abacaxi e a ficina do figo perdem sua ação proteolítica com o aquecimento, o que possibilita o uso desses ingredientes com outros de natureza proteica sem o comprometimento da preparação. Outra consequência da desnaturação proteica é o aumento de sua digestibilidade: o efeito do calor ao desconfigurar a estrutura da proteína expõe as ligações peptídicas, facilitando o acesso das proteases digestivas, o que aumenta o aproveitamento desse nutriente.

Gelatinização
Tratamento do amido com água e agitação, em presença de calor.

Gelatinizar e dextrinizar o amido. A **gelatinização** do amido resulta da adição de água sob ação do calor com agitação; os grânulos entumescem ao incorporar água e ocorre espessamento das preparações; isso facilita o acesso das amilases digestivas e favorece a digestibilidade do amido. Já com o uso de calor seco, o amido é dextrinizado, o que diminui sua capacidade de absorver água, resultando em preparações com controle de viscosidade, que ficam espessas, mas não formam gel; a dextrinização do amido deve ser sempre seguida de gelatinização. São exemplos de técnicas culinárias que promovem dextrinização: fritar o arroz polido em óleo vegetal antes de cozinhar para que os grãos fiquem soltos ou dourar a farinha de trigo em manteiga para o *roux*, passo inicial para preparar o molho bechamel e outras bases ligadas.

Componentes termolábeis
Expressão que se refere aos compostos dos alimentos sensíveis à elevação da temperatura, o que pode comprometer suas propriedades.

Inativar fatores antinutricionais e toxinas. Grande parte dos componentes antinutricionais de ocorrência natural nos alimentos é sensível ao aquecimento e perde sua atividade com a cocção. Exemplos clássicos são os inibidores de proteases, de amilases e as lectinas presentes nas leguminosas, **componentes termolábeis** cuja inativação pelo calor torna o alimento cozido seguro para o consumo. Experimentalmente já se demonstrou que o consumo de grãos crus de feijão determina o aparecimento de hemorragias intestinais em ratos com apenas uma semana de exposição à dieta. A mandioca, alimento bastante apreciado em diversas preparações típicas da culinária brasileira, quando crua, apresenta glicosídeos cianogênicos, que geram ácido cianídrico *in vivo*. Bastante voláteis, os glicosídeos cianogênicos são eliminados com o calor de cocção.* O broto de bambu é outro alimento rico nesses glicosídeos.

Abrandar e modificar carboidratos não digeríveis ou parcialmente digeríveis e lignina. O calor, e especialmente o calor combinado com umidade, promove modificações na estrutura de carboidratos como a celulose, a hemicelulose, e outros compostos não digeríveis pelo trato digestório humano, como **a lignina**. O abrandamento das paredes celulares facilita a mastigação, promovendo a ação de enzimas sobre os macronutrientes presentes no seu interior; a melhoria da solubilidade de micronutrientes contribui para sua absorção, elevando a biodisponibilidade. Exemplo típico do benefício do calor sobre o valor nutritivo é sua combinação com a gordura para melhor aproveitamento dos carotenoides: já se demonstrou que a biodisponibilidade do licopeno é maior em molhos e preparações feitos com tomate do que no próprio vegetal cru, especialmente se a formulação contiver ingredientes ricos em lipídios, como azeite, outros óleos vegetais ou manteiga.

Lignina
Composto de elevado peso molecular, é um dos principais componentes estruturais das células vegetais; compõe a fração fibra alimentar embora não componha a classe dos carboidratos.

Desenvolver atributos sensoriais. O uso do calor promove a combinação dos componentes alimentares que desenvolvem sabores, aromas, texturas e colorações atraentes ao consumidor. O consumo de alimentos depende de diversos fatores, como acesso – especialmente determinado por custo, práticas alimentares culturais e recursos humanos e tecnológicos disponíveis, mas certamente a aceitação decorrente da satisfação sensorial é um dos efeitos da seleção e do preparo de alimentos mais relevantes para a prática da dietética. A valorização da comida e do prazer em preparar e consumir alimentos frescos ou pouco processados é uma das maneiras mais promissoras de se fazerem escolhas saudáveis e para um padrão alimentar promotor de saúde.

Riscos decorrentes da cocção de alimentos

Para otimizar o processo de cocção, aproveitando ao máximo as vantagens do calor, é importante, paralelamente, diminuir a ocorrência dos riscos resultantes do preparo. O aumento da temperatura favorece a degradação de nutrientes termolábeis, diminuindo o valor nutritivo dos alimentos. Em combinação com outras condições comuns para o preparo de alimentos, especialmente em ausência de umidade, o excesso de calor pode produzir compostos tóxicos cujo consumo constante aumenta o risco para o desenvolvimento de doenças crônicas, além de diminuir a qualidade nutricional do alimento.

*Alguns cultivares de mandioca, conhecidos como mandioca-brava, ainda mantêm concentrações elevadas de glicosídeos cianogênicos, mesmo depois de exposição ao calor, e não são indicados para consumo.

Efeitos indesejáveis do excesso de tratamento térmico, seja por temperatura elevada ou tempo de exposição prolongado, são descritos a seguir.

Diminuição do conteúdo de nutrientes | Comprometimento nutricional. Muitos nutrientes, notadamente vitaminas hidrossolúveis e compostos bioativos, são sensíveis ao aumento de temperatura; as taxas de retenção, que expressam o teor do nutriente que permanece no alimento após o preparo, variam não apenas segundo o tempo e a intensidade do calor, mas também dependem da matriz alimentar e da combinação de outras condições de preparo, como pH do meio, intensidade da luz e tensão de oxigênio. Assim, o uso de temperaturas elevadas associado à maior exposição ao ar causa perdas maiores do que a simples elevação de temperatura. Minerais apresentam maior estabilidade relativa à maior parte das faixas de temperatura empregadas para o preparo de alimentos, enquanto vitaminas e compostos bioativos são mais sensíveis às condições de processamento. Lipídios, carboidratos e proteínas também podem sofrer modificações com comprometimento do seu valor nutritivo. Ademais, os próprios nutrientes podem reagir entre si em resposta ao calor, às alterações de pH e à ação enzimática.

- Minerais: mais resistentes ao calor, os minerais apresentam relativa estabilidade ao aquecimento, sendo mais suscetíveis à perda por lixiviação quando o conteúdo celular de alimentos de origem animal ou vegetal é exposto à água. Evitar seccionar demais o alimento, mantendo-o o mais inteiro possível, e diminuir o contato com a água são medidas no pré-preparo e no preparo que diminuem o efeito da **lixiviação**. Cozinhar o alimento com a casca, sempre que possível, e no vapor, são exemplos da aplicação prática dessas medidas. Em alimentos fortificados, sais minerais podem levar à oxidação de vitaminas ou gorduras
- Vitaminas: a estabilidade das vitaminas às condições de manipulação dos alimentos é bastante variável, segundo a natureza química dos nutrientes e das diferentes matrizes alimentares. As que apresentam maior sensibilidade ao calor são as vitaminas C, tiamina e B_{12}; a estabilidade das vitaminas A e D é menor ao calor, especialmente se houver exposição ao ar e à luz. A oxidação por minerais causa perdas maiores das vitaminas C, tiamina e A, esta última especialmente em pH menor do que 5. O calor causa também importantes perdas de folacina.

Lixiviação
Em dietética, refere-se à remoção dos nutrientes do conteúdo intracelular por ação da água nos processos de higienização ou na cocção úmida por imersão.

A Tabela 2.8 aponta as características mais importantes de estabilidade das vitaminas nos alimentos.

Comprometimento de aminoácidos decorrente da reação de Maillard. O aquecimento de alimentos que são fontes de proteínas e de açúcares redutores, ou de combinações de alimentos com essas características em condições de baixa umidade, favorece a reação de grupos amínicos livres com grupos hidroxila-glicosídicos. Em uma primeira etapa, são

Reação de Maillard
Quando submetidos a calor e em baixa umidade, alimentos com aminoácidos e açúcares redutores podem resultar em desenvolvimento de aromas, cores e sabores especiais, que conferem aspectos sensoriais bastante apreciados.

Tabela 2.8 Características de estabilidade das vitaminas e de compostos bioativos às condições de pré-preparo e cocção de alimentos.

Vitaminas	Características de estabilidade
Hidrossolúveis	
C	Instável ao calor, ao ar, à oxidação não enzimática e à lixiviação; é uma das vitaminas mais estudadas por sua grande labilidade às condições de processamento
Tiamina	Relativamente estável ao calor moderado, mas muito instável ao calor com elevação de pH – com a adição de bicarbonato em fermentos na panificação, por exemplo –, ou pH baixo, à oxidação não enzimática e à perda por lixiviação. Boa retenção em preparações com carnes. O processamento do trigo causa perdas elevada dos teores originais de tiamina
Riboflavina	Apresenta estabilidade mediana às condições gerais de processamento e tem elevada sensibilidade à luz, característica importante para a indústria de laticínios. A drenagem de líquido de exsudação de carnes determina perdas significativas de riboflavina
Niacina	Embora apresente perdas por lixiviação devido à sua elevada solubilidade em água, é relativamente estável às condições de pré-preparo e cocção
B_6	Apresenta estabilidade moderada ao processamento; como para a riboflavina, há cuidado com o leite, porque a B_6 neste alimento é sensível à luz
B_{12}	Apresenta estabilidade moderada ao processamento em condições de pH neutro
Folacina	Instável à maior parte das condições de processamento, especialmente quando há sais de cobre
Ácido pantotênico	Apresenta boa estabilidade às condições de processamento doméstico e tem seu conteúdo diminuído por perda no líquido de exsudação das carnes
Biotina	Relativamente estável às condições de processamento doméstico
Vitaminas lipossolúveis e compostos bioativos	
A, betacaroteno e D	Relativamente estáveis ao calor, são instáveis à luz e ao oxigênio
E	Apresenta boa estabilidade às condições de processamento, havendo perda por dissolução no óleo de preparo
K	Apresenta boa estabilidade às condições de processamento, mas é sensível à luz

produzidas as bases de Schiff, aldose-aminas e compostos de Amadori; a continuidade da reação dá origem a uma variada gama de compostos, entre os quais moléculas insaturadas que se polimerizam. O efeito visual da reação mais perceptível é o escurecimento, chamado escurecimento não enzimático. A casca tostada dos produtos de panificação, ou a cor dourada das batatas fritas são indicativos da reação de Maillard.

Além da aparência, a reação de Maillard produz também aromas típicos e de boa aceitação – de assado, de pão cozido, ou de café torrado. Apesar do benefício inequívoco para a qualidade sensorial do alimento, os produtos da reação de Maillard podem reduzir a biodisponibilidade de aminoácidos indispensáveis como a lisina e a formação de complexos que podem inibir o crescimento, como a lisino-alanina. Esse comprometimento, contudo, não é significativo a ponto de alterar o valor nutricional de dietas suficientes nestes e nos demais nutrientes.

Produção de aminas heterocíclicas e hidrocarbonetos aromáticos policíclicos. O excesso de calor produz **aminas heterocíclicas**, pela queima da creatinina presente nas carnes, bem como **hidrocarbonetos aromáticos policíclicos**, a partir da combustão parcial da gordura. Ambos os compostos apresentam atividade mutagênica em estudos experimentais, com evidências de associação entre o consumo de aminas heterocíclicas e hidrocarbonetos aromáticos policíclicos e diversos tipos de câncer. Portanto, são efeitos especialmente preocupantes para o preparo de alimentos cárneos naturalmente compostos por creatinina e quantidades apreciáveis de gorduras (ver item *Carnes*).

A quantidade de aminas heterocíclicas, especialmente 2-amino-1-metil-6-fenil imidazo[4,5-b]piridina – PhIP e 2-amino-3,8-dimetil imidazo[4,5-f]quinoxalina – MeIQx, e de hidrocarbonetos aromáticos policíclicos, como o benzopireno e o dimetilbenzetraceno, é proporcional ao tempo e à temperatura empregados, sendo especialmente deletérios os processos de **cocção seca** sob intenso calor, como os empregados para fritura ou tostadura de alimentos.

Produção de acroleína e odores atípicos. Os triglicerídeos, ou triacilgliceróis, somam cerca de 97% de todas as formas de gordura encontradas nos alimentos e apresentam em sua estrutura uma molécula de glicerol – um álcool tricarboxílico – ligada por reação de esterificação a 3 ácidos graxos. O uso de temperaturas superiores ao **ponto de fumaça (PF)** das gorduras, tipicamente próximas a 210 a 220°C para óleos vegetais refinados e 175°C para o azeite de oliva, promove a liberação dos ácidos graxos e a desidratação do glicerol, com formação de **acroleína**. A formação de fumaça clara e de odor forte, irritante às mucosas, é um indicativo de que o processo instalou-se, e indica também que o óleo não deve ser usado. Ácidos graxos ômega-3, quando aquecidos a elevadas temperaturas, desenvolvem odor de pescado.

Portanto, para aumentar a retenção de nutrientes e compostos bioativos e evitar a formação de compostos indesejáveis, o processamento doméstico ou institucional do alimento deve priorizar calor moderado: desse modo, a umidade natural dos alimentos controla a elevação excessiva da temperatura e a combustão dos componentes; além da moderação com o calor, controlar a exposição aos demais agentes que afetam a estabilidade dos nutrientes, como oxigênio, luz e alterações de pH, minimiza o comprometimento nutricional. O preparo de alimentos inteiros, com pouco fracionamento, contribui para maior retenção de nutrientes.

Métodos de cocção

Como já visto aqui, o resultado do aquecimento empregado para o preparo de alimentos depende do binômio tempo *versus* temperatura, da fonte e da forma de transferência de calor e do tipo de utensílio empregado. A umidade do meio de cocção e o corte dos ingredientes empregados na preparação e até mesmo a ordem de sua mistura determinam a qualidade do produto final e a eficiência do processo.

Aminas heterocíclicas
No processamento de alimentos, são produzidos compostos a partir da queima da creatinina naturalmente presente em carnes quando submetidas a calor seco excessivo. De atividade carcinogênica, as aminas heterocíclicas justificam a adoção de técnicas de preparo mais amenas, como as que empregam água nos ensopados.

Hidrocarbonetos aromáticos policíclicos
Produzidos a partir da combustão de gorduras, estão presentes também na fumaça.

Cocção seca
Tratamento térmico que dispensa o uso de líquido ou vapor para o preparo de alimentos; de maior risco para a produção de compostos com ação tóxica, deve ser feito com controle rigoroso do tempo de exposição para evitar superaquecimento do alimento. São exemplos: assar, grelhar, fritar.

Ponto de fumaça
Faixa de temperatura em que uma gordura ou óleo inicia sua decomposição, por desidratação do glicerol e produção de acroleína e hidrocarbonetos aromáticos policíclicos. É um dos principais efeitos negativos do processo de cocção negligente e indica imperícia no preparo de alimentos.

Acroleína
Com o aquecimento de óleos e gorduras, há desidratação do glicerol e produção de acroleína, percebida pelo forte odor irritante e produção de fumaça branca.

Por eficiência do processo de preparo de alimentos, entende-se:

- O emprego da menor quantidade de combustível, para o uso racional dos recursos energéticos
- A preservação máxima do conteúdo de nutrientes e compostos bioativos naturalmente presentes no alimento
- A inativação de toxinas e fatores antinutricionais
- A diminuição das formas viáveis de microrganismos e seus produtos a níveis seguros
- A valorização das características sensoriais desejáveis e típicas dos ingredientes
- O controle do risco relativo a contaminantes químicos, biológicos ou físicos, e da eventual produção de toxinas por contaminação biológica.

Os métodos de cocção podem ser classificados quanto ao modo de transferência de calor ou quanto às condições de umidade do meio.

Formas de transferência de calor empregadas para o preparo de alimentos

Para o preparo de alimentos, o calor é transferido por três maneiras: condução, convecção ou irradiação. Essas formas de transferência de calor podem ser empregadas isoladamente ou em combinação. O emprego adequado de cada uma ajuda a preparar os alimentos com eficiência, qualidade nutricional e melhor aceitação.

Condução

O calor é transportado camada a camada, de maneira que é preciso aquecer o utensílio, e dele o calor é transferido para o alimento. Portanto, a capacidade de condução de energia dos diferentes materiais empregados para o preparo dos alimentos determina a eficiência do uso da energia. O alumínio conduz rapidamente o calor e transfere a energia ao alimento em pouco tempo, e esfria igualmente rápido após ser interrompido o calor. Já o aço inox, condutor de energia menos eficiente, oferece resistência à incorporação e à dissipação do calor, o que leva à continuidade da cocção mesmo após a interrupção do fornecimento de energia. Esses detalhes determinam procedimentos distintos de preparo de alimentos.

Ao se empregar um utensílio de alumínio, o fornecimento de energia deve ser garantido até a completa cocção do alimento. Já com um utensílio de aço inox, condutor menos eficiente que retém energia, deve-se interromper a transferência do calor antes de finalizar a cocção. Um exemplo de transmissão de calor por condução pode ser observado no preparo de bifes em uma chapa aquecida: o calor passa diretamente do metal para a carne por contato direto do alimento com o utensílio, e a superfície externa aquecida conduz a energia para o interior do alimento, camada a camada.

Convecção

A transferência de calor por meio de massas de gás (o ar do forno, por exemplo) ou líquidos (água ou caldos em ebulição) se dá pela diminuição da densidade dos mesmos causada pelo aquecimento; desse modo, em um fogão convencional, por exemplo, ou em um recipiente de alumínio com leite, o aquecimento aplicado na base faz com que a diminuição da densidade da massa aquecida a movimente para o alto, onde ainda está mais frio. Esse movimento propulsiona a massa fria para baixo, e assim se estabelece um movimento circular que distribui a temperatura. Por meio da **convecção** em um forno, não se aquece apenas o alimento, mas todo o ambiente à sua volta, com grande perda de calor e baixa eficiência do uso da energia, que é dissipada durante e após a cocção. O aquecimento do ar diminui sua umidade, eleva a temperatura ambiente e das superfícies próximas e aumenta o tempo de exposição. Nessas condições são favorecidos os processos de produção de alimentos que dependem de caramelização e da reação de Maillard, que provoca o escurecimento não enzimático e a tostadura.

Convecção
Distribuição de calor por meio da movimentação de massas aquecidas, em geral ar ou líquidos. Essa forma de disseminação de calor responde pelo preparo de alimentos assados no forno e o aquecimento de bebidas.

A produção em fornos combinados, nos quais o vapor é empregado para auxiliar na transferência da energia, aumenta a eficiência do uso do calor com diminuição do tempo de cocção. Outra consequência do uso do forno combinado para a produção de alimentos é a menor desidratação do alimento, com maior rendimento em peso. O uso desse sistema de cocção amplia a capacidade de produção de refeições e é adotado em muitas UAN. Fornos combinados possibilitam o preparo simultâneo de vegetais, carnes, sobremesas e outros alimentos, sem transferência de odores.

Irradiação

O aquecimento por irradiação de micro-ondas popularizou-se a partir dos anos 1950. Em um equipamento de aquecimento por micro-ondas, a cocção ocorre por meio da ação de ondas eletromagnéticas que se situam no espectro entre as ondas da luz infravermelha e do rádio, com aproximadamente 2.450 MHz de comprimento. O aquecimento ocorre pela ação da micro-onda sobre o dipolo da água, que determina pequenos movimentos de repulsão e atração na tentativa de alinhamento ao campo elétrico. Outros compostos iônicos, como sais contidos nos alimentos, também atuam como dipolos. A somatória da energia gerada pela oscilação do campo elétrico de positivo a negativo e vice-versa produz o calor que aquece e cozinha os alimentos. Esse modo de transferência de energia e produção de calor é altamente eficiente, com diminuição do tempo de cocção, por atuar diretamente nos dipolos da matriz alimentar, e ali produzir o calor. Por isso, alimentos preparados em um forno de micro-ondas são cozidos rapidamente, e popularmente percebe-se que o processo de cocção ocorre de dentro para fora. As ondas eletromagnéticas dos equipamentos domésticos penetram em profundidades próximas a

2,5 cm; assim, alimentos com dimensões maiores terão seu interior aquecido por condução da temperatura, processo muito lento e que provoca superaquecimento da superfície externa. Esse efeito indesejável do aquecimento por micro-ondas é conhecido como *overheating* (superaquecimento), e, para evitá-lo, recomenda-se que os alimentos a serem preparados por irradiação apresentem dimensões pequenas e com cortes regulares. A regularidade geométrica dos alimentos favorece a cocção uniforme pelo uso da irradiação. Há necessidade de movimentação no forno, que justifica a existência dos pratos giratórios, pois as ondas eletromagnéticas são distribuídas em linha reta e, sem a movimentação, causariam aquecimento em apenas algumas regiões do alimento, criando-se zonas frias; nas regiões não afetadas pela micro-onda, o calor chegaria lentamente por condução, camada a camada. A manutenção da umidade e a preservação da temperatura do ambiente na câmara dos equipamentos de micro-ondas, além do baixo tempo de exposição ao calor, são condições desfavoráveis para o escurecimento e a produção de sabores típicos de alimentos que sofreram a reação de Maillard. Por esse motivo, a irradiação de maneira isolada não constitui uma técnica adotada para a produção de refeições em uma UAN. Para superar essa limitação, alguns equipamentos de micro-ondas são dotados de lâmpadas de infravermelho, responsáveis pelo efeito dourador ao combinar a transferência de calor por convecção. Por suas características de produção de calor, a irradiação é uma maneira interessante de aquecimento rápido de alimentos já prontos, ou de descongelamento. Também pode ser usada para remoção suave da umidade dos alimentos, promovendo desidratação, o que constitui uma técnica auxiliar para a conservação de produtos. A possibilidade de cozinhar com pouca água, empregando-se apenas a umidade do alimento, e com pouco calor é interessante para o preparo de hortaliças, que apresentam maior retenção de nutrientes. Por outro lado, não é muito apreciada por cozinheiros que percebem o desenvolvimento pobre de sabores e aromas pelo baixo tempo de exposição. De maneira semelhante, alimentos vegetais cozidos por irradiação podem apresentar texturas muito firmes ou excessivamente moles. Estude o boxe Dietética em foco, *Cuidados com equipamentos que emitem micro-ondas*, e execute a Atividade 2.8.

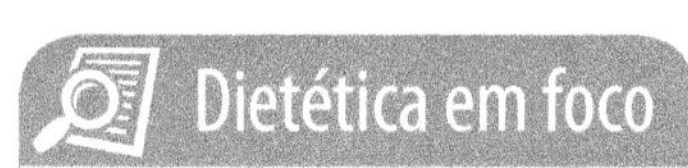

Cuidados com equipamentos que emitem micro-ondas

Metais são refratários às ondas eletromagnéticas e, por isso, para usar fornos de micro-ondas são empregados utensílios de vidro ou louça, desde que não decorados (a tinta de grafia pode conter elementos metálicos); utensílios de papel também são adequados. O escape

(*continua*)

eventual da irradiação, motivado por defeito no fechamento da câmara (ressecamento do vedante, presença acidental de panos ou utensílios que deixem um espaço entre a porta e a câmara) pode trazer risco por exposição do manipulador aos efeitos térmicos e atérmicos da micro-onda. Por esses motivos, medidas de segurança são especialmente necessárias para garantir a vedação da porta dos equipamentos. Os utensílios devem apresentar orifícios para o escape do vapor, mas devem ser sempre cobertos para evitar respingos na câmara. Outros cuidados relativos à geometria dos alimentos a serem aquecidos ou cozidos em equipamentos de micro-ondas foram anteriormente descritos neste capítulo.

Uso da água | Cocção seca e cocção úmida

Os métodos de cocção diferenciam-se também quanto ao uso ou não de água.

Cocção seca

Tratamento térmico que dispensa a adição de líquido ou vapor para o preparo de alimentos. As técnicas culinárias que empregam cocção seca são de maior risco para a saúde dada a potencial produção de compostos com ação tóxica decorrente da combustão parcial ou total da matriz alimentar, o que justifica a necessidade de controle rigoroso da temperatura e do tempo de exposição no preparo do alimento por calor seco para garantir cozimento interno e evitar superaquecimento das camadas externas. São diversas as técnicas de preparo de alimentos que não requerem a adição de líquido ao meio de cocção. A cocção seca é, portanto, caracterizada pela desidratação do alimento provocada por calor; grelhar, brasear, assar, saltear e fritar são procedimentos típicos de cocção seca.

- Grelhar: técnica em que uma fonte de calor (brasa, gás ou eletricidade) está próxima ao alimento, colocado em uma grade ou grelha. O aquecimento da matriz alimentar faz com que a gordura atinja seu ponto de fusão e, na forma líquida, se desprenda do alimento. Em uma chapa, essa gordura pode escorrer e ser recolhida, o que é facilitado com uma leve inclinação do utensílio. Na grelha, o gotejamento da gordura sobre a fonte de calor provoca fumaça, que confere ao alimento características de sabor muito apreciadas
- Brasear: método de cocção lento, com chama ou forno, visando caramelizar e acentuar a cor do alimento, mantendo o suco no seu interior. Na primeira etapa, o alimento é submetido à alta temperatura em uma panela ou assadeira sem tampa, aquecida com gordura, para corar bem; a cocção é finalizada em forno quente por um período de tempo prolongado, com a adição de pouco líquido. Após o preparo, o líquido deve ser peneirado e reduzido para a produção de molho.

Atividade 2.8 Preparo de alimentos por micro-ondas.

Objetivos

- Exercitar técnicas adequadas à cocção em micro-ondas
- Comparar a qualidade sensorial de alimentos produzidos por micro-ondas em relação a alimentos produzidos por aquecimento convencional e preencher a Tabela 2.9.

Batatas

Corte em rodelas finas 200 g de batata (PL); coloque 100 g em 300 mℓ de água em uma panela com tampa. Cozinhe e anote o tempo de preparo. Os 100 g restantes devem ser umedecidos e colocados em um refratário com tampa e cozidos em micro-ondas. Anote o tempo necessário para a obtenção de alimentos cozidos.

Vagens

Corte 200 g de vagens (PL) em pedacinhos; coloque 100 g em 300 mℓ de água em uma panela com tampa. Cozinhe e anote o tempo. Os 100 g restantes devem ser umedecidos e colocados em um saco plástico, a ser posicionado com a abertura lateral. Cozinhe e anote o tempo. Ao retirar do micro-ondas, expulse o excesso de ar e feche imediatamente a embalagem para impedir a penetração de ar.

Ovos

Escolha 2 ovos (ver item *Ovos*, no Capítulo 3). Coloque um deles para cozinhar em água, por 5 min (contados após o início da fervura). O outro deve ser aberto, colocado em um refratário, ter sua gema perfurada com um palito e ser coberto com tampa. Cozinhe em micro-ondas e anote o tempo.

Pães

Pegue 2 pãezinhos. Aqueça um deles em forno convencional e o outro em micro-ondas.

Água

Aqueça no fogo 200 mℓ de água, até a fervura. Anote o tempo. Aqueça 200 mℓ de água no micro-ondas e anote o tempo. ■

Tabela 2.9 Qualidade sensorial de alimentos produzidos por sistema convencional e por micro-ondas.

	Tempo de cocção (min)		Aparência*		Sabor*	
Alimento	Convencional	Micro-ondas	Convencional	Micro-ondas	Convencional	Micro-ondas
Batata						
Vagem						
Ovo						
Pão						
Água						

*+++: bom; ++: regular; +: ruim.

Alternativamente, emprega-se uma churrasqueira. Indicação: peças de carne (bovina, suína, ovina, caprina, aves, peixes inteiros) e vegetais. O verbo brasear vem da origem da técnica com o uso de brasas para a produção de calor*

- Assar: a transferência de calor por meio do aquecimento do ar quente retira umidade do ambiente e promove o assamento. É uma técnica de cocção comum para alimentos previamente temperados com vinha-d'alhos ou outras marinadas para condimentação, em fornos, sem tampa e sem adição de líquidos. Quanto maior a superfície de contato do alimento com a assadeira e com o ar, menor será o tempo de cocção. O processo inicia-se com o aquecimento da superfície do alimento por convecção das massas de ar quente na câmara ou no forno; em seguida, por condução, o calor penetra no alimento. O preparo de formulações delicadas como massas de bolos ou tortas emprega temperaturas próximas a 160°C, enquanto para o preparo de cortes de carne o assamento atinge 170 a 180°C, e para pescados pode-se empregar até 200°C. Para controlar a temperatura em preparações delicadas como pudins, pode-se empregar a técnica de banho-maria, em que o utensílio com o alimento é imerso em água, dentro do forno
- Fritar por imersão: a fritura é a técnica de processamento em que a água da superfície dos alimentos é substituída por óleo, dando origem a uma crosta de textura crocante. Esse procedimento resulta em um alimento com textura e coloração típicos, de grande aceitação; o apelo sensorial decorre em grande parte do efeito lubrificante graxo da gordura. Os três estágios da fritura são definidos sinteticamente na Tabela 2.10. O óleo vegetal refinado é o meio de cocção mais adequado para a fritura de alimentos, especialmente para a fritura por imersão, por apresentar elevado PF. O PF de um óleo ou gordura é definido como a faixa de temperatura em que se inicia a decomposição por ação do calor, com desidratação do glicerol e produção de acroleína caso a temperatura atinja esse estágio. Como já visto, o

*Nota: a culinária do churrasco, típica na região sul do Brasil, é popular em muitas partes do mundo, e pode empregar grelha ou espetos para brasear. A opção pelo uso de técnicas culinárias com carvão deve considerar a origem e o manejo da biomassa florestal para não comprometer reservas e valorizar fornecedores que pratiquem manejo sustentável da madeira para esta finalidade.

Tabela 2.10 Estágios da fritura.

Fase 1	Aquecimento e vaporização inicial da água
Fase 2	Troca da água do alimento por óleo do meio de cocção, desidratação superficial do alimento que atinge a temperatura de 180°C; no interior do alimento, a umidade remanescente promove o cozimento do alimento a 100°C
Fase 3	Formação da crosta externa, quando a umidade foi substituída por óleo e as características da fritura são definidas

Fonte: Varela, 1989.

desprendimento de acroleína é o fenômeno responsável pela produção da fumaça branca e de forte odor que se percebe quando o óleo é exposto a temperaturas elevadas, ou a frituras repetidas.
O refino do óleo elimina aldeídos e cetonas naturalmente presentes quando da sua extração dos grãos de origem – comumente soja, milho, arroz, girassol, entre outros. Esses compostos conferem forte odor e cor aos óleos e contribuem para diminuir o PF; após o refino, um óleo vegetal tem seu PF elevado, a temperaturas superiores a 200°C. Isso assegura a produção de alimentos de qualidade com frituras que empregam entre 180 e 190°C. Outros produtos tóxicos decorrentes do processo de fritura, como acrilamida e furanos, concentram-se na crosta formada na fritura, e estão diretamente relacionados com a intensidade da reação de Maillard. A carcinogenicidade de ambos os compostos já foi demonstrada experimentalmente. O uso repetido de óleo de fritura está associado a processos inflamatórios, estresse oxidativo e lesões endoteliais. Por isso, além da elevada densidade energética dos alimentos preparados por fritura, essa técnica de preparo deve ser evitada no planejamento de cardápios, e reservada a ocasiões em que a preparação frita seja importante para a qualidade sensorial da refeição. Uma periodicidade mensal ou no máximo quinzenal, aliada a cardápios ricos em alimentos pouco processados e frescos, não deve trazer risco se houver controle de qualidade do processo. O interior do alimento frito, abaixo da crosta, permanece a 100°C e é cozido por cocção úmida, com a própria água da matriz alimentar

- Saltear: aquecer alimentos em pequena quantidade de óleo ou outra fonte de lipídios, mantendo-se a temperatura moderada por meio de movimentação constante e do controle da fonte de calor; assim, a umidade dos alimentos garante a cocção, sem necessidade de adição de água ou outra fonte de vapor, de maneira que pode ser considerada uma técnica mista. Utensílios com formato circular no fundo, como as tradicionais panelas *wok* típicas da culinária oriental, são adequados para saltear. A regularidade do corte dos alimentos é importante para uma cocção uniforme.

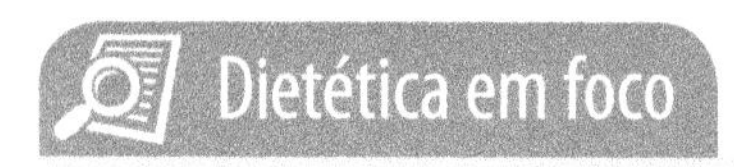

Reaproveitamento de óleo

O reaproveitamento do óleo para novas frituras pode ser feito enquanto suas características físico-químicas estiverem preservadas. A exposição à alta temperatura e ao oxigênio gera produtos de oxidação primária (peróxidos e hidroperóxidos) e secundária (aldeídos, cetonas, polímeros), diminui o conteúdo de ácidos graxos essenciais e vitamina E, e torna o meio de cocção escuro, amargo e espumoso.

(*continua*)

Não se considera apenas o número de vezes em que o óleo foi exposto ao calor, mas a gravidade do tratamento. Um único uso do óleo, se feito com excesso de calor, ou para fritar alimentos que liberem grande quantidade de resíduos, pode comprometer a qualidade do produto e impedir sua reutilização. Por outro lado, frituras sucessivas com controle de temperatura e dos demais aspectos que aceleram a deterioração dos óleos (como baixa liberação de resíduos, de água e pouca dissolução de gordura constituinte dos alimentos fritos) podem ser seguras e o óleo pode ser reutilizado 1 ou 2 vezes.
Para avaliar a qualidade dos óleos e decidir sobre sua eventual reutilização, pode-se verificar o PF (ver Atividade 2.9); a diminuição de 10° em relação à temperatura original (para óleos vegetais refinados entre 215 e 220°C; para azeite de oliva próximo a 180°C) indica que o óleo não deve ser reaproveitado. Indicadores como a formação de espuma e liberação de fumaça, embora de fácil percepção, não devem ser adotados, pois indicam avançado estágio de comprometimento da qualidade do óleo; a última reutilização do óleo deve se dar, portanto, antes do aparecimento desses sinais.

Cocção úmida

Ocorre sempre que há o emprego da água ou do vapor como meio de transferência de calor. A fonte de umidade pode ser um ingrediente adicionado ao preparo ou aquela naturalmente presente no alimento, preservada até o fim do tratamento térmico por meio de recursos de preparo que empregam utensílios adequados e movimentação.

Técnicas típicas para esse tipo de procedimento são descritas a seguir.

Ferver. Consiste em submergir o alimento em meio aquoso fervente (com grande quantidade de líquido), sem uso de gordura. Indicação: hortaliças, carnes, cereais e leguminosas. Dada a perda de nutrientes por lixiviação, a fervura apresenta desvantagens sensoriais e nutricionais quando comparada com a cocção a vapor.

Ensopar. Consiste em refogar o alimento, acrescentando apenas a quantidade de líquido necessária para abrandamento das fibras vegetais ou hidrólise do colágeno. Adiciona-se o líquido frio (água, suco, vinho) para dissolver sabores e leva-se à ebulição confinada (com tampa); ao fim, destampa-se para redução e espessamento do molho. Podem ser acrescentados hortaliças e temperos (ervas, alho, cebola) para aromatizar, proporcionar sabor e aromas diversos. Como os alimentos são imersos em água, haverá tanto desprendimento de nutrientes e compostos de cor e sabor no meio quanto maior for a superfície de contato do meio de cocção com o alimento. O consumo do caldo produzido no meio de cocção de ensopados é uma maneira de diminuir o prejuízo causado pela lixiviação. Contudo, quando o caldo é desprezado, partes variáveis dos nutrientes e da energia dos alimentos também é perdida. Sempre que possível, é o controle da temperatura e a exposição a longos períodos de calor que resultam em ensopados mais saborosos, o que se justifica pela desidratação, com concentração de sólidos e espessamento do meio de cocção, ou pelo desenvolvimento de sabores e aromas complexos, resultantes das reações de combinação dos alimentos com os condimentos, potencializadas pelo calor.

Cozinhar em vapor. O vapor é eficiente para transferir calor e emprega menos energia do que o gás ou a eletricidade no cozimento, uma vez que a água é um condutor melhor do que o ar. A cocção em vapor protege o alimento do excesso de calor e preserva suas características de sabor, cor e textura, e pode ocorrer de duas maneiras:

- Na primeira, a água não tem contato direto com os alimentos, como ocorre, por exemplo, em um recipiente dotado de superfície gradeada que recebe os alimentos, conforme ilustra o esquema da Figura 2.8. Neste sistema de cocção não há lixiviação e, portanto, consegue-se maior retenção de nutrientes no alimento; é uma técnica adequada para a cocção de vegetais, especialmente para aqueles a serem empregados para o preparo de saladas e outras preparações que demandem vegetais pré-cozidos, como suflês ou tortas
- O segundo modo de empregar o vapor para a cocção dos alimentos usa a própria água presente no alimento:
  - Envolver o alimento em papel-manteiga ou alumínio resulta em preparações com boa retenção de sabor. O papel é empregado para o preparo de carnes no forno ou na grelha, e a retenção do vapor garante a distribuição do calor; esse procedimento, denominado papelote, é comum para o preparo de aves e pescados, mas também pode ser usado para cortes de carne bovina e suína. Carnes com elevado teor de tecido conectivo, como os cortes de dianteiro de bovinos, exigem mais tempo de preparo, mas se o vapor for retido de modo eficiente, com uma embalagem que garanta seu aprisionamento, resultam em preparações macias e com sabor intenso
  - O uso da técnica de refogar é adequado para carnes com baixo teor de tecido conectivo, por ser um método de cocção breve, tendo em vista que cortes mais firmes exigem água e longo tempo de

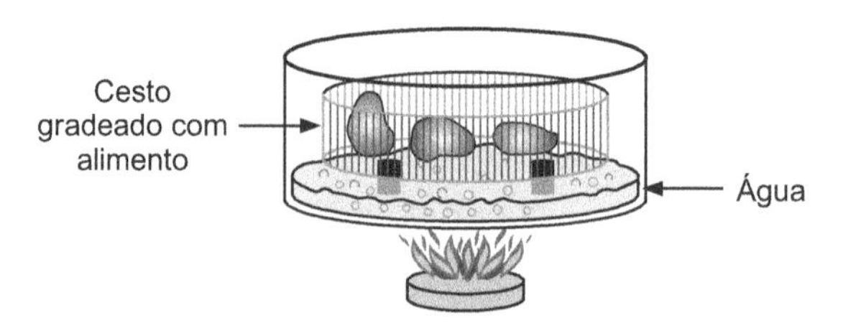

Figura 2.8 Desenho esquemático de um sistema de cocção a vapor.

exposição ao calor para a hidrólise do colágeno e para vegetais. O refogar, seguido de cocção por imersão em água para o preparo de carnes, promove o desenvolvimento de sabores e texturas que valorizam as características sensoriais desses alimentos. Refogar é também a técnica empregada para extrair os sabores de alho, cebola e outros bulbos em óleo para o preparo de pratos da cozinha brasileira.

Cocção sob pressão. O princípio dessa técnica de preparo de alimentos reside no fato de que a temperatura de ebulição da água em um utensílio com boa vedação é necessariamente maior para vencer a pressão formada pelo vapor d'água, em relação à temperatura de 100°C – ebulição da água à pressão atmosférica ao nível do mar. Nos utensílios domésticos, a pressão interna alcança 14 ou 15 psi (1 atm a mais), e a água ferve a 120°C. Dada a diferença de 20°C em relação à cocção em pressão atmosférica externa, a cocção de alimentos sob pressão ocorre em menor tempo do que no preparo convencional, o que é interessante para alimentos de gelatinização demorada, como os grãos de leguminosas e cereais integrais, bem como para o preparo de cortes de carne com elevado teor de tecido conectivo.

A rigor, com o controle de tempo, a cocção sob pressão é uma alternativa para todo o tipo de cocção úmida, com significativa diminuição do consumo de combustível. Um exemplo é a cocção de cereais: o preparo do arroz convencionalmente aceito no Brasil, que emprega o grão polido, pode ser feito com apenas 15 s de pressão, interrompendo-se o calor e mantendo-se o utensílio fechado por 15 min; ao empregar arroz integral, 4 a 5 min de pressão, seguidos de espera por 20 min com a panela de pressão fechada e sem chama, são suficientes. A produção desses alimentos em pressão atmosférica exige um tempo bem maior de exposição ao calor, com grande consumo de combustível.

Em cada cultura, o uso do calor é feito de formas particulares, o que torna desafiadora a tarefa de atribuir uma nomenclatura universal que identifique com precisão cada uma das técnicas culinárias. Em uma tentativa de aproximação com a vasta literatura disponível, sobretudo, no idioma inglês, produziu-se um miniglossário de técnicas de preparo de alimentos, que pode ser consultado no Apêndice 10.

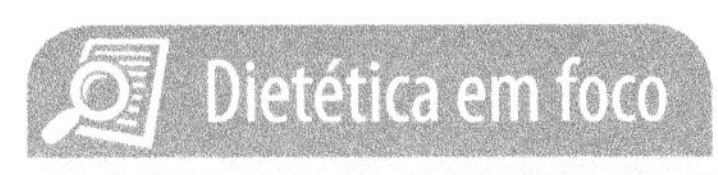

Cuidados para a manipulação de equipamentos de pressão empregados para o preparo de alimentos

Para a segura manipulação de panelas, panelões ou caldeirões de pressão, é essencial verificar a integridade da borracha de vedação, a

(continua)

permanência da válvula de escape de vapor desobstruída e a observação do correto fechamento da tampa, suave e firme. Após o término do período de cocção, a fonte de calor (chama ou placa aquecedora) deve ser desligada, e o vapor esgotado pela remoção parcial da válvula, para normalização da pressão interna em relação à pressão atmosférica. Apenas após a eliminação total do excesso de vapor a tampa deve ser removida. A cocção de leguminosas, especialmente soja e grão-de-bico, deve ser monitorada pelo risco de desprendimento do pericarpo celulósico do grão, que pode obstruir a válvula de segurança. Ao se perceber eventual interrupção do escape de vapor, deve-se desligar a fonte de calor e aguardar que a condensação do vapor normalize a pressão interna, para só depois abrir o equipamento e proceder à remoção do resíduo.

Absorção de óleo no preparo de alimentos

Tendo estudado os fundamentos da fritura por imersão na seção anterior, agora se exercita a estimativa da taxa de absorção de óleo no preparo de alimentos fritos.

Para começar, a escolha do óleo vegetal ou gordura deve considerar sua temperatura de decomposição, ou PF. Nesse intervalo, como já visto, o óleo ou gordura desprende fumaça que indica a desidratação do glicerol e aumenta a concentração de acroleína, de furanos, e de hidrocarbonetos aromáticos policíclicos, produtos da combustão dos triglicerídeos. O desprendimento de acroleína pode ser percebido não apenas pela fumaça, mas também pelo odor forte que irrita a mucosa nasal e por espuma no meio de cocção. Por apresentar toxicidade, deve-se evitar a aspiração dessa fumaça.

O óleo que apresenta condições de reutilização é claro, livre de resíduos, sem odores irritantes, sem formação de espuma e com PF dentro do intervalo de temperatura esperado para aquele tipo de gordura. Para medir o PF, faça a Atividade 2.9.

Atividade 2.9 Estimativa do ponto de fumaça de óleos e gorduras.

Este ensaio deve ser feito com uso de equipamento de proteção individual, como luvas de silicone e protetores oculares (óculos de proteção), além da paramentação tradicional. Empregue todo o material seco e mantenha uma superfície de isolante térmico – placa de altileno ou silicone – próxima.

1. Use 5 cadinhos de porcelana; todo material deve estar bem seco; coloque em cada um 5 g de gordura de diferentes tipos (ver Tabela 2.11)

2. Coloque os cadinhos sobre uma placa difusora de calor (que estará sobre a chama), em local claro e ventilado. Ajuste o bulbo do termômetro de modo a permanecer em contato com a gordura, sem tocar o fundo do cadinho
3. Posicione um cartão escuro – como um papel-cartão preto de 30 × 40 cm, atrás da chama. Ligue o fogo e observe o desprendimento de fumaça contra o fundo escuro. Observe com cuidado, mas a distância, para evitar inalação da fumaça
4. Anote a temperatura na Tabela 2.11.

Considerando as temperaturas de PF constantes da Tabela 2.12 e esperadas para diferentes fontes de lipídios, discuta os resultados encontrados pelo grupo.

Para treinar a estimativa da taxa de absorção de óleo em diferentes preparações, teste (Atividade 2.10) a influência de alimentos com diferentes atividades de água e coberturas. ■

Tabela 2.11 Tempo e temperatura para o desprendimento de fumaça de diferentes gorduras submetidas a calor.

Tipo de gordura	Temperatura	Tempo
Margarina		
Manteiga		
Óleo		
Banha		
Gordura vegetal		

Tabela 2.12 Pontos de fumaça esperados para óleos e gorduras alimentares.

Tipo de óleo ou gordura	Temperatura de PF (°C)
Óleo de soja	230 a 245
Óleo de canola	218 a 245
Óleo de girassol	263 a 265
Óleo de milho	204 a 230
Óleo de amendoim	229 a 232
Azeite de oliva	188 a 191
Gordura vegetal hidrogenada	162 a 165
Manteiga	175 a 178
Gordura animal (“banha”)	185 a 190

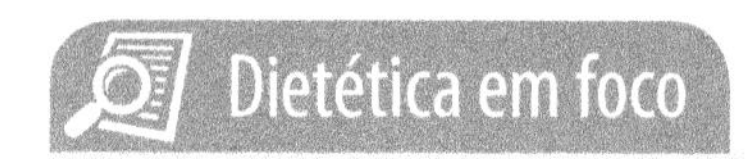

Cuidados para evitar acidentes na manipulação do óleo durante o processamento de alimentos

A rotina de manipulação de alimentos em uma UAN pode trazer riscos com procedimentos que empregam temperaturas elevadas. Para uma fritura segura, é recomendado:

- Não usar utensílios úmidos para manipular o óleo ou para receber óleo a ser usado no processo de fritura; com ebulição em 100°C, a água dessa umidade formará bolhas de vapor que causarão espirros de óleo quente
- Empregar utensílios com cabos longos e revestidos de material resistente à elevação de temperatura
- Nunca filtrar ou verter o óleo de um recipiente para outro antes que esfrie
- Escolher adequadamente o utensílio que receberá a fritura: em algumas preparações, porções de óleo podem se aproximar da borda dos utensílios – panelas e frigideiras – e, em contato com o calor excessivo, atingir seu ponto de combustão, provocando chamas sobre o alimento; caso isso aconteça, não se deve usar água, mas cobrir a panela ou a frigideira com uma tampa de inox ou alumínio para cessar o fornecimento de oxigênio que alimenta a labareda
- Dimensionar a quantidade de alimento a ser frito a cada lote: para cada volume de alimentos, programe 4 a 5 medidas de óleo, a cada vez; excesso de alimentos, além de promover a elevação do nível do meio de cocção, baixará excessivamente a temperatura, com aumento da taxa de absorção
- Estimar a quantidade de óleo para ocupar até 2/3 do volume do utensílio – panela ou fritadeira, que deve ter um formato profundo para diminuir a superfície de contato do óleo com o ar.

Para aumentar a vida útil do óleo e retardar a decomposição que baixa o PF, é importante:

- Conhecer o óleo. Como os óleos têm diferentes faixas de decomposição, não é recomendado que haja mistura de diferentes óleos e gorduras, para que se possa monitorar a qualidade do meio de cocção. O controle do tempo de exposição e da temperatura faz com que não seja alcançada a temperatura do PF
- Armazenar adequadamente. Para armazenar o óleo já empregado para uma fritura por imersão e que ainda apresenta condições para reutilização – o que pode ser avaliado pela medida do PF e pela avaliação de sua aparência como discutido anteriormente – deve-se remover os resíduos, limitar o contato

(*continua*)

com o ar e com a luz, conservando o óleo em temperatura de refrigeração; para isso, é necessário:
  - Esperar que o óleo atinja a temperatura ambiente antes de iniciar a manipulação
  - Filtrar em papel-filtro ou em malha fina de inox
  - Armazenar em recipiente de louça ou vidro escuro – azul ou âmbar – provido de tampa com bom fechamento
  - Manter sob refrigeração
- Diminuir a produção de resíduos:
  - Ao preparar os alimentos em tamanhos regulares, a fritura é uniforme e a necessidade de manipulação durante o preparo é menor, assim como o superaquecimento das peças menores com desidratação e desprendimento de partículas
  - Ao empregar ovos cobertos com farinha de rosca ou trigo nas preparações empanadas, deve-se aguardar por 10 min após a cobertura para que desidratem um pouco e para que o amido agregue-se ao alimento de modo mais satisfatório, resultando em melhor acabamento e menor desprendimento de partículas
  - Os ovos devem estar apenas levemente misturados, evitando-se o batimento que produz bolhas e piora a capacidade agregadora do ovo
  - Use farinhas com menor granulometria, que aderem melhor; existem produtos desenvolvidos pela indústria de alimentos com amido modificado que incorporam menos óleo e resultam em frituras mais uniformes
  - Bata levemente os alimentos antes de imergir no óleo para desprender partículas não aderidas
- Controlar o aquecimento, evitando manter o óleo em alta temperatura entre lotes de fritura.

Atividade 2.10 Estimativa da taxa de incorporação de óleo decorrente de fritura de alimentos

Objetivos

- Exercitar a obtenção dos valores de absorção de óleo segundo diferentes modos de preparo de alimentos
- Determinar alterações no processo, visando diminuir a taxa de absorção de óleo.

Cada grupo deverá desenvolver um dos exercícios a seguir, anotando os resultados para completar a Tabela 2.13 com os resultados dos outros grupos.

1. Pese 2 filés de frango. Adicione 1% de sal. Tome 100 g de farinha de rosca. Passe o primeiro filé sobre a farinha de rosca e pese a farinha restante; calcule, por diferença, o peso de farinha aderida ao filé.

Passe o segundo filé sobre um ovo batido antes de cobrir com farinha. Da mesma maneira, anote as diferenças de peso do ovo e da farinha.

2. Pese 200 g de massa para pastel e recheie 100 g com queijo e 100 g com carne moída refogada. Anote o peso dos pastéis recheados.

Para o preparo da carne moída, refogue 10 g de cebola picada e 5 g de alho picado em 3 g de óleo; adicione 100 g de patinho moído com 1 g de sal; mexa constantemente até cocção completa, medida pela manutenção de 74°C por pelo menos 5 min.

3. Fatie 1 berinjela transversalmente (em rodelas de aproximadamente 0,5 cm); coloque as fatias sobre superfície gradeada por 10 a 15 min. Pese metade das fatias e passe por farinha de trigo; a outra metade, também pesada, passe antes por ovo batido e depois por farinha de trigo. Anote as diferenças de peso do ovo e da farinha.
4. Pese 2 bananas; passe a primeira sobre farinha de trigo e a segunda por ovo e trigo. Anote as diferenças de peso do ovo e da farinha.

Todos os grupos: pese 2 panelas com óleo de soja e 2 pratos com papel absorvente. Aqueça o óleo e frite, em fogo médio, as amostras. Escorra sobre o papel absorvente e pese novamente a panela e o prato com papel, agora com o óleo que escorreu do alimento. Calcule a taxa de absorção de óleo, como segue, e preencha a Tabela 2.13:

Óleo absorvido = diferença de peso da panela de óleo – diferença de peso do prato.

Taxa de absorção:

100 (g) _____ X (taxa)

PL (g) _____ óleo absorvido

Considere os problemas observados com a estimativa da absorção de óleo por meio desse método. Compare os resultados com dados do Apêndice 3. ■

Tabela 2.13 Taxa de absorção.

Alimento	Taxa de absorção (g/100 g)
Filé de frango	
Com farinha	
Com ovo e farinha	
Pastel	
Com queijo	
Com carne	
Berinjela	
Com farinha	
Com ovo e farinha	
Banana	
Com farinha	
Com ovo e farinha	

Uso de condimentos para o preparo de alimentos

Sal

Qual a quantidade adequada de sal para cozinhar? A adição de cloreto de sódio para o preparo dos alimentos tem como objetivo melhorar o sabor e preservar o alimento. Esta foi uma das primeiras aplicações do sal: conservar alimentos por meio da diminuição da atividade de água, graças à capacidade higroscópica do NaCl. Com a disseminação da técnica, contudo, o sabor salgado passou a ser um atrativo para o consumo e, mesmo após o desenvolvimento de outras formas de conservação, o uso do sal não foi abandonado.

Para estabelecer a quantidade de sal a ser empregada para o preparo de alimentos, pode-se partir da estimativa do teor de sódio naturalmente presente nos alimentos, somada às cotas recomendadas desse nutriente; uma simulação dessa abordagem está ilustrada na Tabela 2.14.

As quantidades de sódio naturalmente presentes nos alimentos em uma dieta adequada são suficientes para repor as perdas obrigatórias do nutriente (de aproximadamente 500 mg), mas podem não atender às recomendações nutricionais – o que justifica a adição de sal para o preparo das refeições. Além disso, o uso do sal comum é especialmente relevante por ser, em muitos países como o Brasil, fortificado com iodo; assim, o sal passou a ser importante fonte deste nutriente na dieta. O sal foi o primeiro alimento fortificado no Brasil e constitui uma importante estratégia de combate ao bócio endêmico, também adotada em outros países, por meio da adição de 15 a 45 mg de iodo por kg de sal.* Contudo, apesar de importante, a adição de sal iodado no preparo dos alimentos varia muito segundo a habilidade do preparador de alimentos, e há o risco de acréscimos excessivos. O consumo de produtos processados e o excesso de sal na alimentação fazem com que os elevados níveis de ingestão de iodo possam afetar negativamente o metabolismo da tireoide.

*Em 2013 os níveis de fortificação de iodo no sal no Brasil foram reduzidos de 20 a 60 mg/kg para 15 a 45 mg/kg; se de um lado a carência de iodo deve continuar a ser combatida para evitar o bócio e os distúrbios por deficiência de iodo, o excesso pode levar ao hipertireoidismo ou à tireoidite de Hashimoto.

Tabela 2.14 Estimativa da quantidade de sal adequada para o preparo de alimentos, considerando a recomendação nutricional de sódio (mg) para jovens e adultos, somada ao teor de sódio esperado em uma dieta de 2.000 kcal.

Quantidade de sódio naturalmente presente nos alimentos, tendo como referência uma dieta adequada de 2.000 kcal*	500
Dietary reference intake (DRI) sódio**	1.500
Sódio a ser adicionado no preparo	1.000
Quantidade de sal para o preparo de alimentos, para oferecer 1.000 mg de sódio	2.500

Fonte: *Eaton e Eaton, 2000; **IOM, 2002.

Para a programação do preparo, o nutricionista pode recorrer a um recurso aritmético simples, a partir da recomendação de sódio. Tomando-se como referência uma dieta de 2.000 kcal para um adulto, e a recomendação de 1.500 mg de sódio, o uso de aproximadamente 2,5 g de sal por dia para o preparo de alimentos é suficiente para atender às recomendações nutricionais nas condições desta simulação. Contudo, as dietas ocidentais costumam apresentar quantidades de sódio muito superiores, e o consumo regular desses alimentos altera o limiar de aceitação do sabor salgado.

Ao considerar os valores de referência para quantidades máximas de sódio sem efeitos adversos à saúde (2.500 mg), pode-se estimar a quantidade de sal a ser consumida pela alimentação. Uma simulação dessa abordagem está ilustrada na Tabela 2.15.

O planejamento pode ter como meta de quantidade de sal para o preparo de alimentos o valor de 2,5 g – suficiente para atender à recomendação de 1.500 mg de sódio, admitindo-se o intervalo com limite máximo de consumo de 2.500 mg de sódio –, o que possibilitaria o uso de até 5 g de sal para cardápios que demandem o uso de alimentos mais condimentados e de uso eventual. Rotineiramente, a prescrição da dieta deve, portanto, empregar os valores inferiores, como se demonstra à Tabela 2.14. O Apêndice 3 indica percentuais de sal a serem considerados para a cocção com base no PL dos alimentos de modo a atender às recomendações nutricionais e evitar excesso de ingestão. De maneira geral, estimar 0,5% em relação ao PL resulta em uma quantidade total de sódio entre 1.500 e 2.500 mg em 24 h, para uma dieta de 2.000 kcal. Exercite calcular o sódio presente em uma preparação alimentar com a Atividade 2.11.

Em situações em que a estimativa da quantidade de sódio estiver indicada para atender a objetivos dietoterápicos, pode haver necessidade de fontes alternativas de iodo quando esta restrição for grave.

Para estimar a quantidade de sódio das preparações, deve-se somar o teor naturalmente presente nos alimentos, calculado por meio de consulta a tabelas de composição, e o sódio contido no sal de adição, que contém 40% do íon.

Tabela 2.15 Estimativa da quantidade de sal para o preparo de alimentos, considerando a quantidade máxima* de sódio que não causa efeitos adversos à saúde (mg) para jovens e adultos, somada ao teor de sódio esperado em uma dieta de 2.000 kcal.

Quantidade de sódio naturalmente presente nos alimentos, considerando uma dieta adequada de 2.000 kcal	500
Quantidade máxima de sódio, sem efeitos adversos*	2.500
Sódio a ser adicionado no preparo	2.000
Quantidade de sal para o preparo de alimentos, para oferecer 2.000 mg de sódio	5.000

*Os limites máximos devem ser empregados apenas eventualmente, para permitir variedade no cardápio e garantir acesso a preparações mais condimentadas (IOM, 2004).

Atividade 2.11 Estimativa da quantidade de sódio em preparações.

Estime a quantidade de sódio nas preparações a seguir, obedecendo aos percentuais de adição de sal indicados – ver Apêndice 3 e completar os dados da Tabela 2.16, conforme os exemplos.

Técnica de preparo

Arroz e couve: empregue os dados do exercício anterior.

Carne bovina: tome um bife médio de carne bovina de traseiro, como alcatra; se necessário, elimine as aparas para obtenção do PL; acrescente 0,5% de sal, grelhe em chapa quente com 1% de óleo até que o centro geométrico atinja 74°C. ■

Tabela 2.16 Estimativa da quantidade de sal empregada para o preparo e do teor de sódio final.

	PL	Sal adicionado para o preparo**		Sódio (mg)		
	g	%	mg	Contido no alimento	Adicionado pelo sal	Total
Alimento*	A	B	C	D	E	F
Exemplo 1: Batata	135	0,75	1.013,00	0,54	405,2	405,74
Exemplo 2: Pescada	120	0,5	600,00	91,2	240,00	331,2
Arroz		1,0				
Couve		0,5				
Carne bovina		0,5				

Notas:
*Empregue as orientações da Atividade 2.1 para o procedimento de preparo dos alimentos arroz e couve.
**Conforme Apêndice 3.
São dados:
A: Peso do alimento pronto para ser preparado – fração aproveitável no estado cru.
B: Percentuais indicados de acréscimo de sal para o preparo, conforme Apêndice 3.
C: Quantidade de sal a ser empregada, considerando o valor de PL (coluna A) e o percentual de acréscimo (coluna B).
D: Teor de sódio naturalmente presente no alimento, segundo a Tabela Brasileira de Composição de Alimentos (TACO, 2006).
E: Quantidade de sódio adicionada, estimada a partir da quantidade de sal (coluna C × 0,4).
F: Sódio total do alimento: soma das colunas D e E.

Estimativa da quantidade de sal adicionada para o preparo de uma refeição

Estime qual é a quantidade de sal total empregada para o preparo de uma refeição com 60 g de arroz, 20 g de feijão, 120 g de abobrinha, 40 g de couve e 90 g de carne bovina. Considere esses alimentos em PL e aplique os percentuais de sal indicados no Apêndice 3.

Outros condimentos

A ciência de combinar condimentos em proporções equilibradas proporciona resultados que melhoram muito a aceitação de uma receita.

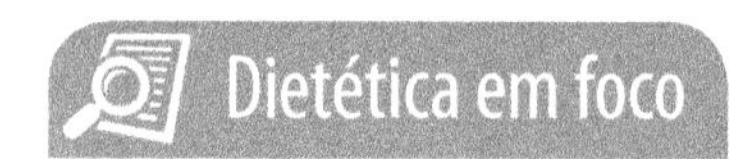

Qual é a quantidade de óleo adequada para o preparo dos alimentos

Para a estimativa da quantidade de óleo adequada para o preparo de alimentos são adotadas as recomendações nutricionais de ácido linoleico (AL) e alfalinolênico (AAL) (IOM, 2002), e a composição média em ácidos graxos dos óleos vegetais mais consumidos no Brasil (TACO, 2006).

Tomando-se uma dieta de 2.200 kcal como referência, para fornecer 0,6 a 1,2% do valor energético total (VET), como AAL, seriam necessários de 1,5 a 3,0 g do ácido graxo; para fornecer 5 a 10% do VET, seriam necessários de 12,2 a 24,4 g de AL. Essas quantidades estão garantidas por uma dieta que atenda às recomendações quanto à variedade de grupos de alimentos, preparada com aproximadamente 20 g de uma mistura de 3 partes de óleo vegetal – milho ou soja, e uma parte de azeite. Essa proposta considera que a contribuição do teor de AL naturalmente presente nos alimentos, de cerca de 4 g em uma dieta adequada do ponto de vista da variedade e quantidade de alimentos; assim, o uso de aproximadamente 20 *per capita* por dia da mistura óleo mais azeite para o preparo dos alimentos cozidos que compõem uma dieta de 2.200 kcal é adequado para garantir a oferta dos valores de recomendação dos ácidos graxos essenciais. Nas aulas, são adotados os percentuais de óleo para o preparo expressos no Apêndice 3, que tem como objetivo auxiliar o nutricionista a promover dietas com quantidades de ácidos graxos essenciais compatíveis com os valores de recomendação. O uso de excesso de óleo vegetal para o preparo de alimentos aumenta o potencial pró-inflamatório das dietas e deve ser controlado pelo nutricionista, a fim de garantir uma proporção final de ácidos graxos ômega 6:ômega 3 de até 10 partes para 1 parte (10:1).

O uso de óleos produzidos a partir de outros vegetais – milho, girassol, arroz, entre outros – deve ser feito avaliando-se a composição dos mesmos quanto aos ácidos graxos essenciais.

São exemplos clássicos de sucesso dessas combinações as receitas das culinárias indiana e tailandesa, nas quais canela e pimentas diversas são combinadas com especiarias para combinar sabores picantes, doces, azedos, salgados e ácidos.

Bulbos

Bulbos como alho, cebola e alho-poró são raízes com forte aroma e, por isso, muito usados para a condimentação de alimentos de origem vegetal ou animal. A extração dos compostos aromáticos do alho e da cebola a partir do aquecimento em óleo constitui uma das técnicas de condimentação mais tradicionais na culinária brasileira, presente em muitas preparações. Alho e cebola são picados e levados ao óleo ou gordura previamente aquecidos; à medida que desidratam, fornecem água para o meio; a formação de vapor controla a temperatura do meio de cocção, motivo pelo qual o óleo não frita imediatamente os temperos. Quando a desidratação avança e os temperos ficam transparentes, é o momento de agregar outros alimentos que fornecem a umidade necessária para que o controle da temperatura continue: é o que se conhece por refogar. O tratamento excessivo dos temperos no óleo pode queimá-los, com produção de sabor amargo e desagradável.

Seleção

São características de qualidade do alho:

- Uniformidade no número e no tamanho de bulbilhos (dentes) por bulbo
- Ausência de partes amassadas, danificadas por fungos ou trauma mecânico
- Bulbos com túnica íntegra (pele que recobre o bulbo)
- Bulbos de diâmetros uniformes
- Ausência de bulbilhos chochos, brotados ou mofados.

Para a seleção da cebola, os bulbos devem ser firmes, com a cor uniforme; a haste, se presente, deve estar bem seca, a casca seca e rompendo com facilidade ao toque das mãos, e sem brotos. As diferentes variedades agronômicas de cebola têm aplicações culinárias distintas: a cebola de casca amarela, mais convencional, é indicada para preparações que vão ao calor. Para consumo na forma crua, como parte de saladas ou acabamento de entradas, canapés, ou para a culinária oriental, as cebolas roxa ou branca, de sabor suave, são mais adequadas.

Conservação

- Alho: bulbos inteiros e com casca conservam-se por 3 meses em local seco e fresco. Quando descascado, deve ser mantido em refrigeração, embrulhado em saco plástico ou imerso em óleo
- Alho-poró: o sabor do alho-poró assemelha-se ao da cebola, sendo mais aromático; pode-se empregar o bulbo (parte mais branca) e/ou as folhas. É um alimento cujo bulbo e caule são muito empregados em sopas, molho, tortas, saladas, ensopados e quiches. Para temperos, empregam-se especialmente as folhas, de menor utilidade como alimento. Conserva-se em refrigeração de 7 a 8°, por até 1 semana
- Cebola: bulbos frescos podem ficar até por 15 dias em ambiente fresco e arejado, ou por 6 a 8 meses, sob refrigeração de 4°C e umidade relativa entre 65 e 75%.

Pimentas

São conhecidos como pimenta diversos vegetais com sabor picante e pertencentes a diferentes famílias botânicas; essa origem determina características diferentes quanto ao sabor e à sua composição, embora todos sejam classificados genericamente com a mesma denominação.

- Gênero *Piper*, família Piperaceae. Pimenta-preta. Conhecida também nas variedades verde e branca, dá origem à pimenta-do-reino – ver "especiarias", ainda neste item
- Gênero *Capsicum*, família Solanaceae. Pimentão, malagueta, calabresa (dedo-de-moça ou chifre-de-veado). As pimentas do gênero *Capsicum* apresentam **capsaicina**; os compostos capsaicinoides são solúveis em gordura e álcool, recurso muito usado para a produção de molhos e condimentos picantes à base de azeite ou óleo vegetal. A escala organoléptica de *Scoville* classifica as pimentas de acordo com a intensidade de percepção do ardor, tendo como valor de referência a capsaicina pura, com 15 a 16 milhões de US (unidades Scoville), intensidade que impede o consumo e a manipulação sem proteção das mãos e das vias respiratórias.

Capsaicina
Alcaloide termoestável responsável pelo ardor percebido no paladar despertado por pimentas do gênero *Capsicum*.

As pimentas são fontes de flavonoides, carotenoides e ácidos fenólicos, com propriedades antioxidantes que despertam o crescente interesse pelo efeito funcional desse grupo de alimentos. No Brasil são cultivados representantes das mais de 20 espécies do gênero *Capsicum*, sendo as mais populares:

- *C. annuum*:
  - Pimentão: consumido em saladas na forma crua, cozido ou recheado em assados, de coloração verde, amarela, branca ou vermelha. Disponível em conservas feitas com azeite, desidratado, em flocos; o pimentão vermelho em pó dá origem à **páprica**. A produção convencional do pimentão, contudo, tem levado ao uso de quantidades excessivas de agrotóxicos para sua produção
  - *Jalapeño*: consumido fresco ou em conservas como molho, em vinagre ou azeite, ou ainda desidratado inteiro ou em pó. Muito empregado na culinária mexicana, em cortes transversais
- *C. baccatum*:
  - Pimenta dedo-de-moça: consumida em alimentos cozidos, molhos líquidos e conservas; desidratada na forma de flocos com sementes dá origem à pimenta calabresa
  - Cambuci: fruto doce, usado em saladas, tem sabor suave
  - Cumari verdadeira: vermelha, muito forte e empregada em conservas
- *C. chinense*:
  - Pimenta-de-cheiro: fruto doce, de ardência intermediária, muito aromático, usado em saladas, carnes e peixes
  - Bode: bastante picante e aromática, é adequada para o preparo de carnes, arroz, feijão, pratos à base de milho (como a pamonha salgada e biscoitos de polvilho)

Páprica
Condimento de sabor doce ou picante, feito de pimentão vermelho, comercializado em pó desidratado.

  - Cumari-do-pará: de ardência elevada, empregada em conservas, tem formato parecido com a cumari verdadeira, mas um pouco maior e de cor amarela ou verde
  - Murupi: de ardência mediana, muito aromática, é popular no norte do Brasil, tradicionalmente usada na condimentação do tucupi (ver Capítulo 3 sobre tubérculos e raízes)
  - *Scotch Bonnet*: muito forte, empregada para o preparo de carnes assadas
- *C. frutescens*:
  - Malagueta: de sabor mais suave e menos aromática, é usada para condimentar pescados e pratos típicos da cozinha nordestina.

Especiarias

Os alimentos de origem vegetal ricos em óleos essenciais despertaram grande interesse na Idade Média por suas propriedades conservadoras sobre os alimentos. A busca por fornecedores de especiarias movimentou economias e justificou expedições marítimas, interessadas em descobrir atalhos e rotas alternativas para as Índias, onde a tradição na cultura de especiarias é reconhecida até hoje. Foi em busca de especiarias que frotas de navios partiam da Europa, como a de Pedro Álvares Cabral, que chegou de maneira aparentemente não intencional à costa brasileira.

São especiarias o açafrão, a pimenta-do-reino, a noz-moscada, o cravo, a canela, o gengibre, o urucum, a páprica, o anis, o coentro, o cardamomo e a mostarda, entre outras.

O alcaloide piperina confere o sabor pungente característico e apreciado da pimenta-do-reino. A segurança quanto ao uso dessa especiaria gerou certa controvérsia, dadas as propriedades da piperina de estimular as enzimas pancreáticas e interferir na capacidade digestiva e reduzir o tempo de trânsito intestinal. Estudos *in vitro* demonstraram suas propriedades antioxidantes, e modelos experimentais confirmaram haver efeitos antimutagênicos e antitumorais decorrentes do consumo de piperina, embora ainda existam evidências que apontem sua ação promotora sobre a secreção de ácido clorídrico. Por isso, deve-se distinguir a pimenta-do-reino, do gênero *Piper*, das pimentas do gênero *Capsicum*, estas últimas de maior interesse por seu conteúdo em capsaicina, de reconhecido valor funcional.

Muitas especiarias guardam curiosidades: o açafrão é considerado a especiaria de mais alto valor de mercado; produzido a partir do estigma do lírio, são necessárias cerca de 500 mil flores para a produção de 1 kg de açafrão. Há registros de famílias espanholas que cultivavam o hábito de armazenar açafrão como modo de acumular riqueza. É uma especiaria muito apreciada também no Ocidente, por conferir sabor exótico e um belo tom amarelo a diversos pratos. No Brasil, a raiz do açafrão-da-terra, ou cúrcuma, dá origem a um condimento em pó de cor laranja intenso e rico no composto bioativo curcumina. Outra curiosidade: no Oriente, grãos de cardamomo são mastigados após a refeição para melhorar o hálito.

Na Tabela 2.17 estão as indicações mais comuns para o uso de especiarias.

Tabela 2.17 Indicação de uso mais comum para especiarias.

Especiaria	Indicação de uso
Açafrão	Pratos com pescados, *paellas*, molhos, farofas, carne de carneiro, sopas e risotos
Açafrão brasileiro	Pó produzido pelo gengibre dourado desidratado misturado com cúrcuma
Allspice	É a pimenta-da-jamaica, fruto pequenino e muito saboroso, que lembra uma mistura de cravo, canela e noz-moscada. Pode ser usada inteira, para cozidos, ou em pó, para salgados ou doces. Muito empregada para sopas, ensopados, carne de panela, molhos e bolos de frutas
Baunilha (*vanilla*)	Fruto tropical, nasce como vagem de uma orquídea. Muito empregada em cremes de *pâtisserie*, flãs, pudins, molhos doces, bolos, sorvetes e sobremesas diversas. As vagens são de cor castanha, compridas, finas, enrugadas e flexíveis
Canela	Pó ou casca (pau), empregada em doces, caldas, compotas, biscoitos, panquecas, canjicas, pães, bebidas quentes, como café ou *capuccino*, ou frias. Muito apreciada em receitas de carne, especialmente com molho de tomate, na culinária mediterrânea, especialmente grega. Boa combinação também para frutas, como maçãs ou bananas assadas, tortas, arroz-doce, canjica
Capuchinha	De origem peruana, foi levada para o resto do mundo com sucesso: folhas e flores são consumidas empanadas ou em saladas frescas, e os frutos integram receitas de picles
Cardamomo	Na forma de semente, tem aroma com personalidade, forte e adocicado, da família do gengibre, resulta em melhor efeito se usado com moderação. Compõe a mistura conhecida como *curry* ou *masala*. Empregado em molhos, sopas, carne suína, vísceras (como o fígado), saladas, bolos, tortas, biscoitos, pudins e outras sobremesas, licores
Caril	O *curry* (ou *masala*) é uma mistura de diversas especiarias, usado na culinária indiana. O molho *masala* empresta o nome caril aos pratos em que está presente. Misturas com pimenta-preta, gengibre e alho resultam em misturas mais picantes, usadas na cozinha tailandesa. Existem mais de 38 composições, com quantidades variadas de coentro, cominho, pimenta, cebola, mostarda, cardamomo e gengibre
Chili	Planta da família do pimentão, com sabor picante; pode-se empregar o fruto inteiro, mas também seco e moído. Muito popular na culinária mexicana, especialmente nos pratos com carne moída que acompanham *nachos* e tacos
Coentro	Especiaria comum para condimentar conservas, molhos, sopas, frutos do mar, carne de carneiro, tortas, massas, pães condimentados com canela e gengibre e biscoitos. Popular no nordeste e sudeste do Brasil, é um ingrediente essencial para o preparo da moqueca capixaba
Colorau (ou colorífico)	Tempero brasileiro produzido a partir da extração do urucum moído, ao qual são adicionados fubá de milho e pequena quantidade de óleo de soja. Apreciado por conferir cor amarelo-avermelhada às receitas, especialmente molhos e preparações caseiras, como a moqueca. Por ser suave, não agride ou mascara o sabor dos demais ingredientes. Pode ou não conter pimentão em pó (matéria-prima da páprica)
Cominho	Especiaria egípcia com sementes alaranjadas ou castanhas, muito aromática. Empregada no preparo de carnes, pescados, frango, molhos, embutidos, legumes, ovos, pratos orientais e mexicanos e hortaliças. Usado também para aromatizar massas e pães. Essa especiaria compõe a formulação do *curry*. Muito usado para carnes, pode substituir o sal com resultado praticamente imperceptível

(*continua*)

Tabela 2.17 Indicação de uso mais comum para especiarias. (*Continuação*)

Especiaria	Indicação de uso
Cravo-da-índia	Especiaria que se emprega inteira em alimentos a serem consumidos por adultos, pois, por ser rígida e pontiaguda, pode causar lesões quando engolida. Muito popular para o preparo de bebidas quentes (quentão, vinho quente), é comum também em picles, suco de tomate, sopas, arroz, vegetais, carnes bovina e suína, aves, pescados, molhos doces, molho de tomate, doces, caldas. Em pó, pode ser empregado com moderação em geleias, bolos, biscoitos e outros alimentos para uso de crianças e adultos
Gengibre	Condimento picante, obtido da raiz do gengibre, é usado em biscoitos, cremes, pudins e sobremesas em geral. Em combinação com outras especiarias, é usado em carnes suínas, aves, pescados e em conservas, picles, e *chutney* de frutas (manga, maçã, abacaxi). Em misturas com calda de açúcar ou limão, é empregado para o preparo de balas com mel. Frequente nas culinárias indiana e tailandesa
Kummel (alcarávia, cominho de pão ou cominho-armênio)	As sementes são usadas para massas especialmente de pastelaria, também em pães e produtos de confeitaria. Empregado também em queijos aromáticos, embutidos, cremes, patês, carnes suínas, aves, sopas, saladas com batata ou com repolho e chucrute. Ingrediente essencial para o licor Kummel. Muito popular na culinária alemã
Noz-moscada	Empregada em pó recém-obtido da semente ralada para o preparo de salgados e doces, marinados, assados, pescados, legumes, molho bechamel e derivados, doces de sabor delicado, como pudim de pão, e em pães. Em pratos de carne bovina e suína. Também empregada no preparo de bebidas lácteas quentes ou à base de chocolate
Papoula	São sementes com sabor e textura amenos, muito aromáticas, e de efeito estético muito apreciado para o preparo de saladas, biscoitos, *strudel*, ovos mexidos, patês, molhos, pães, *petit-fours* salgados. Pode ser empregada também em doces, bolos e compotas e com manteiga derretida, para assar batatas e outros vegetais, conferindo também crocância e leve sabor amendoado
Pimenta-do-reino	Condimentação de carnes e molhos; por ser de difícil digestão, não deve ser incluída nas prescrições dietéticas rotineiramente
Raiz-forte	De sabor penetrante e picante, é empregada para o preparo do tempero oriental *wasabi*, que acompanha *sushis* e *sashimis*
Tomilho	O tomilho tem rápida deterioração e, por isso, é usado seco para o preparo de molhos, tortas, sopas, carnes – especialmente carneiro, pescados e aves –, embora fresco resulte em excelente aroma. Preparações como patês, legumes, molhos vinagretes ou com alho, pratos com tomate e vinagres ficam muito bons com o sabor forte do tomilho. Integra a mistura de ervas que resulta no *bouquet garni*
Urucum	O fruto da árvore de origem brasileira é matéria-prima para o preparo desse condimento que tempera arroz e farofa, além de frango, peixes, mariscos, crustáceos e carnes em geral (ver colorau)
Zaatar	Mistura de gergelim e tomilho seco, é popular por cobrir o queijo *shanklish*. Com outros queijos macios e azeite, é muito apreciado com pães e também pode ser aplicado para cobrir aves assadas
Zimbro	Na forma de bagas de cor negra, tem odor de pinheiros e é usado para o preparo de embutidos, marinados, cozidos, carnes suínas, patês, picles e *chutney*

Mortar
Também chamado de gral ou pilão, é um utensílio empregado para macerar – romper – mecanicamente ervas e condimentos.

Maceração
Em outro contexto, é imersão em água (como para o preparo de leguminosas); aqui, significa machucar, romper.

Preparo

O pilão (ou gral, **mortar**), especialmente de pedra-mármore ou Teflon®, é um utensílio útil para a **maceração** – rompimento das sementes por pressão – suave das especiarias; esses materiais evitam o acúmulo de resíduos e facilitam a higienização.

Ervas aromáticas

Existem diversas folhas com elevada capacidade de conferir sabor e odor aos alimentos e que devem ser empregadas preferencialmente em marinados ou ao fim do preparo, para que suas propriedades aromáticas sejam aproveitadas ao máximo.

Seleção e pré-preparo

A seleção de folhas frescas deve obedecer aos mesmos critérios adotados para os demais folhosos (ver Capítulo 3). Se forem empregadas para a finalização dos pratos, devem receber cloração.

O uso mais comum das ervas aromáticas é mostrado na Tabela 2.18.

Tabela 2.18 Indicação de uso mais comum para ervas aromáticas.

Erva	Indicação de uso
Aipo	Maior e mais rústico que o salsão, guarda semelhanças morfológicas com esta hortaliça; muito apreciado em saladas, canapés, molhos e sopas. Refrescante, adstringente, crocante
Alecrim	Empregado para o preparo de sopas, carnes, aves, peixes, patês de fígado, saladas, molhos, ovos em diversas apresentações, guisados e grelhados. Para a condimentação de carne suína, de aves ou bovina, pode ser esfregado na superfície. Considerado indispensável para o preparo de cordeiro
Alfavaca ou basilicão	Erva muito comum na culinária italiana, usada em saladas, pratos à base de tomate, ovos, pescados, carnes e massas. De aparência semelhante ao manjericão, tem folhas maiores
Aneto ou *dill*	Muitos licores e vinagres são aromatizados com aneto, é comum no preparo de picles e pratos com peixe ou camarão, além de cremes, molhos, sopas, maioneses, pães aromáticos. De sabor refrescante e delicado, é comum na cozinha grega
Cebolinha	Popular na culinária brasileira, a cebolinha combinada com a salsinha forma o par conhecido como cheiro-verde, que pode ter outras ervas. Pode ser usada em todos os tipos de preparações cozidas e para condimentar saladas. Também é muito usada na culinária japonesa; deve ser acrescentada ao fim do preparo para obtenção do máximo de seu aroma e textura
Estragão	De sucesso em molhos e pescados, aves e omeletes, o estragão também condimenta manteigas e queijos, molhos de mostarda e maionese. Empregado para aromatizar vinagres e picles
Hortelã	Confundida regularmente com a menta, tem sabor refrescante especialmente se usada após a coleta, não desidratada. Popular na culinária árabe, é ingrediente indispensável para o preparo de quibes e saladas. No Brasil, é empregada para o preparo de refrescos, misturada com frutas como o abacaxi, ou em infusões
Louro	Comum para o preparo de marinados, guisados, conservas, carnes, feijão e sopas. Também integra o *bouquet garni*

(*continua*)

Tabela 2.18 Indicação de uso mais comum para ervas aromáticas. (*Continuação*)

Erva	Indicação de uso
Macis	A extração da semente da noz-moscada para a produção da especiaria dá origem a este óleo, extraído de sua casca, para uso no preparo de chocolates, mas também empregado para molhos, purês, pratos com queijos e carnes. Pode ser empregado para marinados e mesmo para confeitarias doces, como massas de bolos e sobremesas lácteas
Manjericão	Muito empregado em molhos – o molho pesto é o mais célebre representante dos molhos com manjericão –, é adequado para perfumar carnes, sopas, pizzas e risotos. Tem folhas verdes e roxas, pequenas ou grandes
Manjerona	Tem aroma parecido com o do orégano, um pouco mais sutil, e é adequada para aromatizar carnes, queijos, pescados, pizzas, pães e ovos
Mostarda	As folhas da mostarda podem ser usadas para o preparo de saladas, mas, quando desidratadas, são empregadas como condimento. Os grãos dão origem a condimentos comuns na culinária indiana e podem ser preparados em creme ou pó. Na França, os molhos de mostarda deram origem a diversas adaptações por meio da mistura com outros condimentos, como pimentas. Erva adequada especialmente para o preparo de carnes
Orégano	Erva comum para o preparo de molhos com tomate, berinjela e massas, é obrigatória para condimentar pizzas. Popular para uso em aperitivos, na forma seca ou fresca, pode ser empregada também para o preparo de carnes, aves, legumes e ovos
Salsa	No Brasil, é combinada com a cebolinha para dar origem ao cheiro-verde e, na Europa, é empregada seca para o tempero conhecido como ervas finas (*fines erbs*). Pode ter folhas lisas ou frisadas e confere acabamento perfeito a peixes e carnes, bem como purês. Pode ser empregada como hortaliça folhosa para o preparo de saladas ou batida com sucos de frutas
Salsão	Pode ser empregado como hortaliça, para o que se usa o caule, muito aromático e crocante; as folhas, de sabor forte, servem melhor como condimento para molhos e guisados, especialmente para o preparo de carnes
Sálvia	As folhas da sálvia têm sabor forte e muito aromático, que dá excelente resultado em recheios de aves e farofas, mas deve ser empregada com moderação, para não mascarar o sabor dos alimentos

Combinações

Bouquet garni. Expressão francesa já incorporada à culinária de diversos países, consiste na montagem de feixes de ervas para o preparo de molhos e ensopados. Tradicionalmente, as ervas são tomilho, salsa, manjericão e louro. Depois de higienizados, são amarrados com barbante de algodão em maço e colocados nos ensopados e molhos, sendo retirados ao fim.

Ervas de Provence (*herbes de Provence*). Outra expressão de origem francesa, é uma mistura de ervas desidratadas com tomilho, erva-doce, basilicão, lavanda e segurelha, empregada para massas – especialmente pizzas –, vegetais, saladas e receitas com ovos, aves ou pescados; é adicionada ao fim do preparo, no momento de servir.

Ervas finas (*fines herbes*). Mistura de salsa, cerefólio – uma folha de aspecto parecido com a salsa, mas de sabor que lembra o anis –, estragão e cebolinha desidratados, as ervas finas são adequadas para o preparo de saladas, peixes, ovos e molhos para salada e à base de tomate.

Missô. De origem oriental, a pasta de soja fermentada é usada para o preparo de sopas (*missoshiro*), conservas, molhos, grelhados, frituras e para acompanhar vegetais crus e antepastos.

Vinha-d'alhos. Molho composto por suco de limão, vinagre ou vinho, aos quais são acrescentadas diversas ervas e especiarias, bem como bulbos como alho e cebola. Também chamado de marinada, a vinha-d'alhos é empregada para condimentar carnes, que são mergulhadas nesta mistura por 8, 12 ou 24 h sob refrigeração.

Vinagre ou aceto balsâmico. É um vinagre feito com uvas maduras e envelhecido em barris de carvalho; empregado para o preparo de carnes, aves, pescados e para condimentar saladas e queijos.

Glutamato monossódico (GMS). O sal sódico do ácido glutâmico é um produto obtido comercialmente a partir de processos fermentativos de bactérias cultivadas em meios de cultura com fontes de carbono e nitrogênio, a partir de matérias-primas como glicose e ureia ou amônia. Muito rico em sódio, não tem sabor agradável quando puro, mas estimula a percepção do sabor dos alimentos induzindo ao chamado quinto sabor, denominado umami (considerado adicional aos sabores básicos doce, salgado, azedo e amargo). A partir dos anos 2000, cresceram as evidências sobre a existência de receptor específico para o L-glutamato; assim, a combinação das palavras japonesas *umai* (delicioso) e *mi* (sabor), foi empregada para cunhar o termo umami, provocado pelos sais do ácido glutâmico – os glutamatos. A transformação de alimentos proteicos pelo calor ou pela fermentação dá origem à formação desses sais, e o isolamento do glutamato monossódico como aquele de melhor palatabilidade gerou uma patente internacional, ainda em meados do século 20. Por ser um ingrediente comum na culinária oriental, casos de dores de cabeça, agravamento de manifestações de asma e outros sintomas entre consumidores de glutamato monossódico deu origem à expressão síndrome do restaurante chinês na segunda metade dos anos 1900. Mas as divergências entre resultados de estudos conduzidos com doses isoladas de glutamato monossódico comparados com a ingestão do condimento em alimentos fazem com que a associação de seu consumo com efeitos adversos à saúde seja controversa.

Objeto de curiosidade científica, seu uso foi aprovado pela Food and Drug Administration (FDA) dos EUA por não haver evidências científicas conclusivas sobre o risco associado a consumo moderado de glutamato monossódico por humanos. Estudos experimentais com modelos animais não humanos, contudo, indicam que o glutamato monossódico pode induzir lesões no hipotálamo e resistência à ação da leptina, o que tem sugerido mais estudos em humanos para esgotar as dúvidas acerca do eventual efeito do consumo na etiologia da obesidade.

CONSIDERAÇÕES FINAIS

Estimular o domínio de técnicas culinárias simples é uma estratégia para a assistência nutricional e amplia a oferta de alimentos minimamente processados e *in natura* no dia a dia. Executar adequadamente as técnicas de pré-preparo e preparo reduz custos, aumenta a retenção de nutrientes e compostos bioativos nas matrizes alimentares e promove o desenvolvimento de características sensoriais agradáveis. Assim, o nutricionista, por meio da Técnica Dietética e do encantamento com a aproximação do alimento, estabelece um canal de comunicação que favorece sua comunicação sobre alimentação saudável, para diversos públicos.

Capítulo 3

Técnica Dietética Estudada Segundo os Grupos de Alimentos

Objetivos de estudo

- Estudar a dietética por grupos de alimentos
- Identificar as principais características que definem o padrão de identidade e qualidade de ingredientes e preparações
- Compreender as transformações físicas e químicas decorrentes dos processos de pré-preparo e preparo dos alimentos
- Exercitar o desenvolvimento de fichas técnicas de preparações
- Identificar a adequação de diferentes preparações para a elaboração de cardápios.

INTRODUÇÃO

Na área de dietética, os profissionais devem, com certa frequência, consultar a atos regulatórios sobre legislação de alimentos, seja para a correta identificação do alimento ou para atualização de procedimentos relacionados com segurança sanitária, procedimentos operacionais e políticas públicas.

Para aliar os conhecimentos referentes à estrutura dos alimentos e sua adequação aos processos de seleção e preparo, o estudo dos alimentos por grupos proposto neste capítulo considera as orientações da Agência Nacional de Vigilância Sanitária (Anvisa), do Ministério da Saúde do Brasil. Para conhecer eventuais disposições legais das diferentes regiões administrativas do país, é importante que o nutricionista considere a legislação de estados e municípios, que, em conjunto com os ministérios da agricultura, pecuária e abastecimento, compõem, com o da saúde, o Sistema Nacional de Vigilância Sanitária.

As atividades propostas neste livro, para cada grupo de alimentos, podem dar origem a relatórios em que os autores apresentam e discutem os resultados das observações. Sempre que possível, será produzida uma ficha técnica da preparação (FTP, ou receita padrão) para exercitar a aplicação dos indicadores de rendimento empregados para o planejamento de compras e cálculo dietético: fator de correção (FC), fator de cocção ou índice de conversão (FCc ou IC) serão os mais usados. Sugere-se que o porcionamento dos alimentos seja registrado por fotografia com um modelo de referência de tamanho, como uma caixa de fósforos, posicionado ao lado do alimento: este recurso confere noção de escala e facilita a identificação das dimensões da porção.

Como porcionar alimentos e receitas culinárias? A estimativa de rendimento em porções pode ser feita por diversos critérios: custo do alimento, número de pessoas a servir com uma receita, e até o tamanho do utensílio em que o alimento será servido. Se nenhuma dessas restrições for aplicável, o critério nutricional define o porcionamento, por meio de dois métodos descritos a seguir.

Por equivalente energético do ingrediente principal. A maneira mais simples para o porcionamento de uma receita culinária considera como referência o valor de energia pretendido para cada porção; assim, basta dividir o valor energético total (VET) da preparação pela quantidade de energia programada para uma porção. Como as densidades energéticas dos alimentos variam muito, o Apêndice 5 traz uma proposta de porcionamento, construída a partir da adaptação das Diretrizes Alimentares de Harvard para as práticas alimentares brasileiras, e emprega os grupos alimentares que devem integrar o repertório de escolhas em um dia; essa distribuição apresenta, ainda, equivalentes energéticos de cada um dos grupos alimentares. Assim, o nutricionista pode adotar o equivalente energético referente ao grupo alimentar do ingrediente prevalente na receita culinária.

Para exemplificar a aplicação do equivalente energético do ingrediente principal, suponha a seguinte receita culinária de omelete:

Meta (valor de referência pretendido em uma porção) – 140 kcal (um equivalente energético do grupo aves, pescados e ovos)

Alimento	**Peso líquido (g)**	**Energia (kcal)**
Ovo de galinha	200	286
Queijo minas	60	158,4
Óleo de milho	5	44,2
Total	**265**	**488,40**

O rendimento será:
488,4 kcal (VET da preparação) ÷ 140 (equivalente energético do grupo relativo ao ingrediente principal da receita) = 3,49 porções, com 140 kcal cada porção.
O peso de cada porção, neste caso, será dado pelo peso cozido total dividido por 3,49 porções.

Por equivalente energético de cada ingrediente. Neste método, são consideradas as contribuições energéticas de cada ingrediente em uma porção do alimento, de acordo com o seu grupo alimentar. Assim, suponha que o nutricionista, ao formular a receita culinária mostrada no boxe anterior, pretenda que toda a receita sirva a 2 pessoas, portanto, resulte em 2 porções.

Considerando os equivalentes energéticos correspondentes aos grupos alimentares:

- Ovos: 140 kcal por porção
- Queijos: 80 kcal por porção
- Óleos: 40 kcal por porção.

A receita toda rendeu uma omelete a ser dividida por duas pessoas.

Alimento	**PL (g)**	**Energia (kcal)**	**Equivalentes energéticos correspondente***	**Número de equivalentes energéticos em uma porção****
Ovo de galinha	200	286	140	1,02
Queijo minas	60	158,4	80	0,99
Óleo de milho	5	44,2	40	0,55
Total	**265**	**488,40**		

PL: peso líquido. *Segundo o grupo alimentar ao qual pertence cada ingrediente; neste caso, os grupos aves, pescados e ovos; queijos; óleos e gorduras; **energia ÷ equivalente energético ÷ número de porções.

Assim, cada porção de omelete fornecerá:

- 1,02 equivalente energético (ou porção) do grupo de aves, pescados e ovos
- 0,99 equivalente energético (ou porção) do grupo de queijos
- 0,55 equivalente energético (ou porção) do grupo de óleos e gorduras.

Nesse caso, o peso de cada porção será dado pela divisão do peso cozido total por 2. Este método de porcionamento é adequado quando o nutricionista precisa servir porções com peso ou tamanho predeterminados.

A avaliação do dia alimentar por grupos de alimentos é uma estratégia para o aconselhamento nutricional, à medida que traduz as complexas recomendações nutricionais. Uma abordagem com informações sobre nutrientes e energia nas ações de educação alimentar e nutricional empobrece a potencialidade da aproximação com o alimento. A variedade da dieta por grupos facilita a comunicação e amplia as possibilidades de compreensão do construto de uma alimentação adequada e saudável, ao se valer do encantamento que o contato com alimentos e receitas proporciona.

A estimativa de porcionamento segundo o equivalente energético de cada ingrediente torna possível que o nutricionista planeje cotas compatíveis com a recomendação de energia para cada indivíduo. A presença dos diferentes grupos alimentares no dia facilita a substituição de alimentos de um mesmo grupo e amplia a chance de exposição a uma gama variada de nutrientes, evitando carências nutricionais e riscos com excesso de ingestão.

CEREAIS

Arroz e outros cereais

Os cereais aportam grande parte da energia e da proteína disponíveis para a humanidade. Em países pobres, os cereais chegam a fornecer até 3/4 das calorias da dieta, seja na forma de grãos (arroz, trigo, milho) ou como farinhas ou flocos (mais comum para o consumo de trigo, milho, cevada e aveia).

Quando os cereais são consumidos de modo regular e frequente, sobretudo na forma de grãos e farinhas refinadas, pode haver restrição da oferta de micronutrientes e o aparecimento de problemas nutricionais endêmicos, como constatado em populações que consumiam milho como alimento básico e desenvolveram pelagra, manifestação carencial da deficiência de niacina na dieta. No Brasil, nos anos 2000 houve o ressurgimento de beribéri no estado do Maranhão. Essa doença carencial é decorrente da falta de tiamina na alimentação, e desafiou as equipes de saúde até que o diagnóstico pudesse ser confirmado.

Pericarpo
Estrutura que recobre o endosperma do grão, constituída de várias camadas, rica em fibra alimentar.

Gérmen
Estrutura que representa a parte germinativa do grão dos cereais. Rico em proteínas diferenciadas de mais alto valor biológico, o gérmen contém grandes concentrações de lipídios, o que contribui para sua rápida deterioração e justifica o uso de refrigeração para ser conservado.

Leucoplastos
Organelas presentes nas células vegetais para a reserva energética na forma de carboidratos. Por este motivo, são organelas sem pigmentação. A forma de deposição do amido nos leucoplastos é típica de cada vegetal e pode ser usada para sua identificação.

Ácido graxo
Ácido carboxílico com cadeias curtas (4 a 6 carbonos), médias ou longas (18 ou mais carbonos) e graus variados de insaturação. Principal componente das gorduras alimentares na forma esterificada ao glicerol, como triacilglicerol.

Condições edafoclimáticas
Condições associadas ao clima – índice pluviométrico, temperatura, insolação, regime de ventos, altitude – e ao solo – argiloso, arenoso, humífero, estado de alcalinidade ou acidez.

Entre as características que justificam a expressiva participação desse grupo de alimentos em diferentes países, estão: a facilidade para o preparo, o bom tempo de armazenamento, o baixo teor de umidade e a remoção da aleurona – que diminui grande parte do teor original de vitaminas, sais minerais, gordura e proteínas (estas, em menor proporção), condições que desfavorecem o desenvolvimento de fungos e bolores.

A análise da estrutura de um grão viabiliza a identificação de três elementos comuns à maior parte dos cereais: **pericarpo**, endosperma e **gérmen**. No endosperma, que contém proteína em menor quantidade do que os outros 2 componentes, está a maior fração de amido dos cereais, e a forma de sua deposição nos **leucoplastos** possibilita o reconhecimento do grão original.

A aleurona (ou testa) diferencia o arroz integral do polido.

Por meio da ação de equipamentos de rolamento, remove-se a aleurona para a produção do farelo de arroz e do grão polido, que se conserva por mais tempo do que o integral. No gérmen estão concentradas as gorduras do cereal, motivo pelo qual sua deterioração é rápida – a rancificação dos **ácidos graxos** altamente insaturados pode ser contornada por aquecimento para estabilização e aumento da vida de prateleira do farelo.

O gérmen, por representar a fração germinativa do grão, contém também grande quantidade de proteína e de vitaminas do complexo B. A Figura 3.1 traz uma ilustração esquemática de um grão de cereal, com indicação dessas estruturas.

A boa capacidade de adaptação dos cereais a diversas condições de clima e solo, conhecidas como **condições edafoclimáticas**, contribui para sua disseminação em diversas partes do globo e é mais uma justificativa

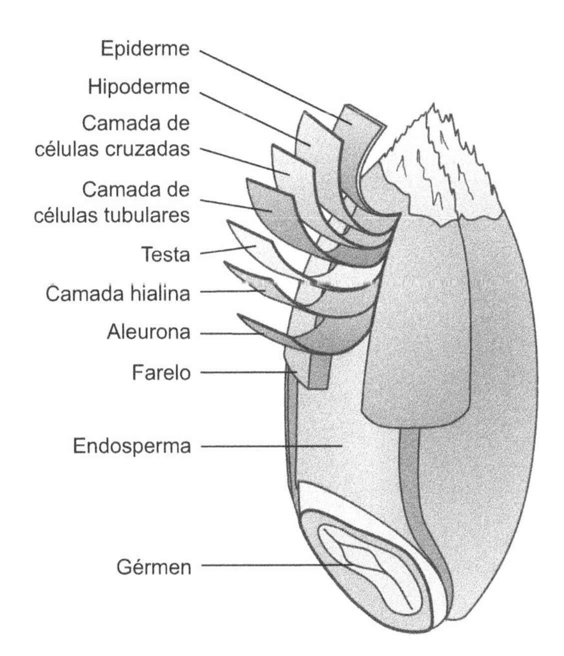

Figura 3.1 Ilustração esquemática de um grão de cereal, com indicação das principais estruturas.

para o seu amplo consumo. Finalmente, os cereais apresentam grande versatilidade de uso: na forma de grãos ou de farinhas, dão origem a diversas preparações doces ou salgadas.

Dentre os cereais mais consumidos no Brasil, destaca-se o arroz (*Oriza sativa* L.) que, em combinação com os feijões, compõe uma mistura alimentar muito popular. A combinação de 2 partes de arroz e 1 parte de feijão, dada a proporção de proteína desses grãos e sua composição em aminoácidos, proporciona uma mistura proteica de bom valor biológico. Isso ocorre porque a maior parte dos cereais é deficiente em lisina, e a maior parte das leguminosas, deficiente em metionina, ambos aminoácidos indispensáveis para a nutrição humana. As quantidades de lisina nas leguminosas e de metionina nos cereais faz com que a combinação desses grãos seja de grande interesse nutricional. Exercite o cálculo do escore químico de aminoácidos realizando a Atividade 3.1.

Os cereais constituem ingrediente para diversas preparações de uso matinal na forma de flocos ou grãos pré-cozidos, para incorporação instantânea a misturas com leite ou frutas, tendo grande apelo comercial em função de sua praticidade. Os diferentes modos de processamento, contudo, resultam em produtos com maior ou menor retenção de nutrientes – o nutricionista deve priorizar nos cardápios os cereais instantâneos não adoçados e que mantenham as estruturas do grão integral – aleurona e, se possível, gérmen.

Entre as farinhas, a de trigo é a mais consumida, especialmente aquela produzida a partir do grão polido, conhecida como farinha branca. A farinha integral contém, ainda, aleurona e gérmen, além do endosperma e, portanto, apresenta mais gordura, proteína e fibra alimentar.

Farinhas de cereais como o trigo e o milho são empregadas por muitos países como veículo de micronutrientes em programas de fortificação; no Brasil, são fortificadas com ferro e ácido fólico. A farinha de milho e o fubá são muito empregadas para o preparo de sopas e polentas.

Atividade 3.1 Cálculo do escore químico de aminoácidos (EQAA).

Algumas misturas vegetais são de interesse para o nutricionista. Com base nos conhecimentos sobre EQAA, calcule-o para as misturas a seguir e diga qual delas apresenta melhor perfil de aminoácidos para compor a refeição de um escolar de 6 anos de idade:

- Mistura 1: macarrão com ovos (400 g) e grãos de soja (100 g)
- Mistura 2: pão preparado com farinha de trigo integral (100 g), farinha de trigo comum (100 g) e farinha de soja (50 g). ■

Pré-preparo

A etapa de seleção dos grãos visa eliminar, por meio da inspeção visual, eventuais sujidades, palhas ou cascas remanescentes do processo de descasque, bem como grãos defeituosos ou quebrados. Para o preparo de arroz, a higienização com água em abundância é recomendada para a eliminação de defensivos eventualmente presentes e de partículas de amido produzidas no refino, que podem comprometer a cocção por provocarem gelatinização excessiva, e interferir na consistência do arroz. O arroz não deve permanecer em contato com a água por muito tempo, a fim de se evitar a hidratação precoce do grão, que resulta em um alimento excessivamente macio após o preparo. Essa característica, contudo, é desejável para o preparo de arroz a ser empregado em receitas da cozinha japonesa ou italiana: nesse caso, a imersão em água é uma das etapas do pré-preparo – o resultado é uma gelatinização mais simples e rápida na etapa de preparo, característica desejável para a produção de preparações como sushis e temakis, na cozinha japonesa, ou do tradicional risoto italiano.

Cocção

Dextrinização
Uso do calor seco para tratar o amido promove diminuição da quantidade de amilose – fração linear do amido – e aumento da amilopectina – fração ramificada. Quando gelatinizados, amidos tratados por dextrinização resultam em produtos viscosos, mas que resistem à formação do gel.

A etapa de cocção de grãos de arroz tem início com a **dextrinização** dos grãos polidos: após a seleção e higienização no pré-preparo, os grãos são misturados a óleo vegetal preaquecido e mexidos constantemente para perfeita distribuição do calor em volta dos grãos. Em calor seco, o amido da porção externa do endosperma transforma-se com o aumento do teor de amilopectina; assim, quando da adição de água para a cocção, não ocorre gelatinização excessiva da camada externa – que se inicia próximo de 60 a 80°C –, produzindo-se uma preparação na qual os grãos apresentam-se soltos. Esse é um atributo de qualidade para a aceitação do arroz produzido no Brasil.

A cocção continua sem necessidade de misturar os grãos até o momento da gelatinização final, com a evaporação da água. Outros tipos de grãos que podem ser processados da mesma maneira são o arbóreo, o jasmine e o integral. O preparo de arroz parboilizado dispensa dextrinização, uma vez que o tratamento de parboilização já modificou o amido externo do endosperma; por esse motivo, esse arroz resulta em uma preparação de grãos soltos, mais escuros e firmes. Para a cocção do arbóreo empregam-se movimentos constantes a cada adição de água ou caldos – preferidos na culinária italiana –, para se alcançar máxima gelatinização dos grãos e uma preparação viscosa. Pela presença da aleurona, os grãos integrais exigem maior tempo de cocção para a perfeita hidratação e gelatinização do endosperma.

Os tipos de grãos de arroz mais comuns podem ser classificados quanto ao estágio de refino ou variedade agronômica. Considerando as diferentes formas de processamento do arroz comum, ele pode ser empregado em uma das 3 apresentações a seguir.

Polido. Grão do qual se removeu a camada de aleurona por abrasão; de gelatinização fácil, exige dextrinização da camada externa do endosperma que, modificada, evita o amolecimento excessivo do grão para se obterem grãos soltos; por ser de estrutura mais frágil, é adequado para acompanhar preparações nas quais seja necessário incorporar molhos, como feijoada e estrogonofe.

Integral. A aleurona não dispensa a gelatinização, mas oferece resistência à absorção de água pelo endosperma, exigindo maior tempo de cocção; a preparação final resulta em grãos mais firmes à mastigação e que não incorporam molhos e caldos com a mesma facilidade que o polido.

Parboilizado. Antes do polimento, o grão é tratado termicamente e o endosperma modifica-se, incorporando parte dos nutrientes e pigmentos da aleurona e tornando-o resistente à gelatinização; o resultado é uma preparação bege, com grãos sempre soltos mesmo que a dextrinização em óleo seja suprimida.

Grãos de arroz de diferentes variedades agronômicas são o arbóreo, adequado para o preparo de risotos; o cateto, mais parecido com grãos de arroz integral; o selvagem, grãos muito finos e com pericarpo negro; ou o jasmine ou basmati, aromático, empregado na culinária tailandesa.

Cereais pré-cozidos, como flocos de milho e aveia, são produtos de preparo rápido e simples; por isso envolvem menor gasto de energia e podem ser preparados por profissionais com pouca experiência. São exemplos a farinha de milho flocada ou a aveia em flocos. Na culinária libanesa, flocos de milho são empregados para o preparo do *couscous*: produtos pré-gelatinizados são adicionados à água quente e mantidos por 5 min fora do fogo; depois desse tempo, estão prontos para a incorporação de carnes, nozes, amêndoas e condimentos.

Cereais integrais. O consumo de 3 ou mais porções de cereais integrais ao dia é uma das estratégias alimentares associadas à prevenção de doenças crônicas, especialmente cardiovasculares. A introdução de cereais integrais nos cardápios brasileiros ganhou força desde os anos 1990, embora ainda enfrente alguma resistência por parte de consumidores historicamente habituados aos cereais refinados, especialmente arroz polido e pães elaborados com farinha de trigo branca. A seleção de grãos íntegros, sem sinais de desenvolvimento de fungos, que estejam soltos na embalagem e sem umidade visível não está dispensada mesmo dentro do prazo de validade, uma vez que a deterioração de grãos integrais é facilitada pelo mais alto conteúdo de nutrientes quando comparados aos similares refinados.

A aleurona que cobre o endosperma traz algumas características para a seleção e o preparo dos alimentos, como as listadas a seguir:

- Aumento do tempo de cocção: a gelatinização do endosperma depende da hidratação do amido; a aleurona representa uma barreira natural à entrada da água de cocção; assim, há aumento do tempo de cozimento
- Maior resistência ao corte: a mastigação de alimentos produzidos com cereais integrais é mais exigida para rompimento das estruturas celulósicas
- Maior perecibilidade: a presença de mais nutrientes contribui para o menor prazo de vida útil (vida de prateleira) de cereais integrais; a programação de compras deve prever lotes menores do que aqueles de alimentos refinados, que duram mais tempo

- Menor aglutinação de grãos por gelatinização: esse é um fenômeno tipicamente observado no preparo do arroz; coberto pela aleurona, a gelatinização do amido presente no endosperma evita a agregação dos grãos e o alimento fica mais solto
- Necessidade de adaptação dos processos de panificação, com maior demanda de sovas e de fontes de agentes de crescimento: na produção de massas panificáveis, o batimento requer mais energia pela presença da fibra alimentar; cotas extras de fermento químico ou biológico são necessárias para maior produção de CO_2, bem como maior tempo de levedação (quando do uso do fermento biológico).

Uso da pressão para o preparo de arroz. Alimentos de textura delicada como os cereais podem ser preparados em cocção sob pressão com o objetivo de diminuir o tempo de cozimento e o consumo de combustível. Após o pré-preparo convencional do grão polido, parboilizado ou integral, os grãos são levados à **cocção sob pressão**; ao início da eliminação de vapor pela válvula, deve-se manter o calor por 15 s para o arroz polido e parboilizado, ou por 5 min, para o arroz integral; o utensílio só deve ser aberto depois de 15 ou 20 min e com total eliminação do vapor, quando os grãos estarão soltos e perfeitamente cozidos. Esse recurso é interessante para o trabalho do nutricionista em todas as áreas de produção de refeições, mas é especialmente indicado para orientar as ações de educação nutricional e alimentar em comunidades de baixo poder aquisitivo, para otimizar o uso do gás de cozinha no preparo das refeições.

Cocção sob pressão
Com equipamentos de fechamento adequado e válvulas de segurança para escape controlado do vapor, a cocção sob pressão serve-se do aumento da temperatura da água em ebulição, que passa de 100°C – como ocorre sob pressão atmosférica – para até 120°C.

Adequação do tipo de grão às características do cardápio. A escolha do tipo do grão de arroz considera não apenas o seu valor nutritivo, mas também a harmonização de sua aparência, textura e sabor com o cardápio, o que influi na aceitação da refeição por parte do consumidor final. Por suas características sensoriais, grãos de textura mais firme, como o arroz integral e o parboilizado, adaptam-se melhor às preparações secas, como cortes de carne sem molho, misturas vegetais como o *ratatouille* e uma diversidade de outras opções. Já em algumas poucas situações nas quais a tradição culinária sedimentou um padrão de identidade para preparações, como é o caso do estrogonofe e dos risotos clássicos, o uso do arroz polido, a despeito do seu menor valor nutritivo, é mais aceito por fornecer grãos em que a gelatinização prevalece. O polimento contribui para que o arroz pronto, mais macio, favoreça os aspectos sensoriais típicos de preparações úmidas, incorporando melhor o molho e os caldos empregados no preparo. O mesmo cuidado deve ser dedicado ao arroz empregado na culinária oriental: o uso de arroz dextrinizado ou integral dificulta a produção de preparações que exigem aderência dos grãos.

Exercite as técnicas de pré-preparo e preparo de cereais executando a Atividade 3.2.

Atividade 3.2 Preparação básica de cereais: rendimento e adequação ao cardápio.

Cada grupo deverá realizar as preparações a seguir, com vistas a confeccionar a receita padrão, observando, além dos itens de rotina, a quantidade de água usada e comparando os três tipos de grãos quanto às suas características sensoriais.

Arroz polido

- Ingredientes:
  - 100 g de arroz polido
  - 2 g de óleo
  - 1/4 de cebola
  - 1 dente de alho
  - 0,7 g de sal (0,7% do peso líquido do arroz)
- Modo de preparo:
  - Escolha e lave o arroz; pique a cebola e amasse o alho, refogando-os no óleo não muito quente; adicione o arroz, mexa com colher de altileno até começar a aderir ao fundo da panela, para dextrinização uniforme dos grãos. Cubra com água fervente (2:1, água:arroz, v:v), adicione sal, misture, tampe e baixe o fogo, deixando cozer até que a água quase seque. Neste momento, desligue o fogo e deixe a tampa da panela entreaberta.

Arroz parboilizado

- Ingredientes:
  - Idem receita 1 (da mesma receita do arroz polido)
- Modo de preparo:
  - Proceda como descrito em arroz polido, apenas suprimindo a fase de dextrinização do arroz: ao colocá-lo na panela, já adicione água e sal e conduza o preparo como descrito anteriormente.

Arroz integral

- Ingredientes:
  - Idem receita 1 (da mesma receita do arroz polido)
- Modo de preparo:
  - Proceda como descrito na receita do arroz polido, apenas usando panela de pressão e adicionando 2,5 vezes o volume do arroz em água, deixando cozinhar em fogo baixo por 20 min.

Quinoa

- Ingredientes:
  - Idem receita 1 (da mesma receita do arroz polido)
- Modo de preparo:
  - Proceda como descrito na receita do arroz polido, suprimindo a fase de dextrinização: ao colocar a quinoa na panela, adicione água e sal e conduza o preparo como descrito, mas por 3 a 5 min apenas.

Preencha a Tabela 3.1 com os dados obtidos nos ensaios com cada um desses 4 grãos.

Tabela 3.1 Rendimento dos cereais.

Cereal	Peso líquido (g)	Peso cozido (g)	Índice de conversão (IC) ou fator de cocção (FCC)	Rendimento (colher sopa nivelada)	Tempo (min)
Arroz polido					
Arroz parboilizado					
Arroz integral					
Quinoa					

Relatório

Apresente uma receita padrão acompanhada da Tabela 3.1, anotada no verso. ■

Formação do glúten

O glúten é uma estrutura resultante da manipulação de farinhas de cereais como o trigo e água, e está presente também na aveia, na cevada, no triticale e no centeio. Para ser considerado fonte de glúten, um cereal deve conter **glutenina e gliadina**, 2 classes de proteínas combinadas pela manipulação. Esse é o processo típico para a produção de massas de panificação, e o glúten fornece a estrutura tridimensional que dá volume e textura à massa. Em massas de pastelaria e para massas de macarrão, o glúten confere resistência, mas seu crescimento é inibido empregando-se pouca manipulação ou recursos adicionais, como a adição de gordura. Assim são obtidos produtos firmes e com mínimo crescimento da massa.

Glutenina e gliadina
Proteínas do trigo; a estrutura monomérica da gliadina é responsável pela viscosidade observada nas massas panificáveis, enquanto a glutenina, de aspecto polimérico e rica em pontes dissulfeto, responde pela elasticidade. A combinação desses efeitos determina o sucesso para o preparo de pães. Em outros cereais, como o centeio, a cevada e a aveia, quantidades modestas dessas proteínas não resultam em produção satisfatória de glúten.

Cereais como arroz, milho e quinoa não são fontes de glúten, e podem ser empregados em preparações para portadores de doença celíaca, condição de inflamação intestinal crônica que se caracteriza por intensa intolerância a proteínas do glúten e que impede o consumo de produtos panificáveis preparados com outros cereais, especialmente o trigo – maior fonte natural de gliadina e glutenina da dieta. Cereais como cevada, centeio, aveia e triticale também devem ser evitados por intolerantes ao glúten. A intolerância ao glúten pode ser leve, conhecida como sensibilidade não celíaca, ou grave, característica da doença celíaca.

Para a panificação, o uso de farinhas com alto teor de glúten é adequado para a obtenção de pães de bom volume. A qualidade da manipulação é outro fator importante para a formação do glúten e pode ser avaliada pela distribuição das células formadas após o assamento por ação dos agentes de crescimento, notadamente o gás carbônico e o vapor de água, mas também pelo ar quente. Para conhecer mais sobre a estrutura do glúten, execute a Atividade 3.3.

Essas células devem apresentar tamanhos regulares e distribuição uniforme, para a obtenção de um produto com boas características sensoriais de aparência e textura.

Se o destino da farinha é o preparo de produtos de confeitaria como bolos, com estrutura mais delicada, farinhas mistas – de trigo combinado a um tubérculo, por exemplo –, podem resultar em produtos suaves e de textura macia. Nesse caso, o uso de farinhas com alto teor de glúten não resulta em vantagem. As misturas de farinha de trigo com fécula de batata, ou de farinha de trigo com amido de milho ou creme de arroz, são clássicas em receitas para o preparo de bolos e panquecas, leves e macios. A combinação do trigo com tubérculos ou com outros cereais sem glúten é empregada também para pastelaria e para o preparo de pães mais tenros. Os pães de cará, de mandioquinha e de batata são exemplos dessa combinação. Já as misturas de trigo com farinha de soja ou de outras leguminosas podem ser empregadas para o preparo de bolos e pães para o fornecimento de proteínas de bom valor biológico, dada a combinação dos aminoácidos que mesclas de vegetais desses grãos proporcionam.

Atividade 3.3 Avaliação do teor e da qualidade de glúten.

1. Pese 100 g de farinha para uso geral (farinha "A") e 100 g de farinha com alto teor de glúten (farinha "B")
2. Em bacias plásticas diferentes e identificadas, coloque a farinha e acrescente água aos poucos (aproximadamente 60 mℓ) até formar massa consistente; tenha cuidado em não exceder a quantidade de água – farinhas com menor teor de glúten podem exigir menos água
3. Sove a massa com energia, por 5 min; deixe-a imersa em água, por 5 min
4. Após o tempo de imersão em água, leve a massa para um recipiente com 3 a 5 ℓ de água, e manipule-a com movimentos suaves e constantes visando à eliminação do amido; são necessárias algumas trocas de água para a solução não se saturar. Faça isso até a massa tornar-se escura e elástica, sem desprendimento de amido (a água deve estar translúcida). Recolha e reúna porções de massa que possam se desprender para a melhor estimativa do glúten, que se apresenta como massa com tom cinza, de volume pequeno – cerca de 1/3 do volume da massa original – e bastante elástica
5. Pese as amostras e leve-as para assar em papel manteiga identificado, a 180°C, em forno preaquecido
6. Depois de assado, determine o volume do glúten por meio do **método do deslocamento**.

Método do deslocamento
Técnica simples para a estimativa de volume de alimentos de dimensões irregulares, o que dificulta a aplicação dos meios matemáticos para estimativa de volume derivado das medidas de altura, largura e profundidade.

Teste | Estimativa de volume pelo método do deslocamento (Figura 3.2)

Pode-se avaliar a eficiência das formulações alimentares quanto ao crescimento – análise de utilidade para produtos panificáveis – por meio da medida do volume final.

Para a realização do método do deslocamento, deve-se:

- Completar um recipiente perfeitamente seco com grãos de alpiste – ou outro grão de cobertura lisa, com pouco atrito – sem compactar e cuidando para nivelar perfeitamente com uma espátula no nível das bordas do recipiente

- Em outro recipiente igual ao anterior e vazio, colocar o produto assado
- Transferir os grãos de alpiste do primeiro para o segundo recipiente, quanto baste para completá-lo, com os mesmos cuidados para o nivelamento e evitando a compactação
- Medir, em um instrumento de precisão como uma proveta, o volume de alpiste que restou no primeiro recipiente; este valor corresponde ao volume ocupado pelo produto assado.

É importante não compactar o material usado para aferição do volume e preencher o utensílio de medida até a borda!

Teste | Avaliação da distribuição das células de gás

Após esfriar o glúten obtido na atividade anterior, parta cuidadosamente a bola ao meio com uma faca serrilhada e observe a distribuição das células de gás formadas. Quando bem preparada, a estrutura do glúten deve apresentar células de tamanho regular e distribuição homogênea. Nessas condições, os produtos panificáveis produzidos com a mesma farinha empregando-se técnica adequada para a sova e a levedação devem apresentar qualidade superior.

Na Tabela 3.2, preencha os itens para análise do glúten de duas farinhas de trigo.

Relatório

Apresente a tabela e, segundo os dados obtidos em aula, diga qual das duas farinhas (A ou B) é mais adequada para o preparo de pães e qual é mais adequada para o preparo de bolos. Justifique a resposta. ■

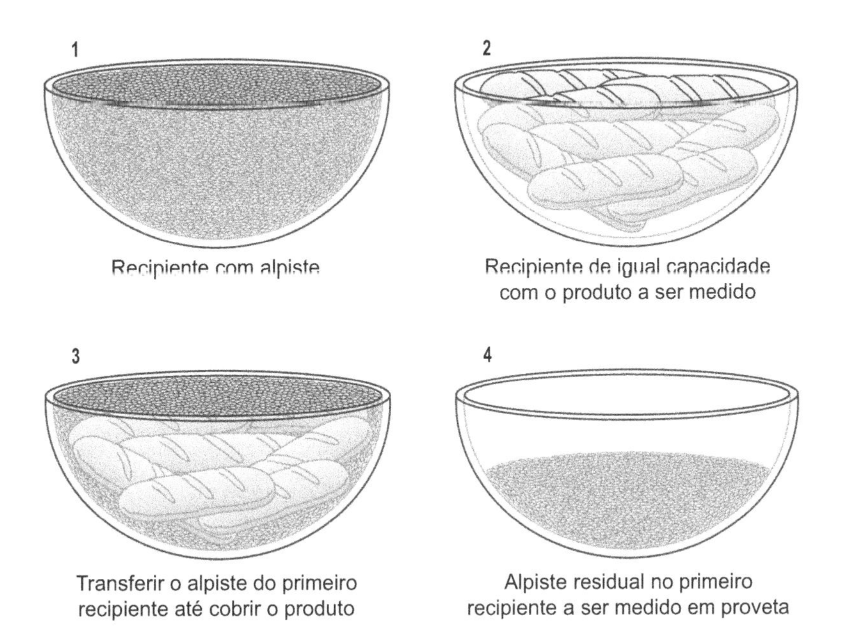

Figura 3.2 Esquema ilustrativo da aplicação do método do deslocamento para estimativa de volume de produtos alimentares.

Tabela 3.2 Análise do glúten de duas farinhas de trigo.

	Peso	Glúten	Glúten assado		
Farinha	Farinha (g)	Peso cru (g)	Peso (g)	Volume (cm³)	Formação de bolhas*
A					
B					

*Regulares ou irregulares; pequenas ou grandes.

Massas de pastelaria

Dando sequência ao item *Cereais*, será estudada a manipulação da farinha de trigo para o preparo de massas de pastelaria, a segunda principal forma de consumo dessa farinha, precedida pelo pão.

O preparo de massas para pastelaria diminui consideravelmente o conteúdo de micronutrientes termolábeis – especialmente as vitaminas do complexo B, pela gravidade do tratamento térmico empregado: cozimento de massas de macarrão, frituras de pastelaria, elevado calor para assar as massas de forno. A quantidade de macronutrientes e energia sofre menor alteração.

A formação do glúten para pastelaria deve ser controlada, a fim de produzir preparações macias e crocantes, o que se obtém com a hidratação apenas suficiente para o preparo da massa, pouca manipulação, e com a adição de gordura. Apesar da necessidade desse controle, o trigo mais indicado para massas do tipo macarrão é o **trigo *durum***, capaz de dar origem a massas com elevado teor de glúten. Massas preparadas com grãos de trigo mole ou macio, classificados dessa maneira por conterem menos glúten, resultam em misturas gelatinosas e não ficam *al dente*, consistência adequada para receber molhos variados e proporcionar melhores atributos para a degustação. A Atividade 3.4 ilustra o comportamento do glúten em diferentes tipos de massas para pastelaria.

Trigo *durum*
Um dos 5 tipos de trigo pela classificação adotada no Brasil, o trigo *durum* é da espécie *Triticum durum* L., indicado para o preparo de massas do tipo macarrão. Os outros 4 são trigo brando, trigo pão, trigo melhorador e o trigo para outros usos, todos da espécie *Triticum aestivum* L.

Atividade 3.4 Comportamento do trigo e do glúten para massas de pastelaria.

Objetivos

- Exercitar a manipulação da farinha para massas de pastelaria
- Identificar as particularidades dos diferentes tipos de massas para pastelaria
- Avaliar a porcentagem de óleo incorporada ao alimento em frituras.

Cada grupo de estudantes deverá elaborar uma receita padrão (ou FTP) e observar a taxa de absorção de óleo. A quantidade absorvida deve ser considerada para o cálculo dietético. Inclua como peso bruto o total de óleo empregado para a fritura – na coluna medidas caseiras e para a análise de custo; considere como peso líquido a quantidade absorvida pela preparação durante a fritura, a ser empregada para o cálculo dietético. O FC resultante, embora elevado, pode ser compensado com a reutilização do óleo, desde que apresente qualidades físico-química e sanitária adequadas. Esse assunto é mais bem abordado no Capítulo 2.

Risoles

- Ingredientes para a massa:
  - 1 copo de leite integral reconstituído (diluição de leite em pó a 15%)
  - 1 copo de farinha de trigo
  - 1 colher sopa de óleo ou manteiga
  - 1 g de sal
- Ingredientes para o recheio e fritura:
  - ¼ de cebola média (aprox. 25 g)
  - 1 dente de alho
  - 100 g de patinho bovino moído
  - 0,8% de sal
  - Óleo vegetal qsp*
- Modo de preparo:
  - Massa: leve ao fogo o leite, o óleo ou manteiga e o sal até a fervura; retire do fogo e junte a farinha peneirada; mexa vigorosamente e retorne ao fogo, sempre mexendo até que a massa desprenda do fundo da panela; deixe esfriar.

    Abra a massa com o rolo de massas; corte em rodelas de aproximadamente 10 cm de diâmetro, coloque um pouco do recheio, dobre ao meio fechando bem as bordas; passe em ovos batidos e em farinha de rosca; frite em óleo a 180°C
- Recheio: refogue a cebola picadinha e o alho amassado em 2 g de óleo. Refogue a carne bovina e adicione sal, mexendo sempre até que cozinhe.

Nota: para esse tipo de preparação, os cortes bovinos de quarto traseiro são os mais indicados, como patinho ou coxão.

Massas para frituras (pastéis)

- Ingredientes para a massa:
  - 150 g de farinha de trigo
  - 10 g de óleo de milho ou manteiga
  - 30 mℓ de leite integral reconstituído (diluição a 15%)
  - 0,75% de sal
- Modo de preparo:
  - Massa: coloque a farinha sobre um tampo de granito previamente higienizado e faça uma cavidade no centro; coloque nesta cavidade o leite, o óleo ou manteiga amassada com um garfo e 0,75% de sal (cerca de 1,1 g); trabalhe a mistura com as mãos até obter massa homogênea.

*qsp: quantidade suficiente para o preparo. Para alguns ingredientes, como o óleo empregado para fritura, a quantidade necessária para o preparo varia de acordo com as dimensões do utensílio e outros aspectos operacionais. Nessas situações não está dispensada a pesagem criteriosa do alimento tal como é adquirido (PB) e da fração destinada ao consumo (PL), empregados para a estimativa de custo e cálculo dietético, respectivamente.

Abra com um rolo de massas, corte em círculos de aproximadamente 10 cm, coloque o recheio (ver receita da preparação anterior), feche muito bem as bordas com os dedos e frite em óleo a 180°C.

Massa para macarrão

- Ingredientes:
  - 150 g de farinha de trigo *durum*
  - 1 ovo
  - 2% de sal
- Modo de preparo:
  - Prepare uma salmoura, com meio copo de água e aproximadamente 2% de sal (3 g). Misture a farinha peneirada com o ovo e coloque a salmoura aos poucos, apenas para deixar a massa úmida e permitir a mistura (portanto, pode não ser preciso usar toda a salmoura). Deixe a massa descansar por 30 min e abra com o rolo de massa, deixando-a o mais fina possível. Corte em tiras (ou do formato que preferir) e deixe secar em temperatura ambiente por 24 h.

O importante na incorporação de ovos e farinha é produzir massa uniforme, sem ser pegajosa ou seca, e sem sovar. Colocar a farinha sobre uma bancada e abrir um buraco para receber os demais ingredientes costuma auxiliar o processo.

O uso do cilindro de massas é um recurso interessante, e deve receber pequenas quantidades de massa. A cada passagem pelo cilindro, dobre a massa sobre si mesma e passe novamente, repetindo o processo 2 a 4 vezes. Em seguida, corte no formato desejado

Relatório

Apresente a receita padrão de uma das preparações.

Inclua informação adicional sobre a taxa de absorção de óleo, em g de óleo por 100 g de alimento (g/100 g).

Exercício de pesquisa

Qual o efeito da gordura sobre o preparo de massas? ■

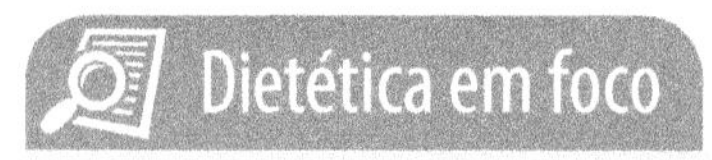

Modelos de massas e cortes

Há muita criatividade no corte de massas do tipo macarrão, e o mercado eventualmente apresenta novidades curiosas. O desenvolvimento dos cortes clássicos conhecidos no mundo todo tem como objetivo aprimorar a capacidade de retenção de molho das massas e, ao mesmo tempo, melhorar a combinação de ambos a cada bocado que deve se acomodar perfeitamente no talher – preferencialmente o garfo de mesa. Os cortes tradicionais reúnem reconhecida habilidade

(*continua*)

para facilitar a obtenção de quantidades proporcionais de ambos os componentes dos pratos de origem italiana – massa e molho. Alguns desses cortes são: *spaghetti*, *fusilli*, *farfalle*, *tagliarini*, *lasagna*.

Há ainda os cortes pequenos, destinados ao preparo de sopas.

As massas recheadas ampliaram a capacidade de diversificar sabores, ao incluir carnes, queijos e vegetais em combinação com os molhos, e dispensando a apresentação de qualquer outra fonte proteica na refeição. Alguns exemplos de massas recheadas são: *capeletti*; *raviolli*; *conchiglione*; *manicaretti*; *gnochi* (este, recheado ou não) (Figura 3.3).

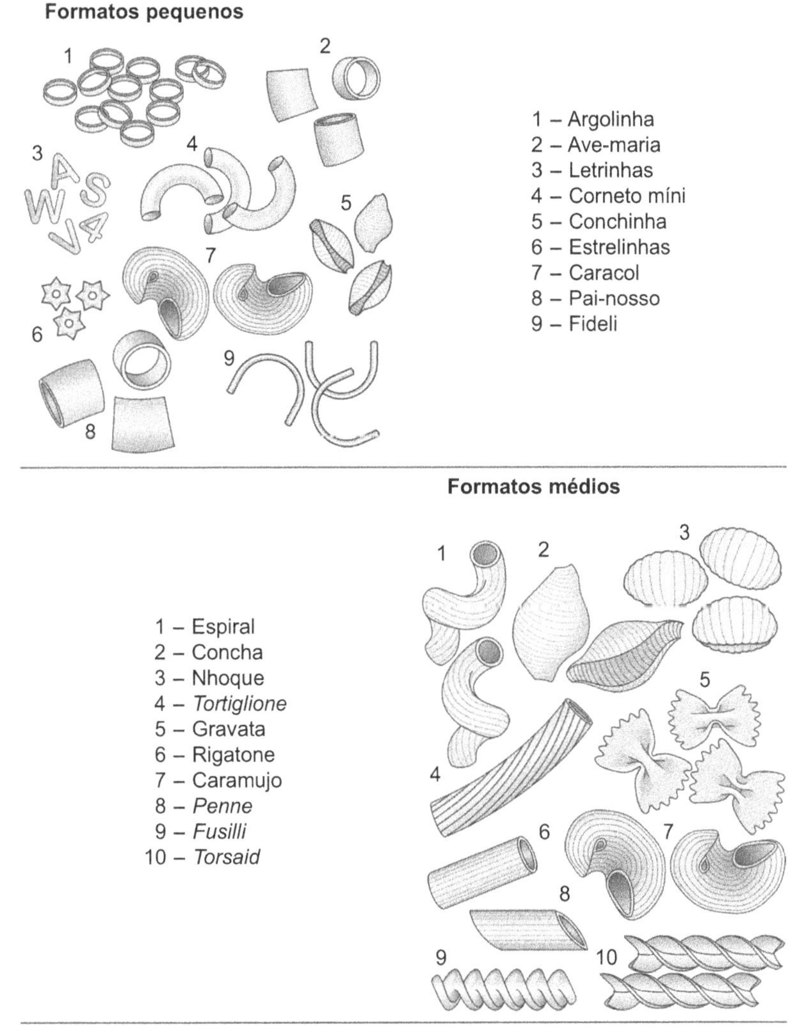

Figura 3.3 Formatos de massas italianas. (*continua*)

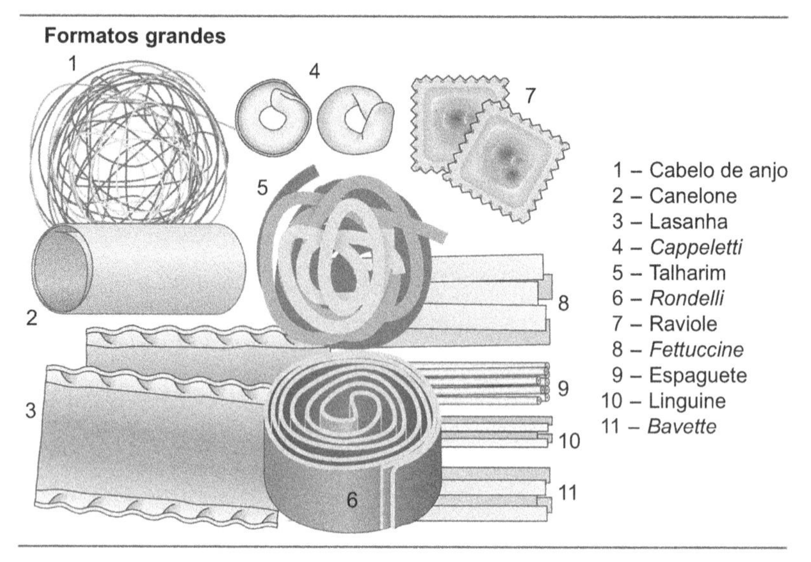

Figura 3.3 (*Continuação*) Formatos de massas italianas.

Panificação

A última abordagem da seção sobre cereais é dedicada aos aspectos práticos da panificação. Desde os primeiros registros sobre o uso da farinha de cereais para a confecção de pães há cerca de 8.000 anos, o processo pouco mudou.

Nas receitas de massas (e não só de pães como também de bolos), a farinha de trigo é referência para o cálculo da quantidade dos demais ingredientes, que desempenham funções específicas.

O trigo é o ingrediente central da panificação, por ser a principal fonte de glúten entre os cereais; pães preparados com tubérculos, como a batata ou o cará, têm em sua formulação quantidades variáveis de trigo. O trigo adequado para a panificação é aquele com elevado teor de glúten, conhecido como trigo *durum*. Como já visto anteriormente, grãos de trigo com baixo teor de glúten são adequados para o preparo de bolos e preparações de estrutura mais delicada.

Além do trigo, apenas o sal e a água são suficientes para o preparo básico do pão. O acréscimo de fermento, gordura e outros ingredientes e a combinação de técnicas criam as inúmeras variações conhecidas atualmente. Produtos industrializados apresentam características de composição muito variáveis; há pães de formulação simples, mais interessantes para o consumo. Outros produtos recebem aditivos com diferentes finalidades tecnológicas, dos quais os emulsificantes, os conservantes, oxidantes, branqueadores de farinha são os mais comuns. Pães preparados com esses aditivos são considerados ultraprocessados. Para conhecer mais sobre o preparo artesanal de pães, execute a Atividade 3.5.

Agentes de crescimento

O fermento é o responsável pela produção de gás carbônico, principal agente de crescimento de massas; os outros agentes de crescimento são o vapor de água e o ar quente. Os 2 tipos de fermento disponíveis, biológico ou químico, resultam em diferentes volumes de produção de gás e o fazem em diferentes velocidades, o que leva a aplicações distintas.

O gás carbônico produzido a partir do fermento químico é o resultado da reação entre uma base – frequentemente bicarbonato de sódio – e um sal ácido, como o ácido tartárico. Esses compostos estão diluídos em amido em ambiente seco na embalagem; ao serem incorporados na preparação entram em contato com a água e reagem produzindo gás carbônico de maneira imediata. Por isso, fermentos químicos são preferidos para o preparo de bolos, de formulação rápida e adicionados ao fim da mistura, para reter melhor o gás produzido.

A reação básica que ilustra a ação do fermento químico, considerando a mistura bicarbonato de sódio ($NaHCO_3$) e cremor de tártaro (sal do ácido tartárico, $KC_4H_5O_6$) é:

$$NaHCO_3 + KC_4H_5O_6 \rightarrow KNaC_4H_4O_6 + H_2O + CO_2$$

Já na manipulação de massas para pães, é necessário esperar a estruturação do glúten, período em que a massa descansa e cresce antes do forneamento. Nessa situação, a fonte preferida de gás carbônico é o fermento biológico, que consiste em uma coleção de levedura *Saccharomyces cerevisiae*.

A levedura é comercializada em forma seca, ou prensada sob refrigeração. Em ambas as situações, é preciso usar água morna e pequena quantidade de açúcar para que a levedura inicie o processo de transformação dos carboidratos da farinha em gás carbônico e álcool. Esse processo é naturalmente lento, motivo pelo qual a incorporação do fermento biológico se dá no início da preparação da mistura. No período de crescimento da massa, é melhor que o ambiente apresente baixa tensão de oxigênio e temperatura próxima a 35°C, condições ótimas para o desenvolvimento da levedura. Portanto, colocar a massa para crescer em recipiente coberto e próximo a uma fonte de calor favorecerá a produção de gás carbônico. O álcool será volatilizado pelo calor do forno, também responsável pela gelatinização do amido e pela desnaturação da proteína, fenômenos paralelos ao desprendimento do gás carbônico e à formação do vapor de água, que junto com o ar quente promovem o crescimento da massa. O sucesso do crescimento da massa depende, ainda, da qualidade do glúten formado durante a manipulação e da eficiência na distribuição do calor no forno.

Após o assamento, pães e bolos devem permanecer em temperatura ambiente até esfriarem, etapa importante para que o vapor ainda presente no produto quente possa se desprender; embalar prematuramente os produtos ainda quentes leva à condensação do vapor com prejuízo para a textura e para a conservação do alimento, uma vez que haverá maior atividade de água; esta umidade favorece o desenvolvimento de fungos e bolores.

Formulações típicas e variações

O pão é um alimento de elevada aceitação por diferentes povos e culturas, motivo pelo qual foi, por muito tempo, e em alguns momentos ainda é visto como excelente veículo para propostas alimentares

Fortificação
Adição de nutrientes a alimentos. Adotada tanto por políticas públicas quanto pela indústria, tem como objetivo aumentar o consumo de nutrientes. Quando prevista como política pública, pretende garantir que um grande grupo de pessoas alcance ingestão mínima de um nutriente, com o objetivo de evitar carências nutricionais. No Brasil, existem 2 grandes programas públicos de fortificação: iodo no sal e ferro e ácido fólico nas farinhas de trigo e milho.

alternativas, como **fortificação** com nutrientes específicos e misturas alimentares de interesse nutricional e/ou econômico (p. ex., misturas de farinha de trigo com farinha de soja, que apresentam melhor composição em aminoácidos em combinação do que isoladas). No Brasil, o pão francês é bastante consumido e conhecido por diferentes denominações (cacetinho no Sul, massa fina no Maranhão, careca no Pará, média em Santos, carioquinha no Ceará, pão jacó em Sergipe). A produção de pães com farinhas integrais é uma tendência na nutrição e melhora a qualidade da dieta, seja pelo maior fornecimento de nutrientes e fibra alimentar, seja pelo menor índice glicêmico que apresentam em relação aos pães produzidos com farinhas refinadas.

Atividade 3.5 Comportamento do trigo, do glúten e dos fermentos para produtos de panificação.

Cada grupo deve proceder ao preparo das receitas descritas a seguir e determinar o volume do produto, bem como o volume específico. Imprima a face mediana do produto, com carimbo, em escala (cm).

Indicadores de qualidade de produtos panificáveis

- Estimativa do volume: adote o método do deslocamento proposto para o estudo do glúten
- Cálculo do volume específico: a medida do volume específico auxilia na avaliação do desenvolvimento da massa e expressa o volume do pão por unidade de peso. Assim, quanto maior o volume específico, maior o crescimento da massa. Pães formulados com farinhas integrais ou misturas com farinhas de leguminosas tendem a apresentar volumes específicos naturalmente menores, o que não significa necessariamente menor qualidade sensorial. Por isso, esse indicador de qualidade é útil quando empregado de maneira relativa, para a comparação entre formulações.

$$\text{Volume específico} = \frac{\text{Volume do pão (cm}^3\text{)}}{\text{Peso do pão assado (g)}}$$

Impressão da face mediana

É utilizada para avaliar a distribuição das células de gás e as dimensões do produto.

- Deixe o pão esfriar
- Refrigere o pão até o dia seguinte; corte transversalmente no ponto médio do comprimento, com serra fina, delicadamente, procurando não alterar a forma do pão
- Comprima a face do pão contra uma almofada para carimbos
- Faça a impressão do pão em folha de sulfite, na qual se desenhou escala em centímetros, para altura e largura, ou em folha milimetrada.

Avaliação do uso dos fermentos rápido (químico) e lento (biológico)

Pão com fermento biológico

- Ingredientes:
  - Fermento biológico: 10 g

  - Água: 120 g
  - Açúcar: 13 g
  - Sal: 4 g
  - Farinha de trigo: 200 g
  - Gordura vegetal livre de ácidos graxos *trans**: 8 g
- Modo de preparo:
  - Desmanche o fermento biológico com parte da água morna, acrescente o açúcar, o sal e o restante da água (*atenção*: coloque a água aos poucos; pode não ser necessário usar todo o volume)
  - Acrescente 1/2 xícara de farinha e mexa muito bem
  - Misture, à parte, a gordura com 1/2 xícara de farinha e adicione à massa
  - Use o restante da farinha para a manipulação (sovamento) e, se necessário, use uma quantidade adicional de peso conhecido; sove 100 vezes
  - Coloque em superfície untada para crescer até dobrar de volume, e anote o tempo
  - Molde a massa na forma de um pão e coloque em forma revestida com papel-manteiga, deixando novamente crescer, e anote o tempo
  - Asse em forno quente – aproximadamente 190°C, pelo tempo necessário para assamento completo, que vai depender do formato do pão.

Observação: se sobrar farinha, pese-a e subtraia este valor do peso total de farinha, para determinação precisa da quantidade de farinha usada.

Pão com fermento químico

- Ingredientes:
  - Farinha de trigo: 110 g
  - Fermento químico: 5 g
  - Sal: 1/2 collher de café
  - Gordura vegetal livre de ácidos graxos *trans*: 25 g
  - Leite integral: 80 mℓ
- Modo de preparo:
  - Peneire a farinha, o sal e o fermento em uma tigela
  - Corte a gordura com uma faca até ficar em pedaços menores que um grão de ervilha, sobre os ingredientes secos
  - Acrescente o leite e misture vigorosamente com um garfo
  - Sove, sem dobrar a massa, 15 vezes
  - Abra a massa com uma espessura de aproximadamente 1,5 cm; corte com cilindro plástico, enfarinhando-o
  - Coloque os pães em assadeira untada e leve para assar em forno médio a 190°C, pelo tempo necessário para o assamento completo.

Nota: pós-assar, ao retirar os pães assados do forno, espere que atinjam a temperatura ambiente para manipulação, análise sensorial ou embalagem.

---

*A transesterificação é usada para a produção de gorduras a partir de óleos vegetais no lugar da hidrogenação, tendo em vista suas vantagens com relação ao perfil de ácidos graxos (AG), resultantes. A hidrogenação resulta na produção de grande quantidade de AG *trans*, isômeros de posição dos AG *cis* originalmente presentes nos alimentos de origem vegetal.

Tarefas propostas

Cada grupo de alunos deve preparar uma formulação padrão e uma das variações indicadas a seguir. Os percentuais propostos devem ser calculados em relação ao peso da farinha de trigo, que será empregada em todas as variações em quantidades proporcionais para completar o peso total de farinha da preparação padrão.

- Variação 1: empregue 50% de farinha de milho
- Variação 2: empregue 50% de farinha de aveia
- Variação 3: prepare a primeira receita em dobro; separe metade da massa, e sove mais 100 vezes
- Variação 4: empregue 30% de farinha de soja
- Variação 5: empregue 75% de farinha de trigo integral.

Proceda ao teste de escala hedônica estruturada para análise sensorial dos atributos aparência, maciez e gosto, por meio da nota média obtida com o julgamento de 10 provadores; preencha a Tabela 3.3.

Relatório

Apresente, em tabela, os dados referentes aos pães preparados pelo grupo e a impressão de ambos (padrão e variação), com escala. ■

Tabela 3.3 Características dos pães.

	Aparência	Maciez	Gosto	Volume (cm^3)	Volume específico (cm^3/g)
Levedado					
Padrão					
Variações					
1. Milho					
2. Aveia					
3. 200 sovas					
4. Soja					
5. Trigo integral					
Com fermento químico					
Padrão					
Variações					
1. Milho					
2. Aveia					
3. 200 sovas					
4. Soja					
5. Trigo integral					

LEGUMINOSAS

Leguminosa é a denominação dada em português para os grãos da família Leguminosae, que inclui inúmeras variedades. A mais popular é o feijão-comum, *Phaseolus vulgaris* L., conhecido no Brasil especialmente por meio dos cultivares carioquinha, carioca 80, carioca SH, rosinha, roxinho, preto, jalo, rajado, roxo, mulatinho. Bastante apreciado nas regiões Sul e Sudeste, o feijão-preto não é o preferido no restante do país. O feijão-carioca tem boa aceitação em todo o território nacional, e na região Nordeste, o feijão-de-corda, ou feijão-fradinho (*Vigna unguiculata* L.), é considerado cultura de subsistência e muito popular, embora exista produção em escala agroindustrial para atender ao mercado de alimentos típicos: esse grão é a base do preparo de pratos da culinária brasileira, como o acarajé.

De grande valor econômico para o país, seja pelo volume de produção, seja pela mobilização de trabalhadores para plantio e coleta, as leguminosas desempenham papel fundamental na agricultura por sua capacidade de promover fixação de nitrogênio no solo. Por isso, é frequente o uso de feijoeiro e outras plantas dessa família como culturas rotacionais com outros produtos agrícolas. A captação de nitrogênio por meio de bactérias simbióticas nas raízes das leguminosas é uma etapa importante da cadeia alimentar por transformar o N gasoso da atmosfera em nitratos e nitritos a serem incorporados pelas próprias plantas e por animais que delas se alimentarem.

Os feijões são produzidos em todo o Brasil, e seu cultivo ocorre especialmente nos meses de outubro e novembro (safra das águas) e de fevereiro e março (safra da seca); há também pequena produção decorrente do plantio realizado entre abril e julho (safra de inverno). Depois de colhidos, os grãos têm sua umidade padronizada em aproximadamente 13%, e são armazenados, em sua maioria, por um período de 3 a 6 meses. Para evitar o ataque de carunchos e insetos até o momento do consumo, empregam-se defensivos, o que justifica a necessidade de higienização com água na etapa de pré-preparo. Outra forma de consumo de leguminosas se dá por meio da vagem (*Phaseolus vulgaris* L.) e do broto (*Vigna radiata* L.), vegetais comercializados frescos e, portanto, com elevado teor de umidade. Normalmente confundida com hortaliças, a vagem tem preparo distinto daquele destinado aos grãos secos, como o feijão, a soja, o grão-de-bico (*Cicer arietinum* L.), o tremoço (*Lupinus albus* L.), entre outros.

Importância nutricional para a composição de cardápios. Esse grupo de alimentos é importante, principalmente, pelo fornecimento de proteína, fibra alimentar, ferro e potássio. A proteína do feijão apresenta todos os aminoácidos indispensáveis para o ser humano, exceto metionina, em quantidades compatíveis com as necessidades nutricionais. Por isso, é famoso o sucesso da já mencionada associação do feijão com o arroz: a proteína do arroz, pobre no aminoácido lisina, também indispensável e presente no feijão, complementa a mistura com metionina. Na proporção de 2 partes de arroz para 1 parte de feijão, consegue-se a combinação dos aminoácidos em proporções adequadas às demandas humanas pelos aminoácidos essenciais. Os compostos fenólicos no grão explicam sua ação antioxidante. Estas características nutricionais são suficientes para indicar o consumo regular de leguminosas, especialmente no Brasil, em que o feijão é um alimento de grande popularidade. O domínio de habilidades culinárias simples é suficiente para garantir autonomia para preparar feijões. Com um repertório de receitas diversificado, outras leguminosas, como a soja, o grão-de-bico, a lentilha e a ervilha ampliam a participação e a regularidade das leguminosas no cardápio.

Pré-preparo dos grãos secos. A coleta mecanizada e o processo de classificação dos grãos conseguem diminuir consideravelmente a quantidade de resíduos nos grãos de leguminosas, como palhas, pedras, fragmentos do vegetal e outros. Isso não dispensa a necessidade, no momento do consumo, de criteriosa seleção. Para evitar o ataque de fungos e insetos até o momento do consumo, empregam-se defensivos nos armazéns. Outro aspecto relevante para esse grupo de alimentos refere-se ao seu conteúdo de **oligossacarídeos**, carboidratos com 3 a 20 unidades de açúcar, especialmente estaquiose e rafinose: por escaparem da ação das amilases do trato digestório, esses carboidratos ficam disponíveis para o metabolismo da microbiota intestinal. O volume de gases que decorre da ação bacteriana é variável, podendo ser bem tolerado por indivíduos que consomem leguminosas regularmente. Essas características justificam o pré-preparo das leguminosas, que envolve 3 etapas, descritas a seguir, para um bom uso culinário desses grãos:

Oligossacarídeos
Carboidratos com 3 a 20 unidades de monossacarídeos, de ocorrência natural em alimentos, com predomínio nas leguminosas, que escapam à ação digestiva; por isso, alcançam o cólon, onde são empregados pelos microrganismos da microbiota intestinal. Por esse motivo, alimentos ricos em oligossacarídeos podem provocar incômodo intestinal decorrente da produção de gases em excesso.

- Seleção: por inspeção visual, para remoção de resíduos e grãos defeituosos; palhas, grãos defeituosos e pedras são possíveis sujidades encontradas nos feijões, especialmente para produtos advindos de pequenas propriedades que empregam coleta manual. Com a produção mecanizada e de elevada tecnologia, esses defeitos praticamente inexistem
- Higienização: lavar os grãos selecionados com água
- Maceração: deixar os grãos lavados de molho em água na proporção 2:1 v:v (água:grão), por 8 a 12 h, em temperatura de até 20°C; em épocas do ano ou regiões com temperatura ambiente superior a 20°C, recomenda-se uso de refrigeração. A água de maceração possibilita a ação de oligossacaridases naturalmente presentes no grão. Essas enzimas diminuem o conteúdo de oligossacarídeos, melhorando a digestibilidade dos grãos e reduzindo a produção de gases e o desconforto intestinal. Apesar de comum, o uso da água de maceração para a cocção dos grãos não é uma vantagem, pois a quantidade de nutrientes eventualmente desprendidos é pequena, e com seu descarte parte dos taninos é removida. Assim, recomenda-se o descarte da água de remolho, e cozimento em outra água.

Outro efeito da maceração decorrente da hidratação do grão é a diminuição do tempo de cocção, motivo pelo qual essa prática é tão popular.

Preparo dos grãos secos e o papel do amido como espessante. Depois da maceração, os grãos hidratados ganham peso e volume em função da água incorporada, e são novamente medidos para o preparo. Adiciona-se água na proporção 2:1 v:v, com vantagem no uso de cocção sob pressão, dada a diminuição considerável do tempo de preparo em relação à cocção convencional, variável segundo o grau de hidratação do grão e o tempo de coleta.

Com o aumento do tempo de armazenagem, os grãos são proporcionalmente afetados pelo fenômeno de endurecimento da casca (*hard-shelling*), que dificulta a cocção. Grãos jovens e de cultivares especiais podem ser cozidos em até 10 min sob pressão; esse tempo pode ser maior, mas dificilmente superior a 40 min. Após a cocção, o espessamento do caldo se dá pela migração de parte do amido do endosperma da leguminosa para o meio de cocção, o que pode ser facilitado pelo amassamento de até 10% dos grãos cozidos pouco antes da distribuição, especialmente quando os grãos não são jovens e o pericarpo já apresenta algum endurecimento. A obtenção de um grão macio, mas inteiro, e com um meio de cocção espesso é resultado de uma cocção eficiente e oferece as características sensoriais mais apreciadas para essa preparação.

O tratamento térmico prolongado em condições controladas para evitar a queima é necessário para inativar os fatores antinutricionais naturalmente presentes nas leguminosas, como inibidores de proteases e de amilases, e lectinas – hemaglutininas sensíveis ao calor. O preparo de subprodutos das leguminosas, como farinhas e bebidas, demanda especial atenção para que haja tratamento térmico a quente suficiente a fim de inativar os antinutrientes.

Preparo de leguminosas frescas. O preparo da vagem pode ser feito conforme as orientações adotadas para as hortaliças (ver neste capítulo o item *Hortaliças*). Para treinar as técnicas de pré-preparo e preparo de leguminosas, execute a Atividade 3.6.

Condimentação. No Brasil, o uso do refogado tradicional de cebola e alho em óleo é comum e agrega sabor ao preparo do feijão; grãos já cozidos, ou por cozinhar, podem ser adicionados ao refogado, com o

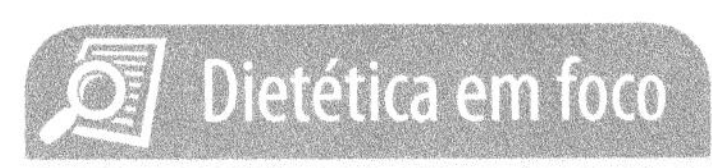

Cozimento seguro da soja sob pressão

Na cocção sob pressão da soja, é preciso observar atentamente o escape de segurança do vapor das panelas de pressão; dada a elevada resistência do pericarpo do grão, ele pode se desprender durante a cocção e obstruir a válvula de saída do vapor, aumentando a pressão interna e comprometendo a segurança do manipulador. Isso pode ocorrer também com outras leguminosas, como o grão-de-bico, que também apresentam pericarpo muito resistente.

acréscimo de 0,5 a 1% de sal (em relação ao PL seco dos grãos; o peso hidratado não é adequado porque superestima artificialmente a demanda de condimentos). São comuns as receitas com *bacon* e outros produtos cárneos, sendo a linguiça um dos mais populares, o que contribui substancialmente para a elevação do teor de sódio e colesterol, gordura saturada e nitratos. No setor de alimentação coletiva, deve-se garantir o serviço de feijão sem produtos de origem animal na receita tendo em vista que essa preparação é importante na alimentação de vegetarianos e veganos.

Atividade 3.6 Critérios de seleção, pré-preparo e preparo de leguminosas frescas e secas.

Objetivos

- Estudar os métodos de pré-preparo e cocção de diferentes leguminosas.

Cada grupo deverá proceder às preparações que seguem, visando à confecção da receita padrão de uma delas.

Feijão-comum

Escolha e lave muito bem 100 g de feijão, deixe de molho por 12 h ou realize maceração forçada com 2 volumes de água fervente durante 20 min, fora do fogo. A maceração forçada deve ser evitada por impedir a ação das oligossacaridases. Descarte a água de maceração e cozinhe com 2 volumes de água e 1% de sal sob pressão por 20 min. Use o tempero comum para terminar o seu preparo.

Feijão-preto

Proceda como descrito no item 1, apenas acrescentando mais 1/2 volume de água e cozinhando por 30 min.

Grão-de-bico

Idem ao item 1, acrescentando apenas mais 1 volume de água e cozinhando por 40 min. Após a cocção, escorra a água, esfrie e use tempero próprio, feito com suco de 1/2 limão, 1% de sal e 1/2 cebola em fatias finas.

Lentilhas

Escolha e lave muito bem 100 g de lentilha e cozinhe sob pressão com 2 volumes de água por 10 min. Tempere com tempero comum.

Vagem

Escolha e lave muito bem 100 g de vagens, cortando as extremidades. Pique-as em rodelinhas de aproximadamente 1/2 cm de espessura. Em uma panela com 4% de óleo, refogue ¼ de cebola picada e 1/2 dente de alho amassado, coloque as vagens picadas e, com uma colher de altileno, refogue em fogo baixo por 1 min. Acrescente 2 colheres (sopa) de água, 1% de sal, misture, tampe a panela e cozinhe em fogo baixo até que fiquem macias (se necessário, acrescente mais água). Quando cozidas, acrescente 2 colheres (sopa) de farinha de mandioca e misture.

- Tempero comum (ingredientes):
  - 4% de óleo
  - 1/4 de cebola picadinha
  - 1/2 dente de alho amassado
  - 5 g de *bacon* picado miudinho (apenas para cardápios que não atendam a veganos e vegetarianos)
  - 0,5% de sal
- Modo de preparo:
  - Coloque em uma panela o óleo e o *bacon*, deixando fritar sem queimar (use fogo baixo)
  - Coloque a cebola, e mexa até a cebola ficar transparente
  - Adicione o alho e deixe dourar
  - Adicione o sal e o feijão cozido e mantenha no fogo por 5 min sob fervura.

Relatório

Apresentar a receita padrão de uma das preparações. ■

Soja

Como toda leguminosa, a soja deve ser selecionada, lavada e macerada por 8 h; deve-se descartar a água de maceração (feita à temperatura ambiente somente se até 20°C; em climas quentes, a maceração deve ser feita no refrigerador) e lavar novamente os grãos agora hidratados. O tratamento térmico deve ser longo o suficiente para diminuir os fatores antinutricionais, e o processamento deve evitar contaminações secundárias. A cocção por 20 min a 100°C é suficiente para o consumo seguro, embora para o completo amaciamento dos grãos possa ser necessário mais tempo.

Apesar de ser a leguminosa com maior produção no mundo, grande parte do volume de soja cultivada destina-se à indústria para extração do óleo; portanto, o consumo na forma de grão não é o principal modo de aproveitamento desta leguminosa. Outros subprodutos da soja de grande apelo comercial são o isolado proteico e a proteína vegetal, que conferem características de funcionalidade interessantes para produtos cárneos, fórmulas não lácteas, sopas e cremes. O plantio da soja, ao lado do milho, do trigo e do arroz em monoculturas, é um dos principais motivos para desmatamento. A soja também dá origem à farinha, com aplicação em produtos panificáveis, mais pesados – pelos elevados teores de gordura e fibra – e que exigem grande quantidade de agentes de crescimento (gás carbônico, vapor de água e ar quente), além da mistura com trigo, dada a ausência natural de proteínas formadoras do glúten.

Na forma de ***pellets***, a soja é transformada em proteína vegetal texturizada (PVT) – também conhecida como proteína texturizada de soja (PTS). Esse produto pode receber aditivos para emprego como simulante de produtos cárneos, como aromas de carne bovina e *bacon*, corantes, entre outros. Muito versáteis, os flocos de PVT são adequados para preparações diversas, como saladas e guarnições. Conheça mais sobre a culinária da soja e de seus subprodutos por meio da Atividade 3.7.

***Pellet* alimentar**
Denominação dada a pequenas porções de massas alimentícias moldadas em diferentes formatos, geralmente produzidas por extrusão ou outro procedimento que promova desidratação com o objetivo de aumentar sua estabilidade e, consequentemente, o tempo de armazenamento.

Extrato hidrossolúvel de soja
Subproduto da soja, é o alimento líquido obtido por meio da trituração dos grãos dessa leguminosa, que compõe cardápios como bebida ou ingrediente de preparações. Popularmente conhecido como leite de soja – denominação incorreta dada a ausência de identidade com o alimento leite –, deve ser produzido com tratamento térmico, a exemplo do que ocorre com todas as leguminosas, para inativação de hemaglutininas e fatores antinutricionais.

O cozimento dos grãos para se obter o **extrato hidrossolúvel de soja** (EHS) dá origem a um resíduo sólido que pode ser empregado em massas de tortas e recheios, farofas e preparações com carne, substituindo-a total ou parcialmente. A denominação resíduo, embora inadequada para um produto alimentar com elevada qualidade nutricional, foi consagrada pelo uso.

Atividade 3.7 Soja e seus subprodutos para o preparo de alimentos.

Objetivos

- Exercitar o processamento de pré-preparo e cocção adequados à soja, visando à inativação de fatores antinutricionais e à melhoria sensorial
- Verificar subprodutos do grão e sua aplicabilidade.

Cuscuz de resíduo de soja

Refogue 25 g de cebola em 10 g de óleo, acrescente 100 g de cenouras picadas, 100 g de vagens picadas e 2 tomates (maduros e firmes) picados. Acrescente também 2,5 g de sal e 150 g de resíduo de soja (obtido da extração do EHS), coloque água até o nível da mistura, tampe e deixe cozinhar (anote o tempo). Acrescente 50 g de farinha de milho, salsinha picada e outras ervas disponíveis.

Hambúrguer de soja

Coloque 100 g de soja em grãos para macerar por 8 h. Descarte a água de maceração, lave os grãos, cozinhe sob pressão por 30 min com 2 volumes de água. Descarte o caldo de cocção, moa ou liquidifique os grãos. Misture 30 g de farinha de trigo, 50 g de cebola picada, 1 dente de alho, 1% de sal, 1 ovo batido e salsinha picada. Molde os hambúrgueres e frite em pouco óleo. Calcule taxa de absorção de óleo.

Docinho de soja

Misture 100 g de açúcar, 100 g de resíduo de soja, 15 g de manteiga. Leve ao fogo mexendo sempre, até que desprenda do fundo da panela. Tire do fogo e acrescente raspas de limão e 2 gotas de essência de baunilha. Estenda sobre a pedra untada, corte em quadradinhos e passe no coco ralado.

Almôndegas

Misture 200 g de carne moída, 1 pãozinho amanhecido e amolecido em EHS (bem escorrido), 1 ovo, 30 g de PTS seca (proteína texturizada de soja, deixe por 10 min de molho em água e escorra), 50 g de cebola picadinha, 1 dente de alho amassado, 4 g de sal e salsinha picada. Molde as almôndegas, passe em farinha de trigo e frite em óleo a 180°C. Calcule a taxa de absorção de óleo.

Bolo de soja

Bata 2 gemas com 200 g de açúcar e 25 g de manteiga. Bata em separado as claras em neve e junte, apenas misturando, à mistura anterior. Acrescente aos poucos 200 g de farinha de soja, 120 g de EHS, 10 g de fermento em pó químico, 1 colher (chá) de baunilha e raspas de 1 limão. Asse em forno não muito quente por aproximadamente 30 min.

- Preparo do extrato hidrossolúvel de soja (EHS):
  - 1 copo de grãos de soja hidratados
  - 3 copos de água quente
  - Liquidifique em porções pequenas, para evitar acidentes
  - Coe em malha fina
  - Ferva por 30 min e acerte o volume para 400 mℓ.

Relatório

Apresente a receita padrão da preparação. ■

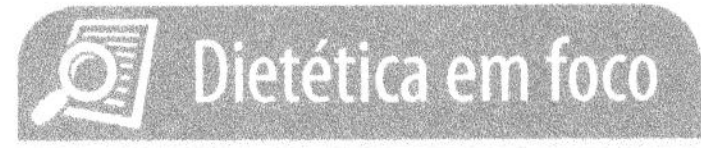

Mistura de arroz e feijão e análise do escore químico de aminoácidos

Ao considerar as necessidades humanas de aminoácidos (AA), os cereais apresentam proteínas com pequenas quantidades de lisina, e as leguminosas, de metionina, apesar do bom conteúdo de proteínas que ambas as classes de grãos apresentam (aproximadamente 7% para o arroz, e 20% para o feijão). Por isso, as proteínas desses grãos, isoladamente, não promovem crescimento de maneira eficiente, sendo reconhecidas como proteínas de baixo valor biológico (VB), e os AA lisina e metionina são denominados limitantes nos cereais e leguminosas, respectivamente.

A combinação desses grãos, contudo, pode constituir uma fonte proteica mista de bom VB. A análise do perfil de AA das misturas alimentares é feita por meio do seu escore químico – chamado escore químico de aminoácidos (EQAA). Essa técnica simples de avaliação é empregada para estabelecer a melhor proporção entre os grãos para que o fornecimento de aminoácidos indispensáveis se aproxime dos valores de recomendação para humanos, gerando misturas vegetais de interesse nutricional.

Originalmente, o conteúdo de AA de alimentos considerados de bom VB foi empregado como referência para avaliação da qualidade proteica de misturas vegetais. Muitos trabalhos das décadas de 1960 e 1970 empregaram o ovo ou o leite humano para esta finalidade. Em 1985, a Food and Agriculture Organization (FAO) propôs o perfil de AA mais ajustado às necessidades nutricionais do ser humano, que passou a ser conhecido como proteína de referência. Com a constante revisão dos valores de recomendação para nutrientes, novos perfis são propostos para diferentes estágios de vida. A publicação das Dietary Reference Intakes (DRI) a partir de 1997 pelo Institute of Medicine dos EUA em associação com o departamento de saúde do Canadá também trouxe novos valores de referência para AA.

A qualidade nutricional das proteínas alimentares ainda depende de outros atributos, especialmente a sua digestibilidade. Nesse caso, as

(continua)

proteínas de origem animal apresentam vantagem, dada a ausência de celulose e lignina em suas células. Por esse motivo, a formulação de refeições prevê a combinação de partes iguais de proteínas de origem vegetal e animal; este cuidado, além de garantir um bom fornecimento de AA essenciais em fontes alimentares com valores de digestibilidade variáveis, auxilia o nutricionista na elaboração de cardápios com boa densidade nutricional de nutrientes como ferro, zinco e vitamina A, cujas concentração e biodisponibilidade são maiores nos alimentos de origem animal.

- Operacionalização do cálculo de EQAA

A análise do EQAA é feita para cada refeição, uma vez que a proporção entre AA, e não apenas a sua quantidade, é um fator importante para auxiliar no aumento de sua eficiência nutricional. Os passos a seguir orientam o cálculo do EQAA, que será realizado em aula.

1. Estabeleça a quantidade de proteína de cada alimento na refeição; identifique o fator N correspondente à fonte proteica; os passos a seguir serão suprimidos caso a base de dados empregada para a análise do EQAA informe a quantidade de AA por grama de proteína
2. Calcule a quantidade de nitrogênio, dividindo-se a quantidade de proteína pelo fator N correspondente
3. Estime a quantidade de cada AA indispensável
4. Calcule a quantidade de AA por grama de nitrogênio
5. Calcule o EQAA, dividindo a quantidade de AA/g N pelo valor de referência.

- Interpretação

Valores de escore superiores a 1 mostram que os valores de recomendação foram atingidos; o menor valor abaixo de 1 identifica o AA limitante, entendido como aquele cuja concentração, por ser pequena em relação às necessidades nutricionais do ser humano, limita a síntese proteica.

HORTALIÇAS

São identificados como hortaliças os alimentos vegetais produzidos em hortas; essa denominação, embora facilite a classificação comercial dos produtos, reúne alimentos com características botânicas e nutricionais bastante distintas, como os listados a seguir:

- Hortaliças herbáceas: das quais se consomem as partes que crescem acima do solo. Folhosos, que se caracterizam por baixa densidade energética e elevado teor de compostos bioativos (alface, couve-manteiga, acelga, almeirão, agrião, rúcula, taioba, repolho, chicória, escarola, mostarda, espinafre, *radicchio*), talos e hastes (aspargo, funcho, aipo), flores e inflorescências (couve-flor, brócolis, alcachofra)

Branqueamento
Ao aplicar calor por meio de água quente ou vapor a alimentos por poucos minutos – em geral 2 a 10 – o branqueamento promove estabilização enzimática para evitar efeitos indesejados, como escurecimento, que comprometem a qualidade do produto. O uso do calor também contribui para o controle da contaminação microbiana e facilita os processos de remoção de cascas e peles dos vegetais. Alimentos vegetais conservados por congelamento devem ser branqueados para apresentar melhor aparência e textura. O uso de calor em excesso por temperatura inadequada ou aumento do tempo de exposição pode causar amolecimento indesejado.

Cadeia produtiva de alimentos
Conjunto de setores que participam das diferentes etapas de produção, transporte, transformação e distribuição dos alimentos. O conhecimento da cadeia produtiva dos gêneros que compõem o repertório de itens empregados em alimentação coletiva dá elementos ao nutricionista para avaliar a qualidade e as condições de oferta dos alimentos.

- Hortaliças-fruto: das quais são consumidos os frutos. Abobrinha, pepino, quiabo, pimentão, tomate, ervilha, jiló, berinjela, abóbora, chuchu; esses alimentos apresentam maior densidade energética quando comparados às hortaliças herbáceas.

Hortaliças são alimentos que, por suas características de composição, devem ser consumidos com o máximo de frescor, havendo pequena tolerância para conservação sob refrigeração (de 2 a 6 dias) e congelamento. Para o congelamento, é necessária a inativação enzimática feita por **branqueamento**. Outras formas de conservação, como a desidratação por liofilização ou secagem, são alternativas viáveis apenas para situações em que o serviço de nutrição não comporte as fases de pré-preparo e cocção das hortaliças, pois envolvem processamento que pode trazer alteração de sua composição vitamínica e limitam sua aplicação, restringindo-se apenas a preparações cozidas. Dadas as condições climáticas do Brasil, com produção de diversas hortaliças durante todo o ano, é possível planejar cardápios ricos nesses alimentos que, por sua versatilidade, contribuem para o aumento do número de opções de preparações. A realização da Atividade 3.8 indicará o efeito do processamento sobre a textura e a pigmentação das hortaliças.

Muito difundida em nutrição é a classificação das hortaliças segundo a família botânica (grupo de gêneros botânicos semelhantes), para identificar vegetais de ação bioativa comum (Tabela 3.4).

Identificação de produtores e distribuidores de hortaliças | Conhecendo a cadeia produtiva de alimentos. A seleção de um alimento com qualidade tem início pelo conhecimento da sua **cadeia de produção** (ver Capítulo 1). Ao elaborar o cardápio, os nutricionistas devem privilegiar alimentos regionais. Em municípios de grande porte, a aquisição de hortaliças pode ser feita nas centrais de abastecimento, com vantagens pela proximidade de grande número de produtores, e a chance de entrega ponto a ponto nas unidades de alimentação e nutrição (UAN), diminuindo-se o tempo entre coleta e consumo. Sempre que possível, o

Tabela 3.4 Classificação de hortaliças comuns no Brasil segundo a família botânica.

Família botânica	Hortaliça
Alliaceae	Cebola
Apiaceae – umbelíferas	Cenoura, salsa, anis, alcarávia, aipo, cerefólio, coentro, cominho, aneto (*dill*), funcho, salsa
Asteraceae – compostas	Alface, alcachofra, chicória (ou escarola, *Cichorium endivia*), endívia (*Cichorium endivia* var. *crispa*), *radicchio*
Brassicaceae – crucíferas	Couve-manteiga, rúcula, repolho, couve-flor, nabo, brócolis, mostarda, repolho, couve-de-bruxelas, rabanete, nabo
Chenopodiaceae	Beterraba
Solanaceae*	Tomate, berinjela, pimenta
Cucurbitáceas**	Pepino, abóbora, abobrinha, chuchu

*A batata é também uma solanácea, e o rabanete, uma crucífera (ver neste capítulo o item *Tubérculos e raízes*); **são também cucurbitáceas a melancia e o melão (ver item *Frutas*).

contato direto do nutricionista com o olericultor pode promover a economia local e estimular o uso de alimentos regionais. Em municípios em que não há centrais de abastecimento, é possível recorrer a entrepostos varejistas ou ao mercado público local. Produtos da agricultura familiar estão sujeitos a sobrepreço quando deixam o município de origem para abastecer as centrais e retornam com valorização; esse percurso sustenta intermediários, e gera uma distribuição de renda desfavorável ao produtor.

Uma palavra sobre os riscos associados ao uso de agrotóxicos. A agricultura convencional produz alimentos por meio do uso de defensivos químicos em sistema intensivo, o que compromete a qualidade do solo e exige fertilização. O uso de defensivos pode interferir negativamente sobre a biodiversidade das regiões de plantio, bem como trazer risco à saúde dos agricultores. Por outro lado, esse sistema garante produção em grandes volumes, a preços menores e com regularidade. No Brasil, o volume de uso de agrotóxicos é um dos mais altos do mundo – ao final da primeira década do século 21 o país foi recordista mundial nesse quesito por anos seguidos. Algumas culturas são especialmente de risco: pimentão, tomates, morangos, pepinos, cenoura, abacaxi e folhosos em geral são alimentos com elevados níveis de contaminação. A deposição de pesticidas e agrotóxicos nos alimentos é variada e o período de latência (*half-life*) entre a última aplicação e o consumo deve ser respeitado para evitar contaminação do consumidor. Execute a Atividade 3.9 e aplique algumas das técnicas para a etapa de pré-preparo de hortaliças. A lavagem em água diminui, mas não elimina a presença de agrotóxicos. Por isso, o nutricionista deve avaliar os riscos ao indicar o consumo de alguns alimentos, especialmente com casca – como é comum em alguns casos. É importante registrar que alguns agrotóxicos proibidos em outros países ainda são empregados na agricultura brasileira. A produção de alimentos transgênicos, aprovada no Brasil, foi um dos principais motivos pelos quais o consumo de agrotóxicos aumentou nos últimos 10 anos. Esses compostos pertencem a diversas categorias químicas, sendo os mais comuns os organoclorados, organofosforados, carbamatos, piretroides e neonicotinoides, que apresentam grande capacidade de permanecer no ambiente e serem represados pelos organismos (processo chamado de bioacumulação). Os efeitos do aumento dos agrotóxicos no meio ambiente são sentidos não apenas nos trabalhadores da agroindústria e nos consumidores de alimentos, mas também por animais importantes para a cadeia produtiva, como abelhas e outros insetos. O uso de cloro e outros sanitizantes contribui para a remoção dos pesticidas residuais presentes nos alimentos – reveja o Capítulo 1 para recordar alguns cuidados que o uso de hipoclorito exige.

Já a chamada agricultura alternativa ou de base agroecológica inclui diversos modos de produção (agricultura biodinâmica, regenerativa, orgânica, natural, sustentável, permacultura, entre outros) e tem o foco na qualidade do alimento, por meio da otimização do uso de recursos naturais e com diminuição ou eliminação do uso de defensivos químicos.

Nesse sistema, os fertilizantes são de origem orgânica, e a produção é feita em sistema de rodízio de culturas com o objetivo de manter a fertilidade do solo e a biodiversidade do entorno da região produtiva. Os volumes de produção e os custos da agricultura agroecológica ainda constituem limites para a adoção dos seus produtos nas UAN de grande porte em muitos municípios do Brasil. Há experiências de êxito, contudo, que mostram haver boa produtividade sem o uso de agrotóxicos, o que preserva as terras cultiváveis e a qualidade das águas dos mananciais, conforme prevê a Política Nacional de Agroecologia e Produção Orgânica.

Em qualquer dos dois sistemas produtivos, a qualidade da água usada para a irrigação pode auxiliar na seleção do fornecedor. Uma consulta a um engenheiro agrônomo ou a organismos de apoio técnico e pesquisa na área, como a Empresa Brasileira de Pesquisa Agropecuária (Embrapa), fornece subsídios necessários para uma decisão sobre o assunto. Os riscos potenciais para alimentos decorrentes de água imprópria para irrigação referem-se à presença e à contagem de coliformes, especialmente *Escherichia coli*, *Salmonella* e *Vibrio cholerae*.

Seleção

As principais características de qualidade das hortaliças são listadas a seguir:

- Hortaliças folhosas: sem sinais de queimadura por frio, ataque de pragas bacterianas ou fungos, danos mecânicos ou murchamento
- Talos, hastes e frutos: sem rachaduras, machucaduras e murchamento.

Manchas ou murchamentos podem ser causados por fungos, bactérias, excesso ou falta de nutrientes na produção (nitrogênio, cobre ou outros), e se caracterizam por lesões escuras, ferruginosas ou amolecidas. O tamanho típico é um atributo de qualidade, por estar associado a hortaliças de sabor, cor, textura e conteúdo nutricional característicos. Alguns parâmetros de qualidade e conservação de hortaliças mais comuns no Brasil são apresentados na Tabela 3.5.

Pré-preparo

Preferencialmente, manipula-se a hortaliça inteira, adiando-se a etapa de corte para depois do cozimento; isso evita a diminuição do teor de nutrientes por lixiviação e por exposição à luz e ao ar. A higienização segue os 2 passos descritos a seguir:

- Passo 1: lavagem. A hortaliça íntegra é lavada em água com o uso de escova macia para remoção de sujidades e diminuição da carga de defensivos agrícolas. O uso de uma bacia com água para a escovação seguida de lavagem em água corrente em fluxo normal diminui a demanda por água. O uso de jato forte está dispensado devido à escovação prévia

Tabela 3.5 Características de qualidade e de conservação de hortaliças comuns no Brasil.

Hortaliça	Características típicas	Conservação
Abóbora, abóbora-moranga, abóbora-cabochã	Casca dura e grossa, uniforme, sem partes amolecidas	Temperatura ambiente, por até 2 meses; depois de partidas, refrigeração, por 1 semana
Acelga, alface	Folhas verdes em tons claros a escuros, limpas e brilhantes; para a acelga, folhas crocantes	Refrigeração de 5 a 7 dias
Almeirão, chicória, mostarda	Folhas verde-escuras, brilhantes, firmes, limpas	Refrigeração de 5 a 7 dias
Abobrinha	Tamanho médio, com casca firme, lisa, lustrosa e macia, cor verde brilhante ou amarelada, com listras claras, extremidades firmes	Refrigeração de 5 a 7 dias
Berinjela	Ligadas ao pedúnculo (3 a 4 cm) cor roxa ou negra uniforme, casca lisa e firme	Refrigeração de 5 dias
Beterraba	Casca lisa, firme e sem rachaduras, com cor forte e tamanho médio, ainda presa às ramas	Temperatura ambiente em lugar fresco e arejado por 3 a 5 dias; refrigeração por até 2 semanas
Chuchu	Casca lisa ou com rugosidades leves, sem espinhos, cor verde-clara, periforme, 10 a 11 cm de comprimento e 6 cm de largura no ponto médio, com peso de 230 a 250 g	Refrigeração de 2 a 3 semanas
Couve-flor	Cor variando do creme ao gelo, limpa, sem manchas e sinais de bolor, firme, preferencialmente com folhas, talos firmes, sem sinais amarelados e pontos escuros	Refrigeração de 2 a 3 dias
Pimentão verde, vermelho ou amarelo	Tamanho médio, firmes e brilhantes, carnudos e com pedúnculo	Sob refrigeração por 2 a 3 semanas; amarelos duram 1 a 2 semanas
Pepino	Tipo comum (ou caipira): 10 a 14 cm de comprimento; tipo Aodai (ou japonês): 20 a 25 cm, cor verde-escura, tamanho médio, firme e sem partes amolecidas; o comum pode ter listras claras	Sob refrigeração por 1 semana
Quiabo	Os melhores são os pequenos ou médios; os grandes são muito fibrosos e de textura muito firme, mesmo com muito tempo de cocção, o que não é indicado por diminuir a retenção de nutrientes; cor verde-escura e sem manchas, extremidade afilada e firme	Sob refrigeração por 3 a 4 dias
Repolho	Cor verde-clara ou roxa, com peso de 1 a 2 kg	Temperatura ambiente por 2 a 3 dias ou sob refrigeração, 2 semanas; em até 3°C pode durar várias semanas, com 90% de umidade do ar
Tomate	Liso, firme de cor uniforme, sem manchas ou rachaduras, vermelho intenso para molhos, alaranjado para saladas	Em refrigeração, 1 semana; se verde, temperatura ambiente até maturação

- Passo 2: descontaminação. Ainda com a hortaliça inteira, faz-se imersão em solução com 150 ppm de hipoclorito por 30 min (ver formas de manipulação e cuidados com o cloro no item *Técnicas de higienização | Limpeza e desinfecção*, Capítulo 1), seguida de remoção do hipoclorito com água limpa. O passo de descontaminação é dispensável para hortaliças de produção orgânica que serão cozidas.

Preparo

Os objetivos do preparo das hortaliças são:

- Diminuir a contagem de microrganismos
- Favorecer a qualidade sensorial dos vegetais
- Melhorar a retenção e a biodisponibilidade de nutrientes e compostos bioativos
- Evitar a ação de compostos antinutricionais.

Entre as técnicas culinárias de preparo, existem algumas mais adequadas à textura de cada hortaliça, aqui agrupadas por tipo de vegetal.

- Hortaliças folhosas: devem, preferencialmente, ser consumidas no estado cru; quando o cozimento for indicado, deve ser feito de maneira breve para folhosos, ou com a hortaliça inteira, com casca, para os demais tipos
- Hastes, talos e frutos: a forma ideal de calor é o vapor, por evitar a perda por lixiviação, ou seja, a remoção do conteúdo celular que ocorre pelo contato do vegetal cortado com a água. Se a cocção por imersão for indicada, deve-se usar a menor quantidade de água possível e controlar o tempo para que a hortaliça fique cozida sem ficar excessivamente macia; esse modo de cocção também vale para a cenoura (ver neste capítulo o item *Tubérculos e raízes*)
- Para as hortaliças verdes (como couve) e alaranjadas (como a abóbora): a cocção favorece a biodisponibilidade de carotenoides, especialmente se no preparo houver pequena quantidade de óleo; o amolecimento das estruturas celulares e o óleo favorecem a exposição e a absorção desses compostos, de relevância na dieta não apenas por sua atividade como precursores da vitamina A, quando contêm um anel de β-ionona, mas por sua ação moduladora sobre o sistema oxidativo

  Observação: na cocção por imersão, quando necessária, a adição de 1% de sal em relação ao volume de água contribui para diminuir a lixiviação
- Folhosos: refogados em óleo com temperatura branda, no corte chifonado ou em folhas rasgadas, com alho e cebola, sem adição de água e com movimentação para diminuir a perda de sucos vegetais.

O uso da água de cocção de hortaliças para o preparo de outros alimentos pode ser vantajosa, mas apenas para alimentos produzidos sem defensivos agrícolas.

O uso de bicarbonato de sódio para o cozimento de hortaliças, especialmente verdes, é uma prática adotada em alguns serviços. A clorofila transforma-se em clorofilina, com um tom verde muito atraente. Contudo, essa estratégia diminui a retenção de nutrientes sensíveis à alteração de pH do meio e provoca amolecimento excessivo das estruturas vegetais, razões pelas quais não é indicada.

Corte

Depois da cocção (previamente apenas quando a cocção for necessariamente executada depois do corte por motivos operacionais), as hortaliças são descascadas ou despeladas para que recebam o formato final. O corte é feito por meio de utensílios como mandolinas ou outros cortadores manuais, ou ainda por meio do uso de faca. As mandolinas e os cortadores conferem maior padronização ao corte e diminuem o tempo de manipulação do alimento. A escolha do corte é orientada, sempre que possível, para o aproveitamento integral do alimento. A produção de aparas com valor nutricional aumenta o custo e apenas deve ser adotada quando houver justificativa plausível – muitos cortes clássicos da gastronomia produzem grande volume de aparas. O corte manual exige maior tempo de trabalho e dedicação do manipulador, contudo, promove maior liberdade para a produção de formatos diversos e com alto FC, como os listados a seguir:

- *Julienne*: é um termo em francês para o corte em palito com aproximadamente 5 cm de comprimento e 0,15 cm de espessura; o vegetal é cortado transversalmente em bastões de 5 cm; as laterais são removidas para dar formato de um paralelepípedo e, em seguida, são feitos cortes longitudinais; há grande perda de alimento com a remoção das laterais para dar a forma regular ao alimento
- *Allumette*: corte *Julienne* com espessura maior (palito de fósforo, ou *allumette*): aproximadamente 5 cm de comprimento e 0,3 cm de espessura
- Bastão (*bâtonnet*): corte retangular de aproximadamente 0,6 por 0,6 por 6 a 7 cm
- Cubos:
  - Muito pequenos (*brunoise*): os menores cubinhos, com aproximadamente 0,2 a 0,3 cm de face
  - Pequenos (*macedoine*): aproximadamente 0,6 cm de face
  - Médios (jardineira): aproximadamente 0,8 cm de face
  - Grandes: aproximadamente 2 cm de face
- Camponesa: cortes em meia-lua
- Fita (*ruban*): corte longitudinal, feito em fita com fatiadores
- *Mirepoix*: cortes irregulares, com 2 a 1,5 cm de face
- *Paysanne*: o vegetal recebe cortes ou sulcos longitudinais para formar estrelas, triângulos, flores ou outras figuras produzidas pelo corte transversal subsequente, formando peças de 1,25 por 1,25 por 0,15 a 0,3 cm

- Zeste: tirinhas finas
- *Château* (ou *l'Anglaise* ou ainda torneado clássico): corte francês que consiste em deixar o legume em formato ovalado e com 7 lados; um dos cortes mais elegantes e que exige grande habilidade do manipulador
- Chifonado: corte muito fino, geralmente aplicado em folhas para saladas ou refogados; após remover talos grossos, as folhas são enroladas para formar um cilindro; com uma faca de bom corte, corta-se transversalmente para produzir pequenas tiras. No Brasil, é clássico para a produção da couve refogada que acompanha a feijoada e outras receitas.

A Figura 3.4 mostra alguns dos principais cortes clássicos para hortaliças e outros alimentos e também 2 instrumentos de corte. Quando esses cortes são adotados, as aparas produzidas podem ser aproveitadas para o preparo de fundos, recheios e outras preparações, para diminuir a perda e produzir alimentos com racionalidade no uso de recursos.

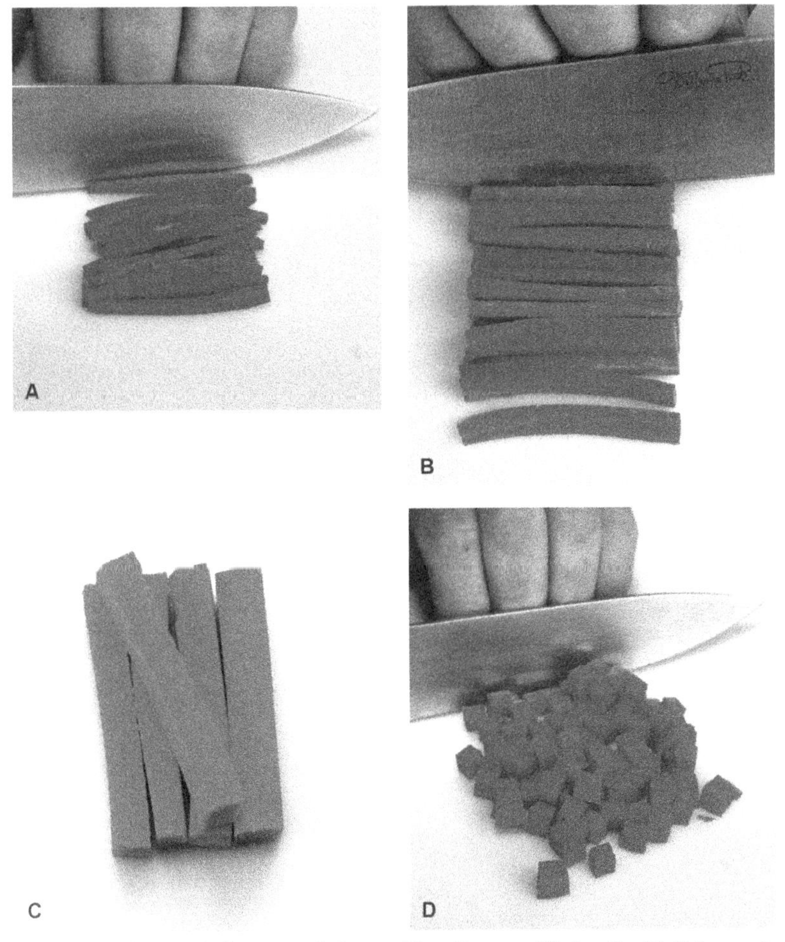

Figura 3.4 Cortes de legumes: julienne (**A**); *allumette* (**B**); bastão (**C**) (*bâtonnet*); cubos muito pequenos (*brunoise*) (**D**). (*continua*)

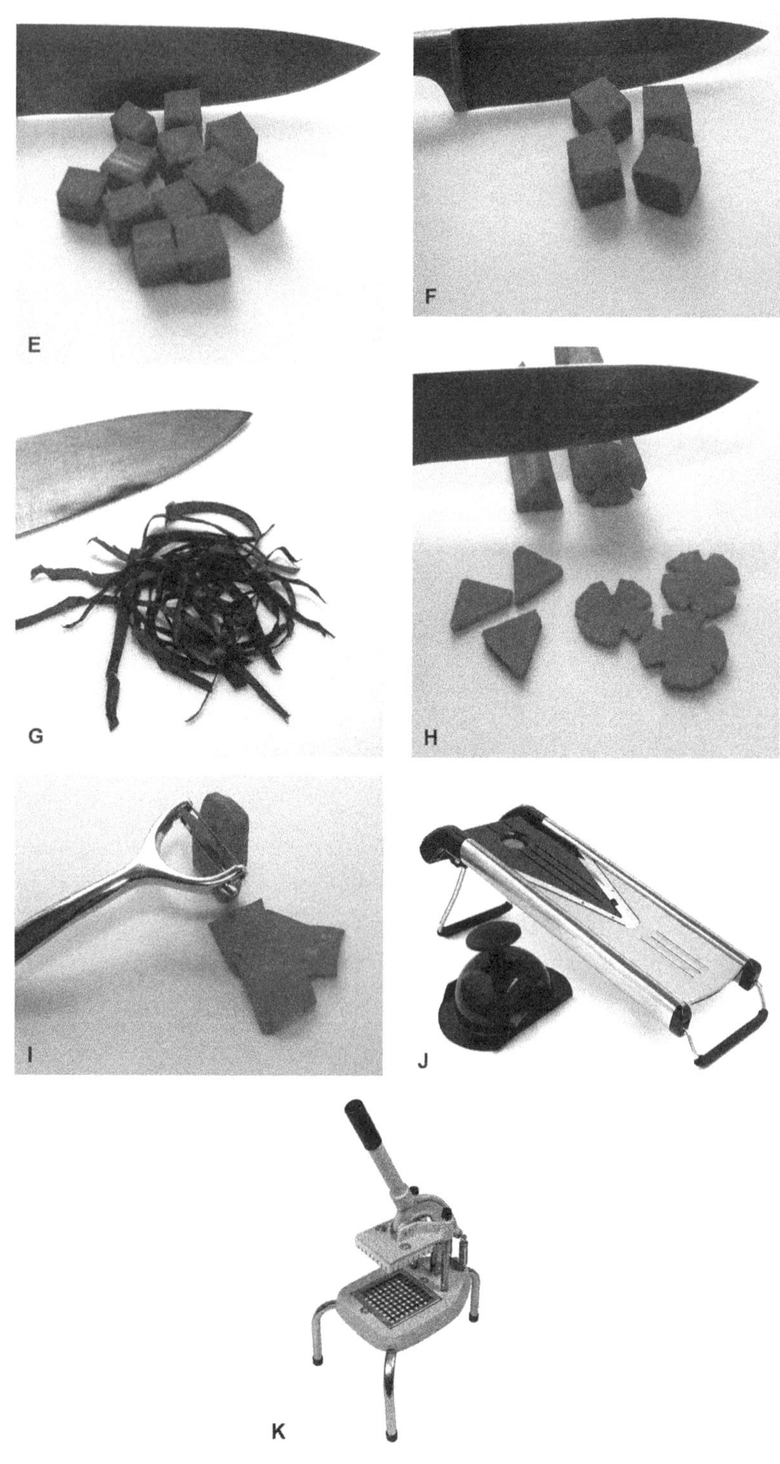

Figura 3.4 (*Continuação*) Cortes de legumes: cubos médios (jardineira) (**E**); cubos grandes (**F**); chifonado (**G**); *payssane* (**H**); fita – (*ruban*) (**I**). Instrumentos de cortes para hortaliças: mandolina (**J**); cortador de legumes (**K**). (Esta figura encontra-se reproduzida em cores no Encarte.)

O corte das hortaliças pode influir no porcionamento; quando a subdivisão é grande, além de aumentar a superfície de exposição ao ar e diminuir a retenção de nutrientes, o volume ocupado pela hortaliça aumenta, o que pode resultar no consumo de menores quantidades. Se o objetivo do planejamento do cardápio é aumentar o consumo, uma boa opção é diminuir o corte, ou seja, subdividir menos as hortaliças.

Procedimentos especiais para o pré-preparo de hortaliças

Hortaliças processadas ou minimamente processadas

O uso de hortaliças congeladas é alternativa interessante e eventualmente de custo compatível com o da hortaliça fresca, além de conferir praticidade à manipulação e uniformidade às preparações. São também vantagens decorrentes do uso de vegetais congelados ou processados a diminuição na produção de resíduos de alimentos e a eliminação das etapas envolvidas com pré-preparo (higienização e corte). É considerado minimamente processado o vegetal que "passou por etapas de processamento (lavagem, descascamento, corte, centrifugação) e que mantém as suas características e o frescor do produto inteiro",* ou o que foi "modificado fisicamente, mas que mantém seu estado fresco".** Por meio do uso de atmosfera controlada, o teor de O_2 disponível para a taxa respiratória diminui e o teor de CO_2 aumenta, com controle da maturação. O controle da umidade interna na embalagem deve ser tal que não permita o desenvolvimento de microrganismos se houver muita umidade, ou a desidratação do vegetal se houver pouca. Como a temperatura é a principal causa de deterioração de vegetais, a refrigeração não está dispensada no trato de hortaliças minimamente processadas.

Branqueamento

O branqueamento realizado na indústria e as condições de embalagem e congelamento determinam variações na taxa de retenção de nutrientes, dependendo das condições de processamento. Vegetais expostos ao calor do branqueamento e, em seguida, à imersão em água fria perdem nutrientes por lixiviação, termolabilidade, exposição ao oxigênio e à luz. O principal objetivo do branqueamento é a inativação das enzimas que deterioram a hortaliça para prepará-la para o congelamento, enlatamento ou secagem; estabelecer o ponto em que há maior eficiência para a interrupção da atividade enzimática com a máxima retenção de nutrientes é um desafio. Estudos para avaliação de diferentes condições de processamento mostram que combinações de tempo reduzido e temperatura elevada resultam em menor perda média de nutrientes. Outra condição que melhora a retenção de nutrientes no branqueamento é a substituição da imersão em água fervente por exposição a vapor na

*Ministério da Agricultura, Pecuária e Abastecimento, 2003.
**Associação Internacional de Produtores de Minimamente Processados.

etapa de aquecimento. O branqueamento com imersão em água resulta em perdas médias de 40% do conteúdo de minerais e vitaminas, especialmente C e tiamina.

Compostos com ação antinutricional

Em pepinos e abóboras, as cucurbitacinas podem estar presentes como glicosídios ou agliconas livres e conferem o sabor amargo dessas hortaliças. O pepino-bravo tem concentrações que contraindicam o consumo. Repolho e couve-flor são ricos em glucosinolatos; mostarda, nabo e rabanete são fontes de tiocianatos.

O consumo elevado de crucíferas, associado a dietas inadequadas, pode resultar em ação goitrogênica, por ação dos isotiocianatos sobre a síntese de hormônios tireoidianos. Esses efeitos também foram observados com o consumo de alga marinha kombu (*Laminaria japonica*), comum na culinária japonesa. Interessante notar que apenas o excesso é motivo de preocupação; o consumo regular de doses moderadas de crucíferas é defendido justamente pelo papel dos glucosinolatos precursores dos isotiocianatos na proteção contra o câncer, especialmente com as folhas cruas em que a enzima mirosinase apresenta atividade ótima e libera os compostos bioativos de ação quimiopreventiva. Contudo, dada a constatação de que também há atividade de mirosinase produzida pela microbiota intestinal sobre o metabolismo dos glucosinolatos e considerando outros fatores de confusão, como a composição da refeição e o tempo de mastigação, novas evidências têm sido produzidas para elucidar o real papel do preparo de hortaliças sobre a produção de compostos com efeitos quimiopreventivos.

Outra preocupação com o excesso de vegetais na dieta é o conteúdo de nitratos, com potencial redução a nitritos, trazidos à dieta por hortaliças como a beterraba, e de ácido oxálico, presente no espinafre em grande quantidade, capaz de comprometer o aproveitamento dos minerais da dieta, notadamente o cálcio. A cocção de beterraba e espinafre com descarte da água de preparo constitui uma indicação que escapa à regra geral de preparo de hortaliças em vapor, para aumentar a segurança de consumo.

Pigmentos vegetais

Clorofila. Localiza-se nos cloroplastos juntamente com os carotenoides, confere a cor verde das células vegetais e não tem função nutricional conhecida. Contudo, é responsável pela fotossíntese, o que garante o início da cadeia alimentar, ao captar e transformar a energia luminosa do sol em energia química na forma das ligações fosfato: adenosina difosfato (ADP) e adenosina trifosfato (ATP). Não sendo solúvel em água, sua retenção mesmo em cocção por imersão é satisfatória, embora afetada por alterações de pH: em meios alcalinos, ocorre a remoção do grupo fitol, resultando em um novo composto, de cor verde mais intensa, chamado clorofilina. O aumento do pH superior a 8 causa amaciamento excessivo de vegetais por hidrólise da pectina; como muitas vitaminas, notadamente as do complexo B, são sensíveis à alcalinidade, a adição de bicarbonato de sódio ao preparo não é indicada. Em meios ácidos, seja por adição de ingredientes como limão ou tomate, seja pela acidificação que ocorre pelo acúmulo de ácidos orgânicos na cocção com panelas fechadas, a clorofila transforma-se em feofitina, de coloração marrom. O equilíbrio do pH e o uso de cocção breve com o escape dos vapores evita essa alteração e preserva as características de coloração típicas dos vegetais verdes, bem como promove a retenção de nutrientes.

Carotenoides. Os carotenoides são os pigmentos alaranjados, que partilham com a clorofila a ocupação dos cloroplastos. Já foram descritos mais de 600 carotenoides, dos quais cerca de 50 apresentam atividade provitamínica A; desses, os mais comuns nos alimentos são o α-caroteno, o betacaroteno e a betacriptoxantina. Entre os demais carotenoides, o licopeno, a luteína e a zeaxantina têm maior importância por atuarem como moduladores do sistema oxidativo. São lipossolúveis, o que torna os processos de cocção com óleos e gorduras interessantes para melhorar sua extração da matriz celular, aumentando sua biodisponibilidade. As condições de preparo podem diminuir sensivelmente o teor de carotenoides dos alimentos, dada a sensibilidade desses compostos à ação da luz, que causa isomerização de sua cadeia, ao oxigênio e às temperaturas extremas de cozimento; por outro lado, são relativamente estáveis às mudanças de pH, e por isso as alterações de cor de vegetais alaranjados que se observam com adição de álcalis ou ácidos ao meio de cocção pode ser atribuída à pequena concentração de clorofila, mascarada pela intensidade da coloração dos carotenoides.

Flavonoides. Embora sem valor nutricional, a classe de flavonoides tem despertado grande interesse por sua ação protetora de alterações das estruturas celulares causadas por espécies reativas de oxigênio (ERO) e de nitrogênio, conhecidas como radicais livres; isto se deve ao seu caráter fenólico, responsável pelo sequestro de íons.

Antocianinas. São pigmentos de cor vermelha a azul, com alguns vegetais expressando a cor violeta, solúveis em álcool. Nos morangos, a pelargonidina dá o tom vermelho, na jabuticaba, a petunidina deixa o fruto violeta quase negro e, no jambolão, percebe-se o tom vermelho da cianidina. Com a redução de pH, o vermelho acentua-se, e a cor azul é produzida pela adição de álcalis.

Antoxantinas. São pigmentos amarelos perceptíveis em repolho-branco e batata e incluem as flavonas e os flavonóis. A rutina e a quercitina são flavonóis cuja ação antitrombogênica já foi descrita. As flavanonas são incolores e conferem sabor amargo a frutas como o *grapefruit*, comum no hemisfério norte e comercializada em pequenos volumes no Brasil.

Betalaínas. São os pigmentos encontrados na beterraba, exclusivamente, e dividem-se em vermelhos (betacianinas) e amarelos (betaxantinas). Não apresentam função nutricional ou bioativa conhecida. Bastante solúveis em água, despertam o interesse pelo uso da água de cocção para o preparo de molhos e sobremesas; contudo, a dissolução dos nitratos da beterraba contraindica essa forma de consumo.

Atividade 3.8 Extração de pigmentos e efeitos do processamento sobre a textura de hortaliças.

Objetivos

- Estudar o efeito das condições de processamento sobre a pigmentação e a textura de hortaliças.

Cada grupo deverá tomar sua porção de vegetal e dividi-la em 3 partes iguais que serão cozidas de diferentes maneiras.

Coloque os vegetais em panelas com água fervente em quantidade suficiente para cobri-los e marque o tempo (15 min) após a fervura ser reiniciada. Colete amostras da água de cocção em tubos de ensaio identificados para comparação. Compare os vegetais cozidos de acordo com o que se pede na Tabela 3.6.

Classificação

- Água: límpida/turva
- Textura do vegetal: firme/macio/muito macio.

Relatório

Responda: considerando as alterações químicas esperadas e as características sensoriais resultantes do ensaio, qual é a influência do bicarbonato de sódio sobre a cocção de vegetais? Qual deve ser o melhor método para cocção de hortaliças, do ponto de vista nutricional? ■

Tabela 3.6 Características do vegetal e da água de cocção de hortaliças, segundo as condições de processamento.

Modo de cocção	Repolho roxo		Cenoura		Brócolis	
	Água de cocção	Textura do vegetal	Água de cocção	Textura do vegetal	Água de cocção	Textura do vegetal
Com tampa						
Sem tampa						
Com tampa e bicarbonato						

Atividade 3.9 Higienização, corte e porcionamento de hortaliças.

Objetivos

- Identificar os procedimentos corretos para pré-preparo e cocção de hortaliças
- Exercitar a higienização de hortaliças
- Estimar o FC de hortaliças
- Avaliar a influência do corte nos valores por porção.

Cada grupo deverá montar uma receita de salada com as hortaliças disponíveis em aula (relação a seguir) a seu critério, desde que tenham pelo menos uma hortaliça cozida. Todos deverão completar a Tabela 3.7, após ter feito a pesagem apenas das hortaliças escolhidas para sua salada e agrupado seus dados com os dos outros grupos.

Tabela 3.7 Pesos, fator de correção, energia (kcal) e densidade energética (kcal/g) de hortaliças empregadas para a elaboração de uma salada.

Hortaliça	Unidade ou porção?	PB (g)	PL (g)	FC	Peso de 1 pires de chá* (PL [g])	Peso da porção de 15 kcal (g)	Nº de porções em 1 pires	DE (kcal/g)
Repolho	Porção	189	181,3	1,04	80,5	53,57	1,5	0,28
Salsão								
Beterraba								
Rabanete								
Acelga								
Rúcula								
Agrião								
Nabo								
Cenoura								
Mandioquinha								
Quiabo								

PB: peso bruto – peso do alimento como adquirido, portanto, com todas as aparas (folhas com defeito – queimaduras, ataque de insetos ou fúngico –, talos, sementes, cascas etc.); PL: peso líquido – peso do alimento após a retirada de suas aparas, porém, antes de serem lavadas e higienizadas; FC: fator de correção; DE: densidade energética. *Pesar o pires de chá, tarar a balança e completar com as hortaliças, anotando o peso final.

Hortaliças disponíveis

A atividade deve ser proposta com uma seleção de hortaliças. São sugeridos repolho roxo, beterraba, salsão, rabanete, nabo, acelga, chicória, rúcula, agrião, cenoura, mandioquinha (batata-baroa) e quiabo, e, como complementos, *kani-kama*, manga e maçã.

Relatório

Apresente a tabela a partir da lista de ingredientes usados na salada (Tabela 3.5), com as quantidades e o número de porções. Discuta diferenças observadas devido ao modo de corte das hortaliças. ■

FRUTAS

O consumo de frutas pelo brasileiro não é compatível com a tradição do país na produção de alimentos desse grupo: de acordo com dados de 2005, o Brasil iniciou o século 21 como o segundo produtor mundial, com 37 milhões de toneladas, ou 10% do total produzido no mundo, embora com apenas 2% de participação no mercado internacional. Dados da Pesquisa de Orçamentos Familiares mostram que o consumo de frutas no Brasil era de 28,8 kg *per capita*/ano nos anos 2008 e 2009, ou aproximadamente 79 g *per capita*/dia. Dada a importância desse grupo de alimentos e a evidente distância entre produção e consumo, a oferta no cardápio deve ser estimulada pelo nutricionista, como sobremesa ou salada, ou ainda acompanhando pratos principais.

Identificação de produtores e distribuidores de frutas. O nutricionista, ao conhecer os fornecedores e alguns integrantes da cadeia produtiva de frutas, pode atentar para a eventual desconformidade dos seguintes aspectos entre produtores, beneficiadores e varejistas:

- Existência de registros do uso (calendário de aplicação) e preparação de defensivos químicos (agrotóxicos), local adequado para armazenamento e descarte de recipientes
- Controle de qualidade da água de irrigação e da água usada na limpeza da fruta
- Programa de controle de pragas
- Adequada limpeza das instalações, equipamentos e utensílios empregados na manipulação da fruta
- Uso adequado de equipamentos de proteção individual (EPI) por parte dos manipuladores
- Comercialização no ponto ótimo, considerando a capacidade de maturação pós-coleta e a resistência necessária para transporte e venda
- Acessórios (estrados, paletes ou *pallets*) adequados para cada tipo de fruta, com orifícios alinhados aos dos cartões de ventilação (respiros)
- Empilhamento adequado no caminhão, compatível com a resistência da fruta, colocação de coxins (espumas amortecedoras) para evitar danos por solavancos entre caixas, carga com cobertura de lona
- Situação geográfica, priorizando a compra de produtores locais.

Seleção

As frutas são escolhidas segundo a satisfação dos seguintes atributos:

- Firmeza e suculência
- Cor e aroma típicos a cada estágio de maturação
- Integridade e uniformidade.

Algumas frutas prestam-se melhor ao amadurecimento pós-coleta e podem ser mantidas a temperatura ambiente até a maturação; já outras exigem refrigeração imediata; por isso, vale a pena programar sua inclusão no cardápio em datas próximas da entrega. A Tabela 3.8 contém a distribuição das frutas segundo as exigências de conservação; a Tabela 3.9 contém características de qualidade de algumas das principais frutas produzidas no Brasil.

Pré-preparo

Feita a seleção, as frutas são higienizadas imediatamente antes de serem servidas, por meio da lavagem e da descontaminação.

Tabela 3.8 Distribuição de frutas segundo a exigência ou não de refrigeração para conservação.

Frutas compatíveis com armazenamento à temperatura ambiente até o amadurecimento pleno	Frutas que devem ser adquiridas em estágio de maturação plena e receber refrigeração
• Abacate • Papaia • Banana • Melão-cantalupo • Manga • Nectarina • Pêssego • Ameixa • Abacaxi • Tomate	• Maçã • Cereja • Uva • Romã • Framboesa • Morango • Tangerina • Melancia • Laranja • Limão • Amora • Lima • Groselha

Tabela 3.9 Características de qualidade de alguns frutos brasileiros.

Fruto	Peso/dimensão esperados	Casca típica	Coloração	Defeitos principais
Abacaxi	Entre 0,9 e 2,2 kg	Malha regular, crespa e firme	Verde ou amarelo homogêneo	Podridão, amassamento, exsudação, queimadura de frio, ausência de coroa
Banana	Nanica – 13 a 23 cm Prata e maçã – 15 cm, tendo a maçã o aspecto mais arredondado Ouro – a menor de todas, de 8 a 12 cm Terra – frutos grandes, com dimensões que chegam a mais de 30 cm	Firme de coloração regular e com ausência de manchas escuras	Desde verde, passando a verde com faixas amarelas, amarela e amarela com manchas negras – neste estágio já se inicia a decomposição	Podridão, amassamento, corte na casca, restos florais na extremidade
Caqui	5 a 11 cm de diâmetro	Fina, uniforme	Alaranjada a vermelha	Podridão, amassamento
Goiaba	5 a 11 cm diâmetro	Rugosa ou lisa, de acordo com a variedade	Amarelada a verde	Podridão, amassamento
Laranja	5 a 12 cm de diâmetro, com 35 a 40% de suco	Rugosa ou lisa, de acordo com a variedade	Amarela a laranja	Podridão, amassamento, ferrugem
Limão	37 a 68 mm de diâmetro, com 40 a 70% de suco	Rugosa ou lisa, de acordo com a variedade	Verde-claro a escuro; há variedades vermelhas e alaranjadas	Podridão, amassamento, manchas de ferrugem

(continua)

Tabela 3.9 Características de qualidade de alguns frutos brasileiros. (*Continuação*)

Fruto	Peso/dimensão esperados	Casca típica	Coloração	Defeitos principais
Maçã	50 a 250 g	Lisa, firme, regular	Verde, vermelha com listras verdes e brancas, vermelha	Rachadura peduncular, dano de geada, mancha de sarna, queimadura de sol, amassamento, podridão
Maracujá	55 a 85 mm de diâmetro	Lisa para a variedade doce, enrugada para a variedade azeda, firme regular	Verde a amarela	Podridão, amassamento, imaturidade, murchamento
Pêssego	2,5 a 8 cm de diâmetro	Lisa, com penugem	Amarelo, amarelo com faixas vermelhas, vermelho	Podridão, amassamento, manchas, caroço partido, queimadura de sol ou frio
Tangerina	50 a 115 mm de diâmetro, 35 a 45% de suco	Rugosa, firme	Amarela a laranja	Podridão, amassamento, bolor, falta de pedúnculo
Uva	100 a 900 g por cacho; bagas com 12 a 32 mm de diâmetro	Lisa, firme	Verde, amarela, vermelha ou vinho	Rompimento da baga, amassamento, podridão, queimadura, degrana (bagas soltas), falta de pruína (cera)

- Passo 1: lavagem. Lavagem em água com o uso de escova macia para remoção de sujidades e diminuição da carga de defensivos agrícolas; a escovação das frutas em uma bacia com água, seguida de lavagem em água corrente com fluxo normal, diminui o consumo de água. O uso de jato forte não é necessário devido à escovação prévia. O uso racional da água nas UAN e no ambiente doméstico exige revisão dos procedimentos de preparo dos alimentos para controlar seu consumo
- Passo 2: descontaminação. Banho de hipoclorito a 150 ppm por 30 min (ver item *Técnicas de higienização | Limpeza e desinfecção*, Capítulo 1), seguido de remoção do hipoclorito com água limpa. O passo de descontaminação é dispensável para frutas orgânicas que serão cozidas ou quando a casca é removida.

O corte das frutas expõe o seu conteúdo ao ar e à luz, dando início à perda de nutrientes lábeis; por isso, a melhor estratégia para servir frutas é proceder ao corte no menor intervalo de tempo até o consumo. Para o período de armazenamento, potes opacos e fechados mantidos sob refrigeração.

TUBÉRCULOS E RAÍZES

Tubérculos
Raízes comestíveis com teores de carboidratos entre 5 e mais de 20%; em dietética, são reconhecidos como tubérculos as raízes ricas em amido, sendo a batata e a mandioca seus representantes principais; contudo, nabo, rabanete e cenoura também são alimentos desse grupo.

A denominação **tubérculos** e raízes é dada à fração radicular comestível de vegetais, que representa reserva energética para a planta, sendo a batata um de seus representantes mais populares.

São classificados como tubérculos:

- Raízes com 20% de carboidratos, como batata-inglesa, mandioca ou aipim, mandioquinha ou batata-baroa, cará, inhame e batata-doce
- Raízes com 10% de carboidratos, como beterraba e cenoura
- Raízes com 5% de carboidratos, como nabo e rabanete.

Os tubérculos pertencem ao grupo das hortaliças tuberosas, que inclui ainda os bulbos como alho e cebola (tratados no Capítulo 2).

Raízes como cenoura, nabo e rabanete exigem cuidados semelhantes no pré-preparo, mas devem ser consumidas preferencialmente na forma crua, com melhor retenção de nutrientes. A cocção da cenoura é uma prática comum, e para melhor aproveitar seu valor nutritivo, deve receber o tratamento recomendado para hortaliças: cocção breve – refogados, com subdivisão no pré-preparo para aumentar a superfície de contato e garantir uniformidade e tempo reduzido em contato com o calor, ou a vapor, inteira, com corte posterior. A cocção de vegetais ricos em carotenoides como a cenoura – já discutida no item *Hortaliças* – favorece a biodisponibilidade desses compostos.

Seleção

Este grupo de alimentos é um dos que melhor ilustra o fato de que um mesmo tipo de vegetal pode ter diferentes aplicações, de acordo com as características particulares de cada variedade. Assim, batatas com elevado teor de açúcar (e, portanto, menor de amido), chamadas **cerosas**, desmancham menos sob cocção, sendo mais indicadas para o uso em saladas e preparações que exijam bom corte, como as sopas. A Tabela 3.10 contém informações sobre as características de qualidade de tubérculos.

Tubérculos cerosos
São raízes com elevada concentração de açúcares simples, mais sujeitas à caramelização; por resistirem melhor ao corte, esses tubérculos são indicados para preparações frias, como saladas.

As batatas comuns, mais ricas em amido, são mais indicadas para preparações como massas e purês, que envolvem desmanche. Também são mais adequadas para a fritura, pois o açúcar das batatas cerosas pode determinar excessiva caramelização e, portanto, escurecimento indesejável e rápido, antes mesmo que o interior do alimento esteja cozido.

Após selecionar o fornecedor, para identificar a batata, basta tomar uma unidade de amostra e mergulhar em uma solução de sal a 20% (500 mℓ de água com 100 g de sal): batatas cerosas são mais densas e tendem a ir ao fundo, e as mais ricas em amido, chamadas popularmente de farinhentas, tendem a ficar na superfície.

Batatas com manchas esverdeadas e sinais de brotamento não são adequadas para o consumo, pois, nesse estágio, há elevada concentração de solanina, alcaloide com ação tóxica e termorresistente.

Tabela 3.10 Características de qualidade de tubérculos.

Tipo de tubérculo	Características de qualidade	Armazenamento
Batata-inglesa	Lisa, firme, sem manchas esverdeadas e livre de brotos	À temperatura ambiente, por até 30 dias, em local arejado, seco e fresco. Com temperatura entre 6 e 10°C e umidade relativa do ar entre 85 e 95% dura até 8 meses
Batata-doce	São melhores as raízes mais compridas (13 a 15 cm), com aproximadamente 6 cm de diâmetro. Firme, com a pele fina e lisa, branca ou rosa, sem machucaduras ou picadas de insetos	Refrigeração entre 12 e 14°C, com umidade relativa do ar entre 80 e 90%, por até 6 meses. À temperatura ambiente, em lugar seco, fresco e arejado, protegida da luz, por até 2 meses
Cenoura	Firme, lisa, sem rugas e dobras, cor laranja, preferencialmente com ramas, sem sinais de brotamento	À temperatura ambiente, por 3 a 5 dias, em local seco, fresco e arejado, com proteção de luz. Sob refrigeração, seca, por até 2 semanas
Inhame	Raízes com diâmetro aproximado de 6 cm e 10 a 12 cm de comprimento, com peso entre 90 e 220 g	Refrigeração leve de 10°C, com ventilação, por até 1 mês
Mandioca (ou macaxeira, ou aipim)	Raízes com diâmetro de 8 a 15 cm, pode alcançar comprimentos superiores a 1 m	Na casca, temperatura ambiente, por 1 semana. Sob refrigeração, livre da casca e imersa em água, 1 semana
Mandioquinha (ou mandioquinha-salsa, ou batata-baroa)	Raízes cilíndricas com 11 a 19 cm de comprimento e 3 a 5 cm de diâmetro, pesando entre 80 e 200 g, com coloração amarela intensa, sem sinais escuros ou partes amolecidas	Local fresco com refrigeração leve (10°C) por 1 semana
Nabo	Unidade com 400 g e 5 cm de diâmetro, branco ou arroxeado, firme, liso	Refrigeração por 1 semana
Rabanete	Redondo e com coloração vermelha uniforme ou rajada de branco	Refrigeração por 2 semanas

Pré-preparo

Esses vegetais requerem cuidado especial no que se refere à higienização, dada a superfície irregular e com elevada quantidade de sujidades. Para a produção de refeições em grande escala, estão indicados lavagem e descasque mecânicos para tubérculos como a batata, o que exige uniformidade do vegetal. Em escala menor, o uso de escovação em bacia com água seguida de lavagem em água corrente é essencial para remoção de sujidades. Uma coleção de água – em uma bacia ou balde – para a remoção inicial dos detritos, com trocas constantes, diminui o tempo de exposição à água corrente, com economia desse recurso. A mandioca deve ser descascada antes da cocção, etapa dispensada para os demais tubérculos, que podem ser cozidos com casca.

Preparo

A cocção úmida para a gelatinização do amido está indicada para batatas e outros tubérculos brancos ou amarelos; desse modo as enzimas amilolíticas do trato digestório apresentam melhor desempenho, aumentando a digestibilidade do alimento. Mesmo na fritura ou no assamento usados para a batata (exemplos de cocção seca), o interior do tubérculo, que contém 80% de água, está sob calor úmido e sofre gelatinização.

Para produzir formatos regulares e bem cortados, o cozimento em baixa temperatura é indicado para aumentar a resistência da parede da batata. Se o objetivo é desmanchar para produção de purês ou massas, pode-se empregar a cocção sob pressão para economizar tempo e combustível, com a batata ainda em casca, para maior aproveitamento – a despela diminui o FC quando comparada ao descasque do tubérculo cru.

A mandioca pode ser preparada por meio de cocção úmida, seguida de cocção seca por fritura, forma muito apreciada. Alguns dos inúmeros subprodutos da mandioca são tratados no boxe Dietética em foco, *Mandioca | Um tubérculo versátil e uma riqueza cultural.*

Cocção seca

Fritura

- Por imersão: batatas fritas ganham em qualidade se mantidas, depois do corte, em água gelada; imediatamente antes do contato com o óleo a 180°C devem ser secas com papel descartável ou toalha de algodão reutilizável (higienizada por calor) para evitar acidentes. Como discutido anteriormente, o elevado teor de açúcares das batatas cerosas é limitante de seu uso para fritura, por resultar em excessiva caramelização externa, comprometendo a aparência e a textura do produto final
- Em pequena quantidade de óleo, para saltear: complementa o preparo de tubérculos já submetidos à cocção úmida
- Mandioca pode ser frita depois de cozida em água.

Assamento

- Ideal para batatas; pode ser feito com o tubérculo cru, com casca, envolvido em papel manteiga, para aproveitamento do calor de vaporização de sua umidade. O assamento pode ser seguido ou precedido de outro tratamento térmico, como fritura ou cocção em água.

Cocção úmida

- Em imersão, à pressão atmosférica para preservação do corte de tubérculos a serem empregados em saladas, ou sob pressão, para acelerar a gelatinização de tubérculos que serão desmanchados. Para o preparo de purês, o amassamento deve ser feito com amassadores ou garfos; o uso de liquidificador ou *mixer* rompe as estruturas e expõe as cadeias de amilose e amilopectina, com grande capacidade hidrofílica. O resultado é massa mais pegajosa e de textura inadequada

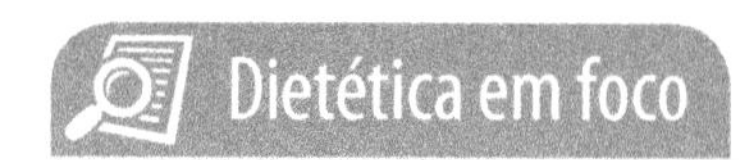

Mandioca | Um tubérculo versátil e uma riqueza cultural

De produção rústica, a mandioca é um alimento cultivado em todo o território nacional. Por exigir tratos culturais simples, é cultivada por muitas famílias, em pequenas propriedades para subsistência, o que garante boa fonte alimentar durante o ano. É uma das culturas mais interessantes para a produção orgânica, por dispensar naturalmente o uso de insumos químicos em escala comercial pequena.

O Brasil detém 15% da produção mundial de mandioca. Essa raiz faz parte da alimentação do brasileiro de maneiras variadas: ralada, é usada para fazer o beiju, que constitui a base da alimentação de diversas etnias indígenas. A farinha da mandioca, torrada ou crua, é empregada como guarnição de mesa em diversas regiões do Brasil, notadamente no Nordeste e Norte. Como espessante de caldos e molhos, é ingrediente dos inúmeros tipos de pirão, preparação que acompanha pratos da culinária nacional, como pescados e carne-seca (pirão de leite, pirão de peixe).

A fécula ou polvilho, amido finamente moído, é empregado para biscoitos e no tradicional pão de queijo; quando fermentado, dá origem ao polvilho azedo, que difere do não fermentado ou doce pelo grau de acidez determinado pela fermentação; o polvilho doce é conhecido no Nordeste como goma. Outro produto fermentado da mandioca é seu suco, origem do molho tucupi, típico da região Norte. Suas folhas também são empregadas para o preparo da maniçoba, prato cozido que reúne ainda carnes-secas e condimentos, e requer dias de preparo para o tratamento das folhas de mandioca-brava, com vistas à eliminação dos glicosídios cianogênicos, de elevada toxicidade e naturalmente presentes no tubérculo. O amido da mandioca ainda dá origem a diversas formas de féculas, empregadas para o preparo de gomas com caldos de peixe, e de grânulos pré-cozidos, para o preparo de sobremesas instantâneas (que dispensam o uso de calor) como o cuscuz feito com coco, leite e açúcar.

Outro produto derivado da mandioca é o sagu, pequenos glóbulos de amido que, gelatinizados por sucos de frutas como a uva, são muito apreciados como sobremesa. Na confeitaria e na panificação, a mandioca pode substituir parcialmente a farinha de trigo para o preparo de diversos produtos, com pequena alteração de suas características originais. Como fonte exclusiva de amido, é especialmente interessante para o preparo de receitas destinadas a portadores de doença celíaca, que não podem consumir glúten. A fécula da mandioca pode ser encontrada em diversos produtos alimentares insuspeitos, como embutidos, e ainda é empregada na indústria têxtil, para dar corpo a tecidos, e na indústria de papel e celulose.

- A cocção úmida pode preceder a cocção seca para saltear ou assar
- A cocção a vapor é ideal para batatas, cenoura e mandioquinha.

Conheça a consistência de diferentes tubérculos por meio da Atividade 3.10.

Atividade 3.10 Rendimento de tubérculos para o preparo de purês e estabelecimento da porção de referência.

Objetivos

- Estudar as diferenças de consistência de pastas feitas com os diversos tubérculos
- Estabelecer a porção tipo de cada tubérculo.

Purê de batata

- Após a higienização, leve à fervura 300 g de batata com as cascas (sob pressão por 10 min)
- Esfrie, descasque e amasse com meio copo de leite
- Leve ao fogo baixo com 1 colher de sopa de manteiga e 1% de sal e, sempre mexendo, cozinhe por aproximadamente 5 min (se necessário, adicione mais leite durante o processo); ao fim, acrescente 3 a 4 ramos de salsa picada.

Purê de cará/inhame

- Idem ao item anterior.

Purê de mandioca

- Descasque 400 g de mandioca, cortando transversalmente a raiz em pedaços de 4 a 5 cm de comprimento e, então, cortando a casca pelo comprimento, retire-a com movimentos de descolar. Proceda como no primeiro item, apenas retirando o fio interno da mandioca antes de amassar.

Purê de mandioquinha

- Raspe a casca do vegetal com uma faca, leve para cozinhar por 5 min sob pressão, proceda como no primeiro item.

Relatório

Dê a receita padrão de uma das preparações e complete a Tabela 3.11. ■

Tabela 3.11 Pesos e densidade energética de tubérculos.

	Dados de uma unidade				Porção tipo	Densidade energética
Tubérculo	P, M ou G?	Peso bruto (g)	Peso líquido (g)	Fator de correção	g	kcal/100 g
Batata						
Mandioca						
Mandioquinha						
Cará						
Inhame						

OVOS

Os ovos são alimentos de grande versatilidade, podendo compor, em espécie ou como ingrediente, preparações para todos os horários de refeição (café da manhã, colação, almoço, lanche, jantar e ceia). As características de composição do ovo que contribuem para a diversidade de aplicações são o bom conteúdo de proteínas de elevada solubilidade, a capacidade de formação de espuma e a presença de lecitina e gordura na gema.

O ovo de galinha é o mais consumido no Brasil, seguido pelo ovo de codorna – muito apreciado por apresentar um tamanho interessante para o preparo de saladas. Outras aves, como pato e avestruz, não são empregadas para a produção de ovos em escala comercial.

As partes fundamentais do ovo são descritas a seguir.

Clara. A clara dos ovos é composta de 2 camadas, que se diferenciam pela fluidez, denominadas de clara fluida e clara espessa; nos ovos de galinha, as proteínas representam cerca de 13% do peso da clara, que contém ainda 85% de água. As albuminas são a principal classe de proteínas da clara dos ovos, e as mais estudadas são a ovalbumina, a conalbumina – ou ovotransferrina – e as frações de ambas, que representam cerca de 70% do total de proteínas da clara. A clara contém ainda ovomucoide, proteína inibidora da tripsina e sensível ao calor em pH neutro e alcalino, e **ovomucina**, glicoproteína que confere consistência ao ovo e que representa apenas 2% do total de proteínas da clara. A clara fluida tem menos ovomucina do que a clara espessa. Outra proteína da clara com ação antinutricional é a avidina, que se liga à biotina quando em estado nativo. Também aqui, o tratamento térmico inativa essa propriedade. Entre as proteínas de menor concentração (3,5%), encontra-se, no grupo das glicoproteínas, a lisozima, anteriormente agrupada entre as globulinas. As proteínas da clara do ovo apresentam propriedades funcionais de grande interesse para a produção de alimentos em escala doméstica ou industrial, com destaque para a formação de espuma, a gelatinização e a coagulação.

Ovomucina
Glicoproteína rica em cistina encontrada na clara dos ovos, responsável por sua consistência graças à sua estrutura, com pontes dissulfeto que conferem resistência. Com o armazenamento prolongado, a elevação do pH interno decorrente da perda de CO_2 pelos poros da casca promove a liquefação da clara.

Gema. A gema do ovo de galinha contém proteínas (16%), lipídios (30%) e menos água do que a clara (30%), além de pequena quantidade de carboidratos (1,6%); a coloração da gema é dada pelo conteúdo em carotenoides, xantofilas, e riboflavina. Entre as proteínas da gema, destaca-se a lipovitelina, também chamada de fosfovitina ou fosvitina, proteína com 10% de fósforo e que representa 80% do conteúdo de fosfoproteínas da gema. Essa proteína é importante por ser capaz de formar complexos estáveis com íon férrico, diminuindo a biodisponibilidade do ferro nas refeições que contêm ovo. A lecitina, também presente na gema, tem a capacidade de combinar compostos hidrofóbicos e hidrofílicos, o que confere ao ovo a propriedade de estabilizar emulsões. O conteúdo de colesterol da gema do ovo é um dos mais altos entre os alimentos: cada gema contém aproximadamente 180 a 190 mg.*

*TACO, 2006.

Casca. A casca dos ovos contém grande quantidade de carbonato de cálcio, e a combinação desse mineral com sais de magnésio e proteína forma uma estrutura porosa, que viabiliza trocas gasosas entre o ambiente interno e o externo. Um ovo fresco apresenta maior quantidade de gás carbônico no ambiente interno, mantendo um pH ligeiramente ácido, adequado à preservação da qualidade do ovo; durante o armazenamento, o gás carbônico é substituído por oxigênio, com elevação do pH interno. Essa alteração promove a diminuição do conteúdo de ovomucina e, com isso, a fração espessa da clara diminui, aumentando a fragilidade do ambiente interno. Apesar da elevada concentração de cálcio, o emprego das cascas de ovos como subproduto para a nutrição humana deve ser visto com reserva, dado o risco de contaminação por microrganismos, especialmente *Salmonella*. Tratamento de higienização com lavagem e desinfecção com cloro são necessários para que a casca possa, eventualmente, ser aproveitada. A porosidade da casca, além de favorecer a troca gasosa, também possibilita a perda de água por evaporação.

Características de qualidade de ovos. Ovos frescos apresentam a gema centralizada e alta, resultado do bom conteúdo de ovomucina e, consequentemente, de clara espessa, que mantém a estrutura do ovo. Ao ser quebrado o ovo, a clara espalha-se de maneira uniforme e ao redor da gema; espalhamento excessivo e deslocamento da posição da gema para a periferia da clara indicam que o ovo não é fresco. Outro modo de avaliar a eventual perda de frescor é a análise do tamanho da câmara de ar, uma vez que ela se expande com a contração do interior do ovo pela desidratação.

O principal problema sanitário associado ao uso de ovos para alimentação diz respeito ao risco de contaminação por *Salmonella*. Isso exige cuidado para seleção, conservação e preparo dos ovos, e impede o uso de preparações com ovos crus ou mal processados em uma UAN.

Seleção

Devem ser escolhidos ovos com cascas íntegras, sem manchas, que podem indicar defeitos da mineralização da casca decorrente de má qualidade do manejo das aves durante a produção. Ovos devem apresentar peso regular para facilitar o dimensionamento das quantidades adequadas às diversas receitas. As gemas devem ter coloração uniforme, sem sinais de sangue, que indicam hemorragia do animal; com o passar do tempo, esses sinais podem se transformar nas chamadas manchas de carne, pequenos coágulos de cor cinza; em ambos os casos, o ovo deve ser rejeitado. As cascas devem oferecer resistência, e os ovos de casca muito frágil devem ser evitados; ao abrir o ovo, o espalhamento da clara deve ser pequeno, indicando bom conteúdo de clara espessa. Veja as ilustrações da Figura 3.5.

Para o trabalho em UAN, é possível usar ovos desidratados, já pasteurizados, o que diminui a chance de contaminação e o desperdício, além de facilitarem a dosagem para o preparo de alimentos. A escolha do fornecedor é uma etapa importante, e o uso de critérios objetivos de avaliação de amostras de ovos é um recurso que auxilia o nutricionista.

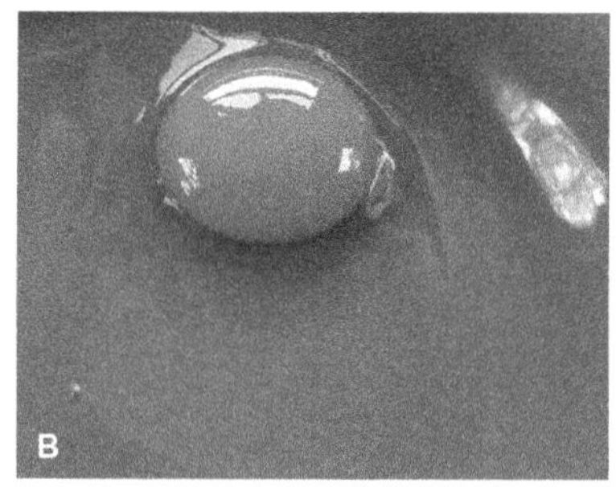

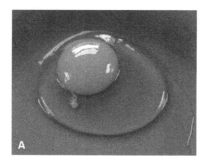

Figura 3.5 Qualidade de ovos. **A.** Ovo novo – gema centralizada e grande proporção de clara espessa. **B.** Ovo velho – gema descentralizada e grande proporção de clara fluida. (Esta figura encontra-se reproduzida em cores no Encarte.)

Conservação

A conservação dos ovos é favorecida pela temperatura de 8 a 10°C, com manutenção de umidade relativa em 85% para prevenir excesso de desidratação. Para conservar, os ovos devem ser mantidos secos, pois a umidade da casca decorrente de lavagem pode favorecer o desenvolvimento de microrganismos. No refrigerador doméstico, os ovos devem ser armazenados em recipiente limpo e posicionados em uma prateleira interna – o uso da porta não confere a melhor condição de armazenamento pela oscilação de temperatura e excessiva movimentação. Ovos desidratados devem ser conservados de acordo com as orientações do fabricante, em local fresco e seco, em sua embalagem original enquanto não violada.

Pré-preparo

A lavagem da casca deve ser feita no momento do uso. A cloração dos ovos em 50 ppm de cloro por 5 min diminui a contaminação por microrganismos, seguida de lavagem para remoção de traços de cloro antes do rompimento da casca. Cada unidade deve ser aberta em recipiente isolado, e os demais ingredientes devem ser adicionados após a confirmação da qualidade do ovo – ausência de sinais de hemorragia ou outro defeito e verificação do frescor.

Preparo

A garantia da inocuidade do ovo se dá pela aplicação do calor – ovos devem permanecer pelo menos por 3 min a 100°C no centro geométrico. Quando for empregada a fervura, devem-se considerar 4 min contados a partir do momento de reinício da fervura após a colocação do ovo na água quente. Para outros tipos de calor, no preparo de omeletes ou ovos mexidos, por exemplo, deve-se observar a ausência de qualquer fração de ovo líquido e, então, o calor pode ser interrompido. Portanto, não são admitidos ovos crus para o preparo de alimentos: para receitas tradicionalmente com ovos crus, como gemadas e musses, é possível usar ovos pasteurizados ou em pó. Entre as enfermidades transmitidas por alimentos, a doença causada pela *Salmonella* é uma das principais transmitidas por ovos, que podem conter o microrganismo em seu interior, e não apenas na superfície da casca. Por esse motivo, a higienização adequada antes do rompimento da casca não dispensa o calor na etapa de preparo. Os diferentes sorotipos de *Salmonella* spp. (como *Enteritidis* ou *Typhimurium*) são os principais causadores de gastrenterite de origem alimentar em humanos.

Aplicações culinárias

São 3 as principais características das preparações feitas com ovos: incorporação de ar decorrente da formação da espuma; endurecimento, devido à elevada concentração de proteína; e emulsificação, pela presença de lecitina na gema.

Formação de espuma. Confere leveza e melhora a textura de preparações; o ar incorporado pelo batimento, quando aquecido, constitui um importante agente de crescimento para produtos assados; esse recurso é muito útil na confeitaria. O batimento da clara e da gema promove desnaturação da albumina, com desdobramento de sua estrutura, formando eixos longos. Contudo, essa **desnaturação** é parcialmente reversível; com o aumento do batimento, ao se atingir a capacidade máxima de incorporação de ar, pode haver perda de elasticidade e ruptura das bolhas. Para aumentar a resistência, o batimento das claras deve ser feito em utensílios secos e sem a mistura de qualquer ingrediente: gordura, umidade e sal dificultam a formação da espuma ao desestabilizarem a desnaturação. Pequenas quantidades de açúcar, após a formação da espuma, podem aumentar sua estabilidade. Para a formação de espuma de gemas, o acréscimo de gordura como manteiga, ou açúcar, facilita o processo. Para o melhor aproveitamento da propriedade de incorporação de ar, espumas de claras devem ser acrescentadas às preparações ao fim, momentos antes do tratamento térmico, evitando-se o batimento: sua incorporação por meio de movimentos leves preserva as bolhas e favorece a manutenção do ar retido. Testes de estabilidade de espumas de clara, conhecidas como claras em neve, podem ser empregados para verificar a qualidade do ovo, e são indicadores de frescor. Batedor manual (*fouet*) ou elétrico confere melhor resultado se refrigerado antes do uso.

Desnaturação
Perda da estrutura original da proteína causada pelo calor, batimento, adição de álcalis ou ácidos; a depender da gravidade dos agentes, pode ser reversível.

- Teste de estabilidade: deve-se refrigerar a 10°C claras com pesos conhecidos e bater cada clara a ser testada por 5 min com batedeira elétrica em velocidade média, à temperatura ambiente – o uso do mesmo equipamento diminui a chance de diferenças no batimento. A espuma deve ser depositada em funil apoiado em tripé, sobre um recipiente coletor. Após 10 min, pesa-se a clara fluida desprendida no coletor. O conteúdo de líquido desprendido é inversamente proporcional ao conteúdo de ovomucina e, portanto, indica perda de frescor. Para o sucesso do teste, é importante usar utensílios secos e à mesma temperatura, e estimar a perda percentual.

$$\% \text{ clara desprendida} = \frac{\text{Peso do líquido desprendido} \times 100}{\text{Peso inicial da clara}}$$

Endurecimento. O elevado conteúdo de proteína do ovo confere endurecimento às preparações pela coagulação; essa característica é interessante para conferir resistência a sobremesas e cremes, mas pode trazer problemas para o preparo de bolos e massas, tornando o produto final excessivamente firme. No preparo de bolos leves, especialmente aqueles em que parte da farinha de trigo é substituída por amido sem glúten – como amido de milho ou tapioca –, o uso de ovos deve ser mínimo, dando-se preferência às gemas e não ao ovo inteiro. O uso exclusivo de claras intensifica o efeito endurecedor. Para estudar o comportamento do ovo como endurecedor e agente de formação de espuma, execute a Atividade 3.11.

Emulsificação. A lecitina contida na gema do ovo é um agente emulsificante por apresentar uma extremidade polar com afinidade pela água e compostos hidrofílicos, e outra apolar, o que propicia sua combinação com compostos de natureza hidrofóbica como os lipídios. Por esse motivo, o preparo de emulsões é facilitado pelas gemas; o exemplo clássico dessa aplicação é a maionese, em que gemas são batidas para a incorporação lenta de óleo vegetal. Isso é possível até a saturação da lecitina. Se ultrapassado o ponto de máxima incorporação de óleo, a emulsão se desfaz, o que é exemplificado por uma emulsão de água (fase dispersa) em óleo (fase contínua). A incorporação de lecitina de soja ou outro emulsificante pode ser um recurso para se recuperar a estabilidade da emulsão. Outras emulsões em dietética são as massas de bolo e sorvetes (óleo em água).

Atividade 3.11 Propriedades do ovo em promoção do endurecimento e da formação de espuma e preparo de alimentos.

Objetivos

- Estudar a estrutura do ovo a fim de justificar parâmetros de conservação e higienização
- Estudar o efeito da adição de ovos sobre preparações: formação de espuma, endurecimento e emulsificação.

Nesta atividade, o ovo será estudado como ingrediente de preparações, para avaliação dos efeitos de coagulação e formação de espuma.

Cada grupo deverá proceder às preparações a seguir, anotando os dados necessários para a confecção da receita padrão de cada uma.

Pudim de claras

- Ingredientes:
  - 6 claras
  - 50 g de açúcar (para o pudim)
  - 100 g de açúcar (para a calda)

- Modo de preparo da calda:
  - Coloque o açúcar em uma panela pequena e leve ao fogo brando, mexendo constantemente com uma colher, até o açúcar tornar-se uma calda dourada, a aproximadamente 140°C, com o cuidado de não deixá-lo queimar (se for necessário, mexa o açúcar fora do fogo de vez em quando, para controlar a temperatura)
  - Retire do fogo e adicione meio copo de água; neste momento, a calda endurecerá, e deverá retornar ao fogo brando para que o açúcar derreta e misture-se com a água.

Nota: o preparo clássico da calda de açúcar é feito misturando-se açúcar com água, mexendo apenas até o início da fervura; depois desse ponto, a fervura leva à caramelização, sem contato com a colher e sem misturar.

- Modo de preparo do pudim:
  - Bata as claras em velocidade média até a formação da espuma; adicione o açúcar; bata mais 1 min em velocidade baixa
  - Coloque em forma previamente caramelizada e asse em banho-maria (coloque água quente na assadeira; forno em alta temperatura – 200 a 210°C) por 40 min.

Omelete

- Ingredientes:
  - 2 ovos
  - 1/2 cebola média picadinha
  - 2 dentes médios de alho
  - 2 colheres sopa de cheiro-verde picado
  - 2% de óleo
  - 0,5% de sal
- Modo de preparo:
  - Bata os ovos, misture o sal e o cheiro-verde
  - Em uma frigideira, refogue no óleo a cebola picada e o alho (cortado ou amassado), controlando a temperatura para que fiquem transparentes (fogo médio)
  - Coloque os ovos batidos
  - Depois de 4 a 5 min, dobre a omelete e vire-a. Deixe mais 2 a 3 min.

Suflê de chuchu

- Ingredientes:
  - 4 colheres de sopa de chuchu refogado (descasque e pique o chuchu; refogue em 1% óleo com 1/4 de cebola picada e 0,8% de sal, mantendo em fogo muito baixo até ficar macio. Para isso, tampe a panela e, se necessário, adicione água, em colheres, durante a cocção)
  - 1/2 xícara de leite (use leite em pó integral)
  - 2 colher de sopa de farinha de trigo
  - 2 ovos

  - 1/2 colher de café de fermento em pó
  - 1 colhere de sopa de cheiro-verde
  - 1% de sal
- Modo de preparo:
  - Leve ao fogo o leite com o trigo, por 2 min
  - Acrescente as gemas, o cheiro-verde, o chuchu refogado, o fermento e o sal
  - Misture bem e acrescente as claras batidas em neve, agregando os ingredientes com movimentos suaves para incorporar o ar retido
  - Unte uma forma alta com óleo vegetal ou manteiga e despeje a mistura, levando ao forno médio por aproximadamente 30 min.

Gemada

- Ingredientes:
  - 2 gemas
  - 4 colheres de sopa de açúcar
- Modo de preparo:
  - Bata as gemas em um copo com um garfo, até que fiquem claras e com grande volume
  - Acrescente o açúcar e, continuando o batimento, leve ao fogo brando, por 1 a 2 min, com colher.

Nota: a receita original de gemada não inclui calor. Contudo, o uso de gemas cruas não é permitido pela legislação sanitária no Brasil.

Relatório

Apresente a receita padrão de uma das preparações do grupo. Cada grupo deverá preparar uma formulação-base e repeti-la com uma das seguintes variações.

Formulação-base: creme de ovos cozido

- Ingredientes:
  - 125 g de leite integral reconstituído
  - 50 g de ovo
  - 25 g de açúcar
  - Essência de baunilha em gotas
- Modo de preparo:
  - Aqueça o leite em uma panela pequena; mantenha uma assadeira com água fervente
  - À parte, bata o ovo e acrescente o açúcar, batendo com um garfo por 1 min
  - Junte ao leite, mexendo sempre, e leve ao banho-maria; neste momento, marque o tempo gasto para o espessamento do creme, que estará pronto no momento em que cobrir a colher. Esta fase é muito rápida e o creme poderá perder a homogeneidade caso o aquecimento seja muito forte ou mantido por muito tempo, comprometendo o resultado

  - Acrescente 2 gotas de essência de baunilha e esfrie em banho de água fria
  - Leve ao refrigerador por 30 min
- Variações:
  - Use 32 g de gemas (ou 2 gemas) em lugar do ovo inteiro
  - Use 64 g de claras (ou 2 claras) em lugar do ovo inteiro
  - Use 100 g de ovo inteiro (ou 2 ovos) em lugar do ovo inteiro
  - Não use ovo
  - Use 50 g de açúcar, e não 25 g.

Teste | Espalhamento linear

Este teste pode ser usado também para géis de amido, massas de pastelaria e cremes para recheios. Ele auxilia a obtenção de preparações com textura semelhante, por meio da medida do espalhamento do alimento pronto, em temperatura conhecida, em situações como: substituição de ingredientes, alteração de procedimentos de preparo, entre outras oportunidades de adequação de receitas, para buscar padronização do resultado:

- Coloque uma lâmina de vidro ou refratário transparente sobre o diagrama de círculos concêntricos (Apêndice 4), em superfície plana (o nível da bancada pode ser conferido com um copo de água)
- Coloque um cilindro vazado (pode ser um anel de alumínio ou aço inox empregado para o preparo de sobremesas, ou um copo plástico sem o fundo) sobre o menor círculo e preencha com a amostra (ambas, formulação-base e variação, devem estar à mesma temperatura), nivelando-a com uma faca
- Levante o cilindro e cronometre 1 min. Neste instante, anote as leituras feitas em 4 pontos equidistantes nos limites da amostra (Tabela 3.12); o espalhamento linear médio indicará o grau de espessamento da mistura. ■

Tabela 3.12 Espalhamento linear de cremes de ovos, com diferentes quantidades de gemas e claras.

	Medidas (cm)				
Tipo de preparo	**1**	**2**	**3**	**4**	**Média**
Padrão					
Com 2 gemas					
Com 2 claras					
Com 2 ovos					
Sem ovo					
Com 50 g de açúcar					

CARNES

São considerados carnes os tecidos musculares de diversos animais tradicionalmente incluídos na dieta humana. Há grande variedade nas fontes alimentares para a produção de carne nas diferentes regiões do mundo, e algumas caracterizam hábitos de consumo considerados exóticos entre nós.

No Brasil, a pecuária é uma atividade de expressiva importância econômica, e o país já atingiu, por diversas vezes, o posto de primeiro exportador mundial de carne bovina. Por outro lado, a ocupação de terras para a pecuária é uma preocupação ambiental quando se substituem áreas verdes de importância para a preservação climática e quando desaparecem ecossistemas com o desmatamento. O uso de recursos naturais, como a terra e a água, e a produção de gás carbônico pelo gado – especialmente bovino – merecem a atenção de gestores e produtores, para que a atividade pecuária seja sustentável.

A introdução das diferentes fontes alimentares de carne no cardápio é compatível com uma dieta saudável nas quantidades suficientes para as recomendações nutricionais; para indivíduos que consomem carne regularmente, estas quantidades são menores do que o habitual. Adotar porções de carne moderadas na rotina contribui para aproximar a produção de alimentos às taxas de crescimento populacional e aumento da demanda por alimentos projetada para o século 21. O Apêndice 5 contém uma proposta de porcionamento de alimentos compatível com uma dieta referência de 2.000 kcal. O consumo de carne bovina nas porções indicadas pelo Apêndice 5 em até 2 vezes/semana está associado a menor risco para o desenvolvimento de câncer de diversos tipos.

Entre os tipos de carne disponíveis para consumo no Brasil, os mais comuns são: bovina, suína, pescados (peixes, moluscos, crustáceos, mamíferos aquáticos e outros animais), gado caprino (cabras) e ovino (ovelhas), e aves, com destaque para galinha, codorna e pato. Em todas as situações, os cuidados para o preparo de carnes devem ser observados, e foram antecipadamente abordados no item *Técnicas de preparo e conservação de alimentos*, no Capítulo 2.

Carne bovina

Os diferentes músculos de um mesmo animal fornecem cortes de carne com características sensoriais distintas. Assim, a musculatura submetida a maiores esforços resulta em cortes de carne mais firmes, com mais alto teor de tecido conectivo (p. ex., músculo); regiões mais ricas em gordura fornecem cortes de carne mais saborosos, além de macios (p. ex., cupim, picanha). Além dessas diferenças sensoriais, os cortes de carne podem variar também quanto à sua composição, principalmente no que se refere ao teor e ao tipo de gordura, em relação a animais de diferentes espécies.

Determinantes da maciez de cortes de carne

Um dos atributos sensoriais mais apreciados por consumidores de carne é a suculência. De difícil definição, é o resultado da sensação produzida pelo toque da carne na língua e no corte dos dentes, quando se percebe certa resistência que não exige esforço excessivo e os sabores dos sucos desprendem-se para revelar o aroma, o gosto, o sabor e a temperatura do alimento. Carnes bovinas devem ser, portanto, macias, com suco, com discreto emprego de sal para promover o sabor, e condimentos que ressaltem as qualidades sensoriais intrínsecas ao alimento, sem mascará-las.

Entre os determinantes da maciez dos cortes de carne, estão os descritos a seguir.

Teor de tecido conectivo e tamanho dos feixes musculares. Constituído principalmente por proteínas do colágeno e da elastina, o tecido conectivo envolve desde as pequenas fibras proteicas até todo o feixe muscular; ricas em aprolina e hidroxiprolina, essas fontes proteicas apresentam baixo valor biológico e conferem resistência ao corte. Músculos ricos em tecido conectivo exigem métodos de preparo que empreguem água ou vapor para hidrólise do colágeno e amaciamento da carne. A cocção seca, portanto, não está indicada para cortes como músculo e da região do dianteiro do boi. Músculos de animais jovens, ainda sem adequada formação de tecido conectivo, são mais macios, assim como aqueles produzidos em situação de confinamento, o que contraria a ética para a produção de alimentos. A carne de vitela, de animais jovens em geral confinados precocemente, ilustra o rol de produtos alimentares cuja origem e maneira de obtenção decorrem de artifícios tecnológicos que devem ser desencorajados, pois impõem limitações ao pleno desenvolvimento do animal – como imobilização e alimentação líquida. Feixes musculares grandes tendem a apresentar maior resistência ao corte. A Figura 3.6 ilustra os cortes de carne obtidos no padrão adotado no Brasil para comércio de bovinos. Na Europa e mesmo em outros países da América Latina, os cortes obedecem a outro padrão de corte, o que exige cuidado para o uso de tabelas de composição internacionais para a correta identificação do segmento do animal. A Figura 3.7 ilustra o sistema norte-americano e auxilia na identificação dos cortes para consultas sobre teor de nutrientes em tabelas de composição de alimentos internacionais.

Gordura. A gordura, seja visível na forma de uma cobertura na carne, como se percebe na picanha ou no lagarto, seja entremeada a feixes musculares, o marmoreio típico de cortes como o cupim, favorece a suculência, o sabor e a textura da carne. No processo de pré-preparo, a gordura aparente, rica em ácidos graxos saturados e colesterol, pode ser removida, com prejuízo para a suculência da carne e diminuição da densidade energética (Figura 3.8). Técnicas de preparo que favoreçam a textura e condimentação adequada podem substituir a gordura removida, caso haja restrição ao seu consumo.

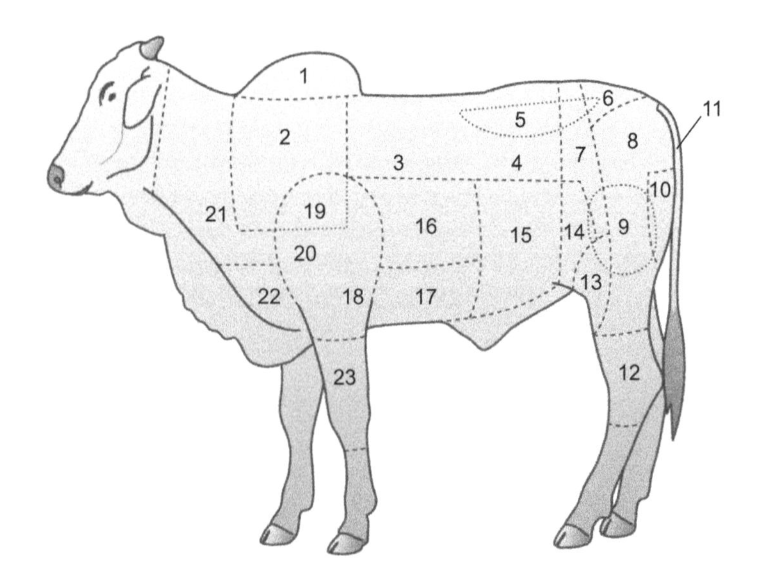

1 – Cupim
2 – Acém
3 – Contrafilé de costela
4 – Contrafilé do lombo
5 – Filé-mignon
6 – Picanha
7 – Miolo do alcatra
8 – Coxão duro
9 – Coxão mole
10 – Lagarto ou tatu
11 – Rabo
12 – Músculo de traseiro
13 – Patinho
14 – Maminha
15 – Fraldinha ou vazio
16 – Costela
17 – Costela ponta de agulha ou minga
18 – Miolo da paleta
19 – Raquete
20 – Peixinho
21 – Pescoço
22 – Peito
23 – Músculo de dianteiro

Figura 3.6 Desenho esquemático que ilustra os cortes de carne bovina adotados no Brasil.

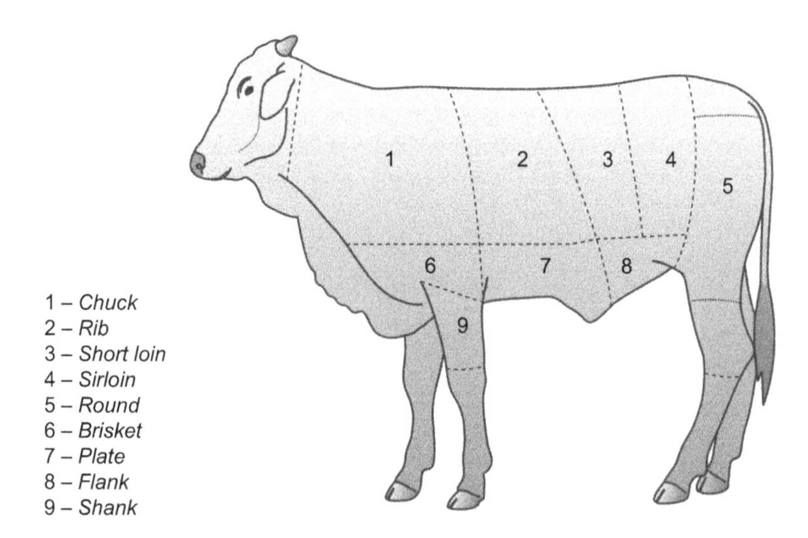

Figura 3.7 Desenho esquemático que ilustra os cortes de carne bovina adotados na América do Norte.

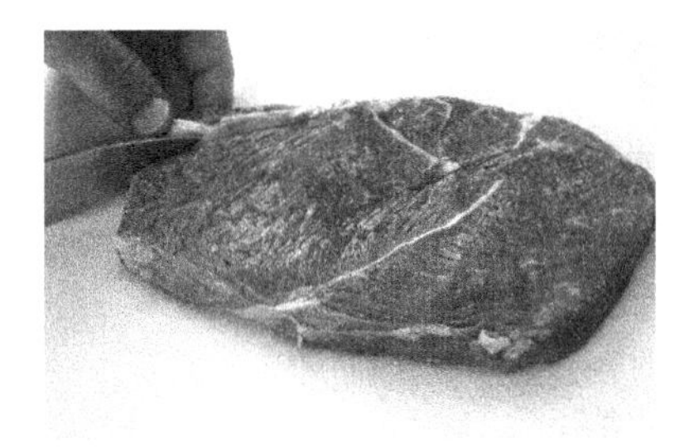

Figura 3.8 Pré-preparo de carnes – remoção da gordura aparente e porcionamento. (Esta figura encontra-se reproduzida em cores no Encarte.)

Grau de contração muscular. No momento do abate, a tranquilidade do animal é decisiva para a preservação da atividade aeróbica do músculo, com pequena produção de lactato e disponibilidade de ATP, para que o transporte dos íons cálcio – que promovem contração muscular – ocorra a tempo de favorecer a melhor textura da carne. Situações de estresse devem ser evitadas não apenas por este motivo, mas para que a produção de alimentos não dependa de sofrimento e dor impostos a qualquer espécie. A glicólise *post mortem* também favorece uma importante propriedade da carne, a capacidade de retenção de água.

Capacidade de retenção de água (CRA). Uma importante propriedade funcional de proteínas, a CRA possibilita a retenção da água ligada, imobilizada ou livre no músculo, mesmo nas situações típicas de preparo das carnes, como corte, trituração e uso do calor. Quanto mais preservada a CRA, melhor é a textura da carne. A maturação, que produz cortes de carne macios e de elevado valor comercial, recupera parte das perdas causadas pela diminuição do pH que causa desidratação. Com a manutenção em temperaturas superiores a 10°C, promove-se discreta ação proteolítica, que modifica a membrana celular, além da substituição de íons divalentes por monovalentes – especialmente cálcio e sódio, mas também potássio –, fragilizando as forças e a aproximação das cadeias proteicas e ampliando a CRA. Por isso os cortes de carne maturada apresentam maior valor comercial.

As técnicas de pré-preparo e a ação de agentes de amaciamento podem ser estudadas por meio da Atividade 3.12.

Padrão de identidade e qualidade de carne

A mioglobina (Mb), de tom vermelho-púrpura, é a hemoproteína responsável pelas diferenças na cor dos músculos. Cortes de carne devem apresentar-se com coloração típica, vermelho vibrante pela presença de oximioglobina (O_2Mb) se expostos ao ar. A coloração da carne embalada adquire um tom escuro, que parece marrom, deixando o vermelho pronunciado devido à redução do ferro e manifestação da cor da metamioglobina (MtMb); a ação de microrganismos também diminui o poder de redução da carne pelo consumo de O_2 e causa o mesmo efeito sobre a cor, um indicador de deterioração. Em qualquer condição, deve haver ausência ou presença discreta (poucas gotas) de líquido de exsudação (*weep*).

Outra alteração da cor da carne em função da mioglobina se dá quando da ligação de óxido nítrico, produzido no processo de cura pela ação de sais como o nitrato, que, reduzido por ação bacteriana, fornece o nitrito. Esse pigmento, róseo e instável, é chamado de nitrosomioglobina (NtMb). Quando aquecida, a NtMb transforma-se em nitrosohemocroma, também róseo mas estável devido à desnaturação térmica. Carnes não devem apresentar manchas de sangue, traumas, resíduos de couro e pelos. Os cortes devem ser róseos se expostos ao ar, de textura firme e uniforme, com gordura aparente clara e também uniforme. Não devem ser desprendidos com facilidade dos ossos.

Cuidados para cortes especiais

A aquisição da carne é uma etapa importante para garantir a segurança alimentar e nutricional nas UAN ou nos domicílios. Entre os cuidados a serem observados, destacam-se aqueles referentes aos cortes congelados ou desidratados, condições que podem mascarar defeitos e indicadores de perda de qualidade:

- Congelados. A compra de cortes congelados deve ser acompanhada de teste de descongelamento, para avaliar o volume de líquido desprendido (*drip*) e a qualidade sanitária e sensorial pós-congelamento. O descongelamento é feito em temperatura de refrigeração
- Salgados e desidratados. Carnes salgadas conservam-se em temperatura ambiente por causa do efeito desidratador do sal, que compromete a água necessária para os processos de deterioração (ação microbiana, reações enzimáticas e químicas). Os cortes devem ter coloração uniforme, odor típico e ausência de manchas ou outros defeitos.

Pré-preparo

O corte deve ser feito com seccionamento transversal das fibras musculares para diminuir a resistência à ação mecânica da boca. Deve-se evitar lavar carnes de qualquer espécie antes do preparo, pois isso facilita a dissipação de bactérias contaminantes nas superfícies de trabalho próximas. A garantia da qualidade sanitária se dá pela seleção do fornecedor e conservação refrigerada sem o acúmulo de líquido de exsudação ou gotejamento (*weep*), a temperaturas de até 4°C. O pré-preparo visa também remover a gordura aparente quando indicado e partir a carne em peças regulares e compatíveis com o planejamento de quantidades previsto no cardápio para cada refeição. A regularidade do corte promove adequada transferência de calor e uniformidade no acabamento da preparação. Condimentar com cloreto de sódio (sal de cozinha) promove a maciez da carne em baixas concentrações, dada a ação dos íons, diminuindo a atração eletrostática das cadeias proteicas e promovendo a solvatação, que aumenta a solubilidade proteica. Portanto, o uso de 0,5 a 0,8% de sal de cozinha em relação ao PL da carne – como proposto no Apêndice 3 – é adequado não apenas para favorecer o sabor, mas também para promover maciez. Efeito oposto é causado pelo excesso de sal, quando ocorre desidratação com comprometimento da textura. Outros condimentos, como tomilho, sálvia e alecrim, são muito apreciados (ver item *Uso de condimentos para o preparo de alimentos*, no Capítulo 2). É comum nas UAN o uso de batedores de carne, que promovem pequenas secções nas fibras musculares, aumentando a facilidade para rompimento na mastigação, favorecendo a textura. Essa estratégia traz algum benefício para cortes a serem preparados como bifes e variações, com corte regular e elevada superfície de exposição.

Dessalga

Carnes produzidas com adição de sais de cura ou sal comum para salgar são adequadas para preparações típicas da culinária brasileira. O pré-preparo tem início com a remoção, em água potável, do sal externo e aparente; em seguida, os cortes são mantidos em água potável sob refrigeração por 48 h antes do uso, com trocas de água a cada 6 ou 8 h. Tal medida aumentará o peso da carne em cerca de 50%, devido à reidratação, e diminuirá o teor de sal.

Preparo

O uso do calor úmido está indicado para cortes com maior teor de tecido conectivo, como os cortes do quarto dianteiro do boi, mais exigidos na movimentação, e aqueles localizados nas patas. Esses cortes são comercialmente chamados de músculo bovino. Para cortes do quarto traseiro, o calor seco pode ser empregado, uma vez que não haverá demanda para hidrólise de grande quantidade de colágeno, contudo, o controle da temperatura, sempre que se emprega calor seco, é essencial para garantir a qualidade da carne. Excesso de calor promove a combustão de creatinina e da gordura, com produção de aminas heterocíclicas e de hidrocarbonetos aromáticos policíclicos. A forma mais segura de preparar carnes é com o uso de calor moderado e em cocção úmida, com temperaturas entre 100°C (cocção sobre pressão atmosférica) ou 120°C, quando se usa cocção sobre pressão (14 psi). O desenvolvimento de sabores por tostadura em óleo vegetal (4 a 8%) pode ser feito com controle de temperatura, adicionando-se gotas de água se necessário para evitar a formação de crostas, etapa que os cozinheiros denominam selamento. Crostas negras são o indicador visual de que houve queima e, portanto, perda da qualidade. A Figura 3.9 ilustra 3 pontos de cocção de carne: começando pela base, corte que não atingiu a temperatura de 74°C no centro geométrico; o corte central está com cocção adequada e o superior é resultado de calor excessivo, e indica a formação de pontos de combustão indicativos de excesso de aminas heterocíclicas.

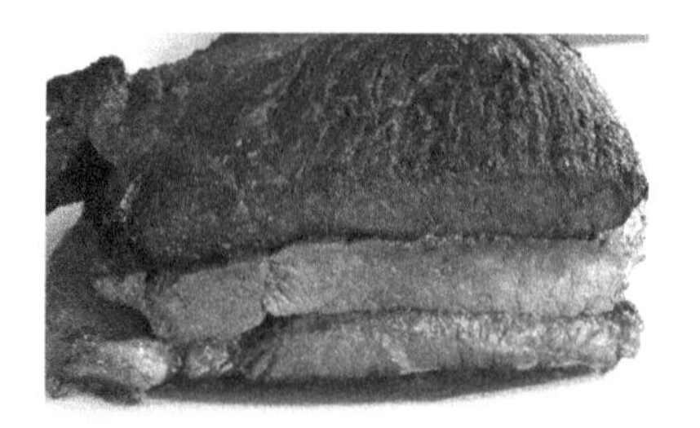

Figura 3.9 Cortes de carne bovina submetidos a diferentes condições de preparo segundo a gravidade do tratamento térmico. (Esta figura encontra-se reproduzida em cores no Encarte.)

Atividade 3.12 Técnicas de pré-preparo e preparo de carne e agentes de amaciamento.

Objetivos

- Identificar o método de cocção adequado a cada corte de carne
- Determinar FC e IC para alguns cortes, a fim de exercitar o planejamento de compras
- Determinar o tempo necessário para atingir 70°C no centro geométrico em diferentes condições de preparo (considerar natureza e proporções do corte e intensidade do calor)
- Avaliar o efeito de agentes de amaciamento.

Técnicas de pré-preparo e preparo

Nesta atividade, serão avaliados cortes de carne quanto a FC, IC, tempo de cocção e modo de preparo. Cada grupo deverá proceder às preparações apresentadas, anotando as informações necessárias ao preenchimento da Tabela 3.13.

- Bifes de patinho: tempere um bife com alho e 0,5% de sal; salteie o bife em 2% de óleo
- Coxas de frango: refogue 1/4 de cebola, 1 dente de alho amassado e 1 tomate picado em 4% de óleo; acrescente uma coxa de frango, salteie; em seguida, cubra com água, e adicione 1% de sal, cozinhando sob pressão por 15 min; após a cocção, desosse a coxa e subtraia o peso dos ossos do PL, para determinar o FC
- Fraldinha: tire o excesso de gordura de 100 g de carne. Refogue alho, cebola, tomate e cheiro-verde (qsp) em 4% de óleo; acrescente a carne em pedaços, cobrindo com água e acrescentando 1% de sal, cozinhe sob pressão por 30 min.

Atuação de agentes de amaciamento sobre a textura da carne

Cada grupo deverá grelhar 2 bifes de patinho de tamanho e espessura regulares, por aproximadamente 1 min de cada lado, em frigideira untada apenas com óleo (cerca de 1 a 1,5% de óleo), ao mesmo tempo e em fogo moderado (sem tempero), sendo o primeiro sem tratamento e o segundo de acordo com uma das variações descritas a seguir:

- Processo mecânico: bata o bife com martelo

- Processo de hidratação da proteína: tempere o bife com 0,5 % de sal e grelhe após 30 min
- Processo enzimático: acrescente 1 colher de sobremesa de suco de abacaxi ao bife e grelhe após 30 min
- Idem anterior, com 15 min
- Tratamento ácido: tempere o bife com 1 colher de sobremesa de vinagre e grelhe após 30 min.

Os cortes de carne (padrão e variação) devem ser grelhados ao mesmo tempo e cortados em pequenos pedaços para degustação por todos os grupos. Deve ser possível classificar a maciez dos bifes na degustação.

Relatório

Apresente a Tabela 3.13, justificando os dados encontrados quanto a FC e IC (FCc), bem como quanto ao modo de preparo. ■

Tabela 3.13 Avaliação de cortes de carne quanto ao fator de correção, índice de conversão e características de cocção.

Alimento	Peso bruto (g)	Peso líquido (g)	Fator de correção	Peso cozido (g)	Índice de conversão	Características de cocção*
Bifes de patinho						
Coxas de frango						
Fraldinha						

*Calor seco (S) ou úmido (U); pressão atmosférica (PA) ou não; se há absorção de óleo (AO).

Vísceras

As vísceras dos animais comestíveis podem também compor o cardápio como ingrediente proteico, embora costumem aportar percentualmente menos proteínas do que os músculos. Este grupo de alimentos apresenta preço menor do que outros cortes, o que justifica seu emprego em cardápios de baixo custo, embora sua aceitação seja, em geral, menor.

As vísceras de consumo mais difundido são: fígado (bovino e de aves, principalmente), estômago (conhecido popularmente por bucho), pulmão (bofe), cérebro (miolo), língua e coração bovinos, além de rins (bovinos ou suínos) e moela de frango.

Os diferentes tipos de vísceras exigem modos de pré-preparo e cocção adequados às suas características de composição; são tecidos ricos em nutrientes e com alta atividade de água, fatores que contribuem para a rápida deterioração. Algumas vísceras, como estômago, miolos e língua, podem ser tratadas no pré-preparo com excesso de suco de limão, o que pode diminuir o odor característico que comumente prejudica seu sabor.

Vísceras com elevado teor de tecido conectivo, como língua, moela e estômago, exigem cocção úmida para o preparo; já outras como fígado, rim e cérebro, mais macias, podem ser preparadas por cocção seca. Algumas preparações com vísceras estão propostas na Atividade 3.13.

Atividade 3.13 O uso de vísceras para o preparo de alimentos.

Dobradinha

- Ingredientes:
  - 3 limões
  - 250 g de dobradinha – estômago bovino
  - 100 g de linguiça de pernil suíno
  - 100 g de pimentão
  - 1 cenoura
  - 1 colher de sopa de cheiro-verde picado
  - 3 tomates
  - 1/2 cebola
  - 50 g de azeitonas
  - 250 g de batatas
  - Sal (1%)
  - 2% de óleo
- Modo de preparo:
  - A dobradinha em geral é comercializada já cozida, o que não dispensa nova cocção
  - Limpe a dobradinha, corte em tiras finas
  - Refogue os temperos, junte a dobradinha e os demais ingredientes
  - Salteie; acrescente água suficiente (até a superfície) e cozinhe sob pressão por 30 min, contados após o início da fervura.

Fígado

- Ingredientes:
  - 1 bife de fígado bovino (o preparo pode ser o mesmo para o fígado de galinha)
  - Sal (0,8% do PL)
  - 1/4 de limão
  - 1/2 dente de alho
  - 2% de óleo
  - 1 cebola média picadinha
- Modo de preparo:
  - Limpe o bife de fígado, retirando a película de tecido conectivo que pode estar contornando o bife. Corte em tiras e tempere com sal, limão e alho. Após 15 min, frite as tiras em frigideira com óleo (pese antes e depois para avaliar a porcentagem de absorção de óleo). Passe as cebolas na frigideira e, depois, retire as tiras de fígado.

Língua

- Ingredientes:
  - 250 g de língua bovina
  - Suco de 2 limões
  - 1 colher de vinagre branco

  - Sal (0,8% do PL)
  - 1 cebola
  - 1 colher de sopa de cheiro-verde
  - 50 g de azeitona
  - 5 g de *bacon*
  - 2 tomates
  - 2% de óleo
- Modo de preparo:
  - Coloque a língua em uma vasilha com o suco dos limões
  - Leve ao fogo uma panela com água e, quando estiver quente (antes de ferver), imerja a língua por aproximadamente 3 min
  - Retire e raspe com uma faca a pele grossa que a recobre
  - Faça à parte um molho com vinagre, sal, cebola, cheiro-verde, azeitona e *bacon*, apenas picando e misturando esses ingredientes
  - Recheie a língua com este molho, abrindo-a com a faca, colocando o molho, fechando-a novamente e amarrando com barbante de algodão próprio para o preparo de alimentos
  - Leve ao fogo uma panela com o óleo e coloque a língua, já recheada, até que cozinhe (fogo médio)
  - Retire eventual excesso de caldo, e deixe que a língua doure, virando-a de vez em quando, com os tomates picados.

Miolo

- Ingredientes:
  - 250 g de miolo bovino
  - Sal (0,8% do PL)
  - 1 ovo batido
  - 250 g de farinha de rosca
  - Óleo para fritura (qsp)
- Modo de preparo:
  - Lave o miolo e remova a camada que o recobre
  - Ferva 1/2 ℓ de água, adicione caldo de 1/2 limão e mergulhe o miolo por 2 min
  - Retire, pique e tempere com sal, passe no ovo batido e na farinha de rosca e frite em óleo a 180°C em porções que impeçam o esfriamento do óleo abaixo de 160°C.

Moela

- Ingredientes:
  - 250 g de moela
  - 1 colher de sopa de suco de limão
  - Sal (0,8% do PL)
  - 3 tomates
  - 1 cebola
  - 1 dente de alho
  - 2% de óleo

- Modo de preparo:
  - Limpe as moelas
  - Refogue em uma panela de pressão os temperos e as moelas
  - Cubra com água até a superfície e deixe cozinhar sob pressão por 15 min.

Relatório

Elabore a receita padrão das preparações. ■

Pescados

Peixes e demais alimentos marinhos ou de água doce são pouco comuns na dieta do brasileiro. A Pesquisa de Orçamentos Familiares mostra que o consumo desse grupo de alimentos era de 4,0 kg *per capita*/ano em 2008. Apenas a título de comparação, o consumo de carne bovina foi de 16,8 kg *per capita*/ano, segundo esse mesmo estudo.

O consumo de pescados, contudo, deve ser avaliado frente ao impacto sobre o aproveitamento dos recursos fluviais e marinhos do país, pois grande parte do abastecimento é garantida por extrativismo e a produção sistemática de pescados com fins comerciais para alimentação humana em fazendas com manejo controlado ainda é incipiente. No Brasil, cerca de 50% do pescado que abastece o mercado interno vem de aquicultura, o que deve crescer em taxas elevadas até o ano de 2025, sendo o restante ainda produto de extrativismo. Ao escolher o fornecedor, o nutricionista pode se informar sobre os locais de captura ou produção e indagar sobre o manejo da extração nos períodos de entressafra e desova. Outra providência relevante para que a atividade de preparo

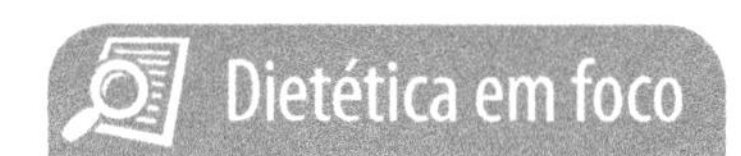

Peixes | Relevância em dietética

O consumo de peixes é considerado saudável por diversos motivos, com destaque para os seguintes:

- Fonte de proteína de alto valor biológico e boa digestibilidade (digestibilidade verdadeira = 94 ± 3%)
- Fonte de ácidos graxos do tipo ômega-3, como o eicosapentaenoico (EPA, C20:5) e o docosa-hexaenoico (DHA, C22:6), precursores de prostaglandinas e leucotrienos, com efeito positivo sobre a pressão arterial sistêmica e redução de triglicerídios circulantes; há provável efeito positivo desses ácidos graxos sobre as frações de colesterol circulantes
- Teores de colesterol semelhantes a outros produtos cárneos
- Facilidade e rapidez de preparo, com economia de combustível e uso de calor moderado
- Grande diversidade de sabores e texturas, enriquecendo cardápios.

de refeições não contribua para o esgotamento dos recursos naturais é eliminar do cardápio preparações com ovas ou com pescados fora das épocas de pesca autorizada.

Seleção

Por sua rápida deterioração, recomenda-se que os pescados sejam adquiridos congelados em cidades distantes das áreas de captura e/ou criação. A aquisição de pescados frescos é precedida de conhecimento das condições de trabalho do fornecedor e da existência de um sistema de monitoramento de pontos críticos de controle.

Pescados de qualidade apresentam as seguintes características:

- Olhos brilhantes
- Escamas bem aderidas, que não se desprendem com facilidade, para pescados de couro, pele íntegra, sem lesões e de coloração uniforme
- Guelras vermelhas e de odor típico
- Músculos resistentes à pressão dos dedos
- Ventre alinhado ao desenho do animal, sem protuberâncias indicativas de produção de gases
- Odor não amoniacal, típico de frescor.

Pré-preparo

Peixes

O pré-preparo destina-se a produzir porções uniformes e adequadas à etapa de cocção posterior, e eliminar partes não consumíveis na receita. Cortes de dimensões regulares facilitam o manejo, o controle da taxa de transferência de calor e auxiliam a etapa de distribuição. Peixes com cartilagens propiciam o corte transversal, para a produção de postas. Esse corte exige carnes firmes e é indicado especialmente para o preparo em cocção seca de pescados com elevado teor de gordura, como o pintado e o cação. O corte em filés pode ser feito com sucesso nesse tipo de pescado, contudo, é também comum para pescados com espinha, embora neste caso fragmentos de ossos possam comprometer a aplicação dessa técnica para a alimentação de idosos e crianças (Figura 3.10). As aparas de pescados podem ser reservadas para a produção de soluções *stock* (ver item *Bases extrativas*, no Capítulo 4), e empregadas em molhos, sopas, e para o tradicional pirão brasileiro.

Crustáceos

A remoção do exoesqueleto é uma opção de preparo, uma vez que muitas receitas empregam camarões e lagostas com sua carapaça. Uma desvantagem ao optar por retirar a casca é a excessiva manipulação, com aumento do risco de contaminação e grande investimento de tempo ou necessidade de maior número de funcionários dedicados a esta tarefa, o que muitas vezes é incompatível com o volume de produção. Por isso,

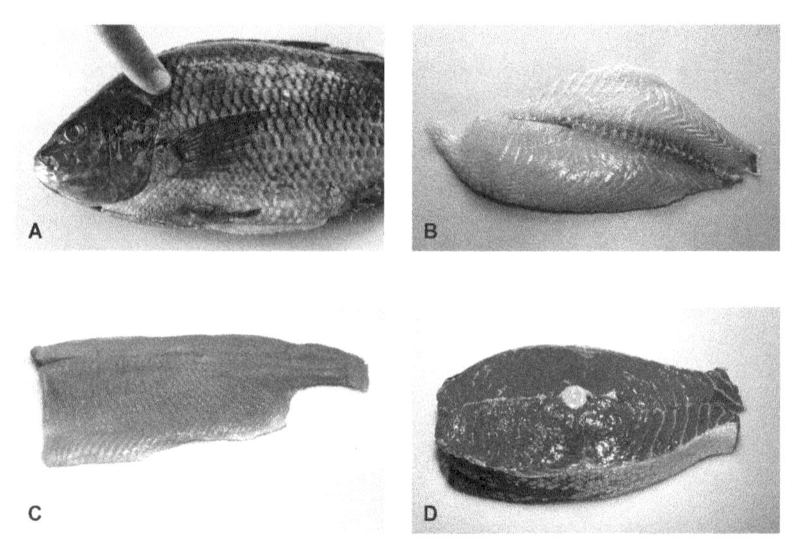

Figura 3.10 Qualidade do pescado (**A**). Cortes: filé espalmado (**B**); filé simples (**C**); posta (**D**). (Esta figura encontra-se reproduzida em cores no Encarte.)

a compra de crustáceos limpos é vantajosa em UAN. A condimentação não é alterada substancialmente pelo exoesqueleto – próxima a 0,5% de NaCl, podendo alcançar 1% quando este for preservado. São comuns no Brasil os camarões de água doce (pitu) ou salgada, a lagosta, o caranguejo e, especialmente nas regiões de manguezais, o siri e o lagostim. Na América do Sul, os países de língua espanhola que fazem fronteira com o mar apreciam muito a *centolla*, caranguejo com peso médio de 2 a 3 kg, mas que chega a pesar 8 kg.

Moluscos

Lulas e polvos pequenos têm melhor textura quando comparados aos espécimes de maior tamanho. No pré-preparo, a remoção da pele que recobre o músculo da lula resulta em vantagens para a cocção, pois, ao desnaturar por ação do calor, a pele encurta-se, alterando a forma do pescado; já para consumo sem corte, preservar a pele aumenta o sabor da lula. Nas lulas e nos polvos são aproveitados tentáculos e o restante do animal, após remoção do pequeno endoesqueleto bucal e reservatório de tinta. Esta tinta pode ser recolhida para excelentes aplicações culinárias. Na cozinha mediterrânea, são típicas as receitas com o molho *Nero* (negro), produzido com essa tinta. No Brasil, é possível encontrá-la industrializada em envelopes.

Caramujos não são comuns no país para consumo como alimento; as espécies comestíveis são apreciadas na Europa para o preparo de *escargot*.

Nos moluscos em concha, adquiridos bem fechados, a abertura se faz por exposição das peças, após esfregação com escova de cerdas firmes para remoção de algas e resíduos aderidos, a calor seco; o vapor interno promove o deslocamento das conchas sem a necessidade de manipulação de cada unidade, dispensando o uso de instrumentos cortantes ou perfurantes, que aumentam o tempo e o risco na manipulação. Amêijoas, vôngoles, ostras e mariscos são exemplos desses moluscos. O pré-preparo é delicado, embora rápido, e podem restar resíduos de areia do reservatório de filtragem dos animais. A compra de moluscos em concha já minimamente processados abrevia a etapa de pré-preparo, mas sempre há grande risco ao incluir estes ingredientes no cardápio, dada sua acelerada decomposição.

Cocção

O preparo de pescados costuma ser rápido, devido ao baixo teor de tecido conectivo e à textura macia dos músculos.

Na chama, para crustáceos e moluscos, especialmente pelo pequeno porte, 8 min são suficientes para a desnaturação térmica e a distribuição do calor. O prolongamento da cocção promove encurtamento excessivo das fibras musculares com endurecimento do pescado. Para esses alimentos, o salteamento resulta em preparações de boa qualidade sensorial e pode dar base a risotos, moquecas, bobós, aperitivos e acompanhamentos para saladas.

A cocção seca no forno ou na brasa presta-se bem a pescados com elevado teor de gordura e exige aproximadamente 50 ou 80 min, respectivamente. O uso de envoltório – papel-manteiga, ou ainda a cobertura com uma assadeira (para diminuir a produção de resíduos) – preserva a umidade natural e constitui uma técnica que combina a convecção do calor seco com o calor úmido promovido pelo vapor aprisionado junto ao alimento; nessa opção, o preparo deve ser finalizado com o papel aberto, para promover melhor aparência da preparação, que tende a produzir caldo. O uso de papel-alumínio deve ser desestimulado, pelo menos para contato direto com a matriz alimentar (ver Capítulo 2). Por fritura, pescados desenvolvem sabores fortes e apreciados, especialmente se cobertos com amido (farinha de trigo, de milho, de rosca, pão torrado finamente picado); o óleo empregado para a fritura de pescados não é reaproveitável, mesmo que as condições de aquecimento – tempo e temperatura – tenham sido controladas, pois o pescado libera ácidos graxos e voláteis no meio de cocção, comprometendo outra possibilidade de destinação. Pescados pequenos, como camarões e peixes tipo sardinha ou manjuba com peso unitário entre 20 e 30 g, eventualmente até maiores, podem ser fritos sem eliminação do exoesqueleto (camarões) ou espinhas (peixes): essas estruturas adquirem textura crocante e não é preciso removê-las, pois a mastigação será suficiente para triturá-las, viabilizando sua deglutição sem riscos ou desconforto.

A cocção úmida é conveniente para o preparo de ensopados de diversas aplicações, mas pode ser empregada até mesmo com uso de pressão para amaciamento preliminar de lulas e polvos resistentes. Para esses alimentos, 4 min de pressão são suficientes, e não há necessidade de acrescentar água, uma vez que os pescados desprendem líquido em quantidade suficiente para a cocção.

A avaliação das características de qualidade do pescado e a execução de técnicas de preparo para esse grupo de alimentos são possíveis com a realização da Atividade 3.14.

A carne de peixe adequadamente tratada pelo calor separa-se facilmente, em flocos, com um leve toque de colher; esse estágio é um marcador de suficiência de preparo e, quando atingido, indica finalização do calor. A excessiva desidratação e o encurtamento das estruturas proteicas podem comprometer a textura.

Atividade 3.14 Reconhecimento da qualidade, técnicas de pré-preparo e preparo de pescados.

Observação de pontos de análise para avaliação da qualidade do pescado (ver item *Pré-preparo*).

Preparo de pescados

Peixe frito

- Pese um filé de peixe, tempere com 0,5% de sal, cubra com fubá e frite em óleo (qsp). Estime a taxa de absorção de óleo para o cálculo dietético. A condimentação de pescados com alecrim, tomilho, sálvia e pimentas é muito apreciada.

Peixe cozido

- Pese uma posta de peixe, tempere com 0,5% de sal
- Prepare cebola picadinha (1/6 de unidade média) e alho amassado (1/2 dente) refogados em óleo (1,5 %)
- Adicione a posta de peixe e doure ligeiramente
- Acrescente água suficiente para cobrir a posta
- Cozinhe até completa desnaturação da proteína muscular.

Lulas

- Prepare cebola picadinha (1/4 de unidade média) e alho amassado (1 dente) refogados em óleo (1,5%)
- Acrescente os anéis de 5 lulas, com 0,5% de sal
- Doure por cerca de 8 min e termine a cocção no caldo formado (não mais do que 5 min adicionais).

Vôngoles

- Escove bem as conchas de 200 g de vôngoles
- Leve ao fogo em panela seca e tampada, até que as conchas se abram
- Remova o conteúdo das conchas
- Prepare cebola picadinha (1/2 de unidade média) e alho amassado (2 dentes) refogados em óleo (1,5%)
- Acrescente os vôngoles e cozinhe em seu próprio caldo com adição de ervas para condimentação e 0,5% de sal.

Nota: os vôngoles podem ser cozidos com as conchas, em seu próprio caldo, bastando levá-los ao fogo no refogado de cebola e alho.

Relatório

Apresente a receita padrão da preparação. ■

Aves

De sabor suave e tolerância a diversos tipos de condimentação, formas de preparo e possibilidades de preparação, as carnes de aves têm grande aceitação. Dados das Pesquisas de Orçamento Familiar mostram que o consumo de carne de frango está em elevação no Brasil desde a década de 1970. Esse comportamento reflete, além da preferência pelo paladar, a crescente opção por esse alimento em decorrência da queda de seu preço relativamente a outros tipos de carne. O crescimento da avicultura no Brasil, especialmente no final do século 20, contribuiu para que o avanço da pecuária bovina não fosse ainda mais devastador sobre as florestas para a criação de pastos.

O preparo da carne de aves será definido pelo tipo de corte empregado e a característica final da preparação. Cortes de peito apresentam 2 características que ajudam a definir sua aplicação: menor teor de gordura, peso e dimensões que propiciam o preparo de filés, iscas, carne moída ou carne desfiada. Cortes de coxas e sobrecoxas apresentam maior teor de gordura e bom percentual de fração aproveitável. No entanto, esses cortes fornecem segmentos de carne de dimensões menores, diminuindo as opções de preparo. Os teores de gordura também variam entre as diferentes aves e mesmo entre os sexos: desde 3% (cortes de peito de frangos) a 18% (galinhas); gansos podem ter 36% ou mais de gordura total.

Entre as aves domésticas ou selvagens mais usadas como alimento estão:

- Frango
- Pato
- Ganso
- Peru
- Galinha-d'angola
- Codorna
- Faisão.

As condições de manejo para a criação dos animais também definem características que interferem no preparo de aves. A maior parte da carne de frango comercializada no Brasil é produzida em granjas de criação intensiva, com confinamento e controle rigoroso das condições sanitárias e de alimentação. O produto apresenta textura macia em comparação com aves criadas de modo extensivo, conhecidas popularmente pelo nome de galinha caipira, preferidas pelos consumidores preocupados com o estresse imposto aos animais criados de modo intensivo.

No Brasil, os cortes clássicos de frango são apresentados na Figura 3.11.

Características de identidade e qualidade de carne de aves. Para a boa seleção de aves, os cortes são rosados, com odor característico, músculos resistentes à pressão dos dedos, sem umidades, excesso de tecidos

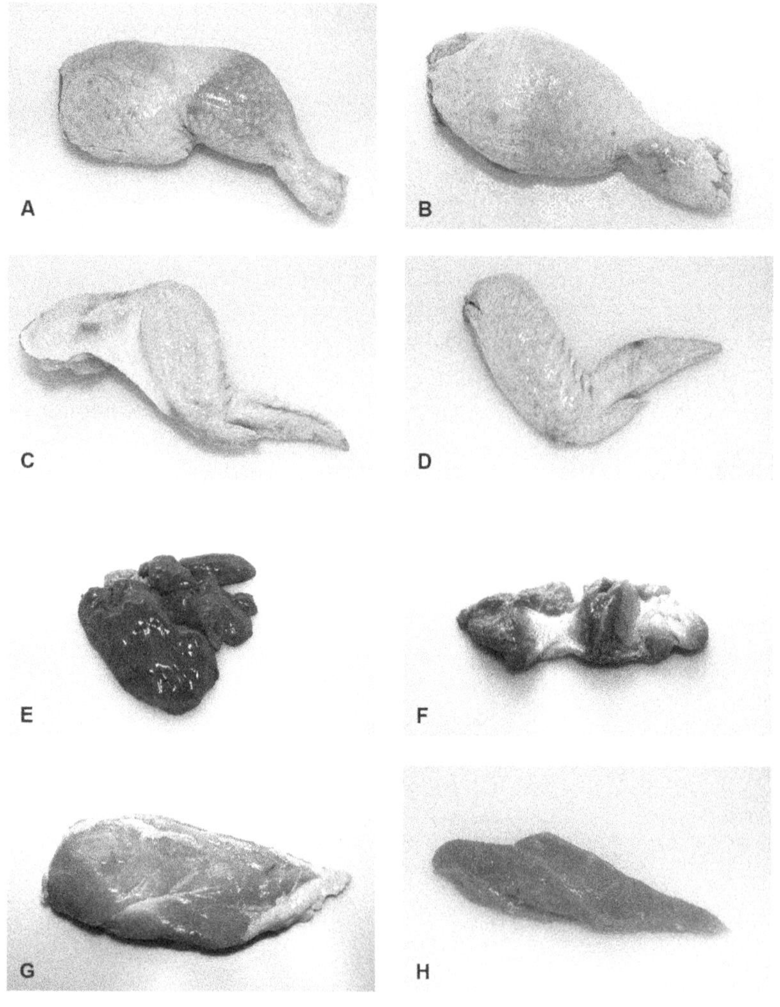

Figura 3.11 Cortes clássicos de frango adotados no Brasil: coxa com sobrecoxa (**A**); coxa (**B**); coxinha da asa – completa (**C**); asa sem coxa (**D**); fígado (**E**); moela (**F**); peito (**G**); sassami ou filezinho (**H**). (Esta figura encontra-se reproduzida em cores no Encarte.)

conectivos e gordura aderidos, ausência de traços de penugem. O risco sanitário mais conhecido entre as aves é a transmissão da *Salmonella*. Por isso, na etapa de seleção de fornecedores, é válido consultar a legislação local e solicitar laudo sanitário que avalie as condições de trabalho do produtor. No comércio, chama-se frango a ave jovem, e galinha ou galo os exemplares adultos e maduros de cada sexo.

Pré-preparo

Nesta fase são selecionados eventuais cortes de dimensões variáveis para agrupamento a fim de ajustar a fase posterior, de cocção, quanto às condições de tempo e temperatura. Excesso de gordura, pele e tecidos conectivos deve ser removido. A remoção da pele das aves, indicada para diminuir a oferta de colesterol e gordura saturada, pode comprometer a aparência e a textura de cortes tratados posteriormente com cocção seca. Cortes congelados devem ser completamente descongelados, sempre em refrigeração, para garantir que a transferência de calor atinja 75°C no centro geométrico do alimento. Ossos congelados tamponam a temperatura: dificultam o pleno aquecimento necessário para a garantia da qualidade sanitária. A condimentação de carnes de aves é feita com 0,5 a 0,88% de sal ou menos, em lotes acima de 50 porções. Toda a área e os utensílios do pré-preparo devem ser meticulosamente higienizados após o uso, e recomenda-se empregar outros utensílios e área diferente para processar a carne já cozida, a fim de evitar a recontaminação com *Salmonella* e outros microrganismos. Para aves congeladas, o pré-preparo envolve o descongelamento total antes do aquecimento: ossos demoram a aquecer e oferecem resistência à troca de temperatura, fazendo com que o interior das aves fique muito frio enquanto a superfície cozinha. Para evitar o risco de cozimento insuficiente, é necessário o descongelamento completo.

Preparo

O objetivo da cocção de aves é desnaturar as proteínas de modo a produzir a melhor textura e afastar o risco de eventual contaminação microbiana, especialmente por *Salmonella*. Essa desnaturação é obtida ao se combinar a técnica de preparo ajustada ao tipo de corte e as características desejadas para a preparação final.

Cocção seca

Adequada em brasa ou forno para cortes mais ricos em gordura, como coxas, sobrecoxas e asas; o peito pode ser preparado em cocção seca com combinação de técnicas de cocção úmida (papelote, por exemplo) e/ou com ingredientes que forneçam lipídios. São famosos os arranjos entre peito de frango e molho branco para a produção de *fricassés*. A grelha promove distribuição mais rápida do calor e pode ser empregada também para cortes magros como o peito.

Cocção úmida

Adequada para todo tipo de corte, sendo que os ensopados se beneficiam dos mais magros, para evitar a separação da gordura por densidade com comprometimento da aparência de sopas, molhos e caldos – o que é comum em preparações com pato ou cortes gordos de frango. O uso de calor úmido sob pressão deve ser feito com cautela para aves, em tempo muito breve, para evitar que os cortes desmanchem, comprometendo a aparência da preparação final.

Carne suína

Cortes de carne suína são muito apreciados nas 5 regiões do Brasil, em preparações famosas como feijoada, virado paulista, feijão-tropeiro, bisteca com ovos e couve, e tantas outras apresentações.

Apesar de apreciados, pratos feitos à base de carne suína são tidos, no senso comum, como pouco saudáveis; essa compreensão equivocada tem raízes históricas. Inicialmente, a criação dos animais em propriedades pequenas e médias em condições de elevada insalubridade empregava resíduos orgânicos – como restos de refeições – para a alimentação dos suínos, o que determinava elevado risco de contaminação. Em segundo lugar, e parte em decorrência do que foi descrito anteriormente sobre a dieta, os animais desenvolviam grande acúmulo de gordura, o que era valorizado no momento da comercialização. É quase folclórica a figura do porco banha, denominação popular a animais que desenvolviam camadas adiposas superiores às musculares.

Desde a década de 1970, o manejo do rebanho suíno no Brasil passou por profundas modificações, até a existência, em quase a totalidade das grandes propriedades produtoras, de granjas com elevado rigor sanitário, decorrente da seleção de matrizes saudáveis, higiene exemplar e adoção de regimes alimentares adequados à produção de carnes com teores de gordura controlados.

Naturalmente, os teores de colesterol da carne suína acompanharam a redução de gordura total; de acordo com dados da Tabela Brasileira de Composição de Alimentos (TACO), a bisteca e o lombo suínos apresentam 56 e 55 mg de colesterol em 100 g; comparativamente a outros cortes de carne comuns na dieta do brasileiro, nota-se equivalência ou vantagem na escolha pela carne suína: o acém bovino apresenta 58 mg/100 g de colesterol e a carne da coxa de frango, sem pele, 91 mg/100 g.

Pré-preparo

Esta etapa no processamento de carne suína objetiva diminuir o teor de gordura pela remoção da camada aparente, quando aplicável, e fracionar a carne de maneira a uniformizar a cocção e facilitar a distribuição. Inúmeros cortes foram desenvolvidos com o objetivo de ampliar as possibilidades de uso da carne suína: iscas, carne moída, filés, medalhões e cubos são alternativas aos tradicionais cortes inteiros de lombo, pernil e bisteca. A Figura 3.12 ilustra os principais cortes da carne suína adotados no Brasil.

Preparo

A diminuição do teor de gordura dos cortes de suínos limitou as possibilidades de preparo sob calor seco. Dada a imatura e delicada cobertura de gordura de cortes como o lombo suíno nos animais criados em granjas, o preparo em forno ou brasa exige a adoção de recurso complementar, como o envoltório com papel-manteiga – ou ainda o uso de assadeira de cobertura – para que a umidade não se perca depressa demais, comprometendo a textura da carne. Para cocção em chama, cortes magros em iscas, moídos ou em cubos, exigem pouco tempo de calor, e o sistema de saltear pode ser suficiente com 10 a 12 min de exposição. A fritura é uma técnica que contribui favoravelmente para

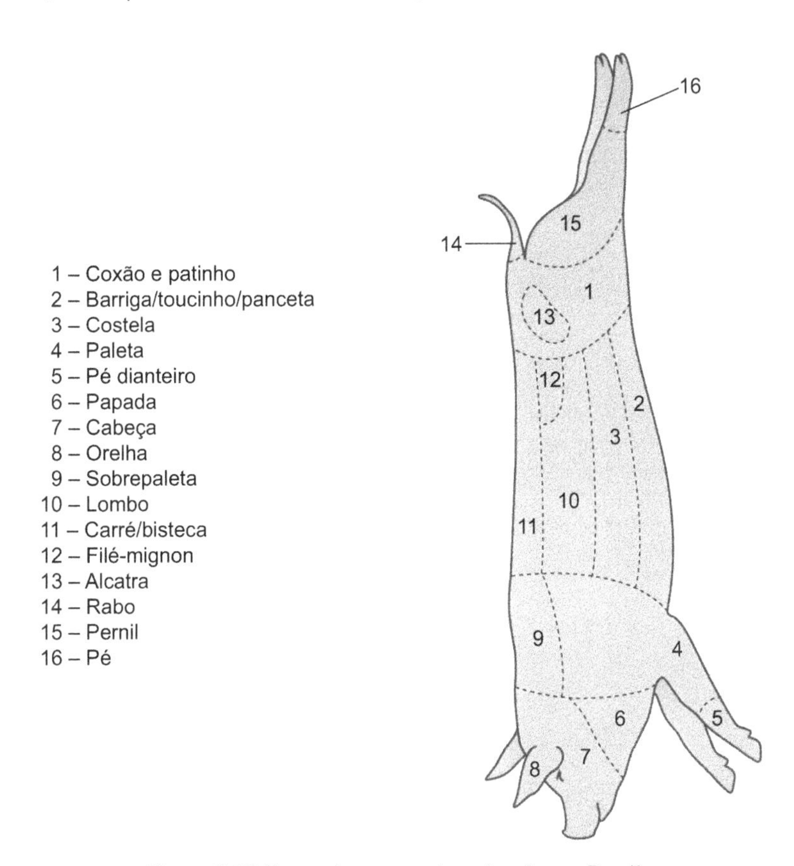

Figura 3.12 Cortes de carne suína adotados no Brasil.

o desenvolvimento de sabores e texturas muito apreciados na carne suína, como pode ser ilustrado pelo preparo do torresmo a partir da panceta (cobertura do ventre do suíno). Naturalmente, o uso de cortes com elevado teor de gordura no cardápio deve ser feito com cautela, com cuidadoso controle do consumo de colesterol e gordura saturada, além de energia.

A cocção úmida não é uma técnica apreciada para a produção de carne suína, com uma honrosa exceção quando combinada com feijão: vermelho para o preparo de feijão-tropeiro, e preto para a feijoada. Na região Nordeste as farinhas de feijão-fradinho são empregadas no preparo de massas, como a do acarajé, e o feijão-verde (fradinho) é ensopado com legumes (maxixe) e queijo coalho.

LEITE E DERIVADOS

O leite é empregado para a alimentação humana desde o desenvolvimento de técnicas para a domesticação de animais antes da era cristã, como se comprovou por meio de escavações que revelaram registros de salas de ordenha na região da Mesopotâmia, com mais de 5 mil anos de idade. Há também evidências de uso do leite na Ásia e na África em tempos bastante remotos.

Rico em proteínas de excelente valor biológico pela composição em aminoácidos indispensáveis e elevada digestibilidade (que alcança 95% para o leite de vaca), o leite é um ingrediente importante para o preparo de alimentos também por sua contribuição como fonte de minerais, com destaque para o cálcio, o selênio, o zinco e o magnésio, e de vitaminas, especialmente D, B_{12} e riboflavina.

Caseína
Proteína de ocorrência natural no leite, precipita-se por ação enzimática ou por abaixamento do pH; por causa das diferentes texturas obtidas em decorrência dessa propriedade, dá origem a inúmeros produtos, como queijo, iogurte, coalhada, entre outros.

Caseína, endurecimento de alimentos e excesso de calor. A **caseína** é a proteína mais abundante do leite, representando 85% do total, sendo os 20% restantes divididos entre as proteínas do soro – β-lactoglobulina, α-lactoalbumina, imunoglobulinas e albumina.

Por ter solubilidade menor do que as proteínas do soro, a caseína agrupa-se facilmente, formando estruturas de micelas constituídas de cálcio e fósforo, além de outros minerais. É a estabilidade dessa estrutura que responde por muitos produtos feitos com leite, dada sua baixa solubilidade. A precipitação da caseína constitui o principal componente do coalho, produzido por adição de ácido até o ponto isoelétrico (pH 4,6) ou por ação enzimática – adição de renina-enzima isolada do rúmen de bezerros ou a partir de cultura de fungos. Esta é a base para a fabricação de queijos, e garante o endurecimento de diversas preparações à base de leite, como iogurtes e coalhadas.

Coalhos formados a partir da ação da renina contêm caseína combinada com cálcio em um precipitado gelatinoso; o uso de quelante, que inibe a capacidade de ligação do cálcio, como o ácido etilenodiamino-tetracético (EDTA, do inglês *ethylenediamine tetracetic acid*), impede a formação do coalho, o que comprova a importância do mineral para este efeito. A precipitação ácida por simples abaixamento de pH, com ingredientes como frutas ou vinagre, resulta em coalhos mais firmes. Por esse efeito, preparações com leite que combinem alimentos com caráter ácido como tomates e frutas exigem cuidado com a ordem de combinação dos ingredientes e tempo de exposição ao calor, para evitar a formação de grumos que comprometam a qualidade sensorial do produto final. Esse é o caso de molhos de tomate com creme de leite, por exemplo, típicos de preparações como o estrogonofe. Por outro lado, esse mesmo efeito endurecedor decorrente da combinação de alimentos ácidos com leite é um recurso que favorece algumas técnicas de preparo, como para a produção de tortas de limão e o espessamento de cremes gelados que misturam leite e frutas. Na confeitaria, o uso de leite para o preparo de bolos deixa as preparações mais firmes, por isso, sua substituição por sucos de frutas resulta em texturas mais apreciadas.

Com batimento constante em baixa temperatura e com quantidades que promovam a coagulação sem separação das proteínas solúveis, a combinação correta resulta em sucesso para a produção de sobremesas de excelente apelo nutricional e sensorial.

Soro de leite e sinérese. O soro do leite produzido pela indústria é rico em proteínas mais solúveis que a caseína, de excelente valor nutritivo e com propriedades funcionais já descritas sobre o sistema imune. Sem aproveitamento, o soro é um resíduo orgânico e constitui um poluidor ambiental. O uso do soro para o preparo de produtos lácteos como o iogurte é uma estratégia de dar uso racional a essa fração, o que exige o controle da **sinérese**, definida como sua separação da matriz alimentar decorrente de problemas tecnológicos como excesso de temperatura ou baixo teor de sólidos. Quando a matriz alimentar é composta por polímeros de mais alto peso molecular, o gel de produtos lácteos tende a ser mais estável, com menor chance de sinérese. Outra destinação interessante para as proteínas do soro é sua precipitação para a produção de ricota. Lactoalbuminas também são convertidas à forma de pó, para a produção de concentrados proteicos de soro, conhecidos como *whey protein*, com inúmeros usos por parte da indústria e como módulo nutricional para o enriquecimento de dietas.

Sinérese
Separação do conteúdo de água de um alimento, carregado ou não de componentes nutritivos, decorrente de quebra de estabilidade de soluções ou emulsões provocada durante o armazenamento ou por problemas tecnológicos como alterações de pH ou congelamento lento, entre outras causas.

Modos de consumo

Para o preparo de alimentos, o leite integral homogeneizado é o produto mais comum. As partículas de gordura são transformadas em glóbulos pequenos pela passagem por pequenos orifícios, processo mecânico chamado de homogeneização, que confere mais estabilidade à emulsão – depois de processada dessa maneira, a gordura não se agrega espontaneamente para formar a nata. O resultado é um alimento mais uniforme para o preparo de receitas, para o consumo como bebida, mais claro e sem alterações no seu valor nutritivo, uma vez que a separação da nata, ao resultar em remoção de gordura, diminui o valor energético do alimento e sua contribuição em vitaminas lipossolúveis.

Tipos de leite de vaca disponíveis para o preparo de refeições

- Fluido, líquido homogeneizado, integral (87% de umidade e 3,7% de gordura) ou parcialmente desnatado (desengordurado), com até 0,5% de gordura
- Evaporado: leite com concentração de sólidos totais, por retirada parcial da água para alcançar 79% de umidade e 11% de açúcares totais; empregado em receitas para o preparo de doces e outras preparações em que a concentração dos sólidos do leite é desejável; usado para acompanhar o chá
- Condensado: também submetido à retirada parcial da água, o produto recebe sacarose e é destinado ao preparo de sobremesas. A menor concentração de água abrevia o tempo de preparo, e o açúcar favorece reações de caramelização apreciadas em produtos doces – esse alimento apresenta aproximadamente 27% de umidade e 54% de açúcares totais
- Em pó com ou sem aditivos: a retirada da água é quase total, e o produto final fica com aproximadamente 2,7% de umidade e 27% de gordura. Para o preparo de refeições em grande escala, no setor de

alimentação coletiva, o leite em pó é útil para padronizar a preparação, além de ocupar menor espaço de estoque e ter maior durabilidade do que o leite fluido

- Em pó, desnatado: com 3,1% de umidade e 0,9% de gordura.

Esses produtos podem ter a adição de vitaminas, minerais e ácidos graxos, dando origem a diversos produtos fortificados ou com finalidades dietéticas especiais. Os leites com redução do teor de umidade podem ser empregados como módulos nutricionais para o preparo de receitas com o objetivo de aumentar a densidade energética e nutricional.

Classificação comercial de leites no Brasil. Os tipos de leite fluido variam quanto à concentração de gordura: leite desnatado (até 0,5%), semidesnatado (entre 0,6 e 2,9%) e integral (com o teor original de gordura, em geral próximo a 3,7%). A classificação A, B ou especial é atribuída de acordo com o padrão sanitário do leite, estimado por meio da contagem de microrganismos. Para a produção de leite tipo A, não deve haver contato manual para a ordenha do leite e o processo de pasteurização é imediato; o leite tipo B pode ser obtido por meio de ordenha manual, mas os animais devem estar em ambientes fechados e o leite deve ser imediatamente resfriado a menos de 4°C; já na produção de leite tipo especial pode haver ordenha em pastos e a combinação de produtos de diversas propriedades.

O mercado ainda oferece leite de outras espécies animais, como cabra, de interesse para o preparo de refeições quando há intolerância à proteína do leite de bovinos. O leite de cabra dá origem também a queijos de apelo comercial por sua excelente qualidade sensorial, como os queijos *fetta* típicos da culinária grega e *chanclich,* da cozinha libanesa.

Qualidade sanitária

O leite reúne características que favorecem sua deterioração, como o bom teor de nutrientes e a elevada atividade de água, além da chance de contaminação no momento da ordenha. Por isso, a legislação brasileira impede a comercialização de leite e derivados crus. Há diversas maneiras de processar o leite, sendo as mais comuns a pasteurização e a esterilização.

Pasteurização

A pasteurização pode ser baixa, com 63 a 65°C por 30 min (é a menos empregada), e alta ou HTST – *high temperature short time* (71 a 74°C por 45 s) com troca rápida para frio. Os equipamentos empregados para a pasteurização são conhecidos como trocadores de calor.

Por ser suave, a pasteurização não produz alterações importantes sobre as propriedades nutricionais e funcionais de proteínas e gorduras. O objetivo da pasteurização é eliminar microrganismos patogênicos e permanência de bactérias lácticas exige a conservação do leite pasteurizado sob refrigeração e apenas por 4 a 5 dias. Leites pasteurizados são comercializados, no Brasil, preferencialmente em embalagens plásticas flexíveis (saquinhos) ou rígidas (garrafas plásticas): ambas opacas para diminuir a exposição do leite à luz e preservar o conteúdo de vitaminas fotossensíveis, especialmente a riboflavina.

Esterilização

- Emprega temperaturas elevadas (135 a 150°C por 2 a 8 s) e inibe a capacidade de formação de coalho com a ação da renina. O leite esterilizado é conhecido popularmente como leite longa vida
- Há também o leite esterilizado em que se empregam 120°C por 10 min; essa combinação de tempo e temperatura é pouco comum por causar caramelização excessiva, tornando o produto escuro; esse tratamento não é comum no Brasil.

A esterilização elimina todas as formas viáveis de microrganismos e necessita de homogeneização para que a emulsão da gordura na água permaneça estável por todo o tempo de conservação, que chega a ser de 6 meses à temperatura ambiente. Dada a elevada temperatura de processamento, pode haver formação de gás sulfídrico (H_2S) e diminuição da lisina assimilável; além disso, a esterilização compromete a capacidade funcional das proteínas e dificulta a produção de derivados como o queijo.

Componentes do leite e sua importância para o preparo de alimentos

A adição de leite para o preparo de alimentos resultará em diferentes efeitos, dependendo do teor de seus componentes, de seu estado físico e da forma como o leite ou seus derivados é incorporada à mistura. Além da proteína, que endurece e contribui para a consistência das preparações, a gordura, a lactose e os minerais também influem no resultado sensorial e nutricional.

Gordura

A gordura pode ser separada por centrifugação e, quando submetida a batimento, aglutina-se incorporando ar, resultando, no primeiro estágio do processo, em uma espuma leve e rica em soro; com adição de açúcar é obtido o creme *chantilly*. A continuidade do batimento provoca aglutinação forte com separação do soro, produzindo a manteiga.

Para o batimento com objetivo de aumento de volume, o melhor creme é aquele submetido à pasteurização, pois ainda mantém glóbulos de gordura em tamanho maior que favorecem sua aglutinação. Esses produtos são comercializados sob refrigeração, apresentam vida útil curta devido à rápida deterioração e são indicados para o preparo de *chantilly* e de sobremesas que demandam textura leve e cremosa. Cremes de leite esterilizados, acondicionados em latas ou embalagens longa vida, resistem mais à incorporação de ar, provavelmente devido à desnaturação da proteína que envolve os glóbulos de gordura por causa da gravidade do tratamento térmico, e prestam-se mais adequadamente ao preparo de molhos e cremes que dispensam a incorporação de ar, comuns em pratos salgados. A definição da aplicação mais provável do creme de leite auxilia, portanto, na programação de compras.

Lactose

A lactose é o carboidrato responsável pela caramelização, que pode ser potencializada com a adição de sacarose, técnica essencial para o preparo de doces à base de leite. A caramelização produz características sensoriais apreciadas, como o escurecimento e o desenvolvimento de texturas e sabores únicos. A constância do bater durante o aquecimento evita a granulação e a formação de cristais grandes e perceptíveis ao tato – assim, a textura dos produtos ganha uniformidade e suavidade. Excesso de caramelização ou a formação de cristais grandes resulta em textura que leva à sensação de arenosidade. A caramelização também é importante em preparações como pudins, flans, bolos, sorvetes e tortas, que também devem parte do seu sabor e textura a esse efeito. A lactose é importante para a fabricação de derivados do leite obtidos por meio da adição de culturas e de fermentos lácteos – microrganismos de origem láctea – que transformam a lactose em ácido láctico, baixando o pH.

Cálcio

O leite de vaca contém cerca de 118 mg de cálcio por 100 mℓ; portanto, um copo de 200 mℓ fornece 236 mg do mineral, para uma recomendação diária de 1.300 mg de 9 até 18 anos, 1.000 mg até 50 anos para mulheres e 70 anos para homens e 1.200 mg acima dessa idade. O cálcio favorece a formação dos coágulos de proteína que contêm principalmente caseína, contribuindo para o aumento da consistência dos produtos com leite em sua composição.

Culinária dos laticínios. O leite pode ser empregado como meio de cocção, em preparações para lanches ou sobremesas, como arroz-doce, mingaus, ou em refeições principais, como sopas em misturas com alimentos não ácidos. Quando a mistura contiver ingredientes ácidos, como para o preparo de sopas ou molhos com tomate, leite e derivados devem ser acrescentados ao fim, para evitar a precipitação da caseína. Se isso ocorrer em preparações que combinam frutas (como vitaminados), pode ser batido, sendo de mais fácil digestão. Para o preparo de sobremesas com limão, o batimento do leite com o suco da fruta causa espessamento pelo efeito de desnaturação química de suas proteínas. Essa técnica é bastante empregada para o preparo de tortas em que o suco do limão é adicionado aos poucos ao leite condensado, em um liquidificador, até que o creme espesse; isto evita a necessidade do uso de calor e constitui uma estratégia para a elaboração rápida de uma base para diversas sobremesas. Misturado aos ovos, o suco de limão combina a propriedade de coagulação, para flans e pudins, em que o agente espessante é apenas a proteína animal. O uso de amido de milho auxilia o espessamento, mas pode comprometer a textura final se empregado em excesso. Em ambas as situações, contudo, é necessário usar calor. Outras aplicações do leite como espessante e agente de cremosidade é para o preparo de purês, molhos, bolos e sorvetes. Para queijos, devem-se empregar aqueles com mais alto teor de gordura para fundir. O controle da temperatura auxilia o derretimento gradual; em caso de calor excessivo, a caseína separa-se em fios, comprometendo a consistência do produto final, assim, a fervura traz risco e deve ser evitada. Em receitas dependentes de temperaturas elevadas, como assamento ou frituras, queijos mais magros e ricota dão bons resultados; portanto, para pastéis fritos ou assados e tortas, queijos tipo minas e *fetta* são indicados. O uso de queijos curados ou amarelos em frituras pode acarretar excessivo desprendimento de gordura.

Alterações no sabor e no resultado final de preparações. A fervura posterior à pasteurização promove perda adicional de gases e caramelização parcial da lactose; o leite adquire, então, tonalidade creme e sabor suave e doce. Por esse motivo, muitas famílias cultivam o hábito de ferver o leite. Ao ser aquecido, o leite aumenta de volume e pode entornar. Isso ocorre porque as proteínas da superfície em contato com o ar coagulam, formando uma película resistente, e os gases que se expandem pela ação do calor provocam movimentação ascendente do produto, levantando a emulsão. O uso de ebulidores com orifícios em um recipiente de formato cônico posicionado dentro do utensílio em que o leite é aquecido rompe a película e evita o derramamento. Nas preparações com batimento, como ocorre no preparo de bolos usando batedeiras elétricas, pode haver excessiva formação de espuma pela presença das albuminas. Leite desnatado tem o endurecimento causado pela caseína mais acentuado, uma vez que a redução da quantidade de gordura diminui o efeito amaciador desse componente.

Execute a Atividade 3.15 para conhecer os efeitos da adição de leite a preparações.

Padrão de identidade de leite e derivados

A seleção e a conservaçao de laticínios é um ponto crítico de controle, dadas as características de composição desses alimentos: elevado conteúdo de nutrientes de boa digestibilidade e alta atividade de água. Para identificar corretamente os indicadores de qualidade, a inspeção visual e sensorial dos laticínios deve ser feita nas etapas de seleção e antes do uso, pois a conservação pode alterar as características originais muito rapidamente. Pequenas variações de temperatura, motivadas por deficiente circulação do ar frio ou pelo uso inadequado de embalagens, são motivos frequentes para a deterioração de laticínios. Como para todos os alimentos, a compra deve ser feita de modo a programar o consumo ainda dentro do prazo de validade. Para leite e demais laticínios mantidos em refrigeração, a temperatura de transporte não deve exceder 8°C.

Leite e iogurte. Devem apresentar aspecto uniforme, coloração clara, odor típico e ausência de aromas azedos e pontos amarelados; pequena quantidade de soro no iogurte pode ser tolerada, desde que não haja comprometimento de sua textura e o produto esteja no prazo de validade. Isso pode acontecer em decorrência do processo de sinérese, já visto anteriormente, que, quando discreto, é natural e não compromete a qualidade do produto.

Queijos. As cascas devem estar intactas e sem ranhuras ou cicatrizes de traumas que alterem o sabor original. Uma vez partidos, os pedaços devem ser embalados em filme plástico; queijos frescos podem desprender soro, o que justifica o uso de um apoio em superfície impermeável (como bandejas plásticas) depois de feita a embalagem. A conservação em refrigerador após abertura da embalagem dispensa novo invólucro e, dessa maneira, a maturação natural do queijo fresco ocorrerá sem desenvolvimento de microrganismos.

Manteiga. Com coloração amarelo-clara a alaranjada, uniforme, sem excesso de soro, tem odor suave. A alteração da manteiga por rancificação hidrolítica ou oxidativa pode ser percebida pelo odor ocre, irritante da mucosa. Para o preparo de molhos e bases, pode ser aquecida com controle de temperatura para extração do soro residual; o produto resultante é chamado de **manteiga clarificada**.

Manteiga clarificada
Ao aquecer suavemente a manteiga de boa qualidade, promove-se a concentração dos lipídios e a máxima liberação do soro. Esse novo produto, de extrema cremosidade, confere propriedades sensoriais apreciadas para o preparo de molhos e cremes.

Queijos

Talvez por acaso, no início dos tempos do uso do leite para o consumo humano, com a coagulação natural do leite por ação de sua flora láctea, produziu-se a primeira massa que resultaria nos mais diferentes tipos de queijo conhecidos hoje. No século 6 já existiam recipientes perfurados empregados para o escoamento do soro e produção de queijo. A produção do queijo envolve etapas que se ajustam quanto ao tempo de duração, intensidade e temperatura, para a produção de alimentos com diferentes texturas, aromas, sabores e cores. Didaticamente, contudo, o processo todo pode ser resumido nos seguintes passos, mais bem estudados pela área de ciência de alimentos.

- Produção do coalho: feita por adição de renina, ocorre quando a caseína se precipita e se separa do soro, que contém proteínas solúveis e parte importante da lactose
- Corte da coalhada: para auxiliar na eliminação do soro; portanto, quanto mais cortado for o coalho, mas firme será a textura do produto final
- Molde: fase em que se define o formato do queijo, por meio das dimensões do recipiente em que a coalhada será depositada
- Prensagem: o soro residual é eliminado pela prensagem e a pasta fica mais ou menos firme conforme a força na prensa
- Salga: a adição de sal contribui para a definição do sabor final do queijo e auxilia em sua conservação; os queijos constituem uma

das mais importantes fontes de sódio da dieta, e existem produtos com concentrações baixas (31 mg/100 g no queijo minas frescal) ou bastante elevadas (1.844 mg/100 g no queijo parmesão); e isso deve ser considerado no momento do preparo, para que as receitas possam ser condimentadas considerando o sal já presente no queijo

- Maturação ou cura: com temperatura, umidade e ventilação controladas, essa fase não é necessária para a produção do queijo tipo minas. A partir dessa etapa, o queijo adquire consistência mais firme e não deve desprender soro na conservação.

Tipos de queijos e indicação de uso para o preparo de alimentos

A grande diversidade de produtos auxilia a montagem de cardápios igualmente variados, com preparações cujo sabor e textura podem ser favorecidos com a escolha do queijo mais adequado. Como são muitos os diferentes tipos diferentes de queijo, aqui é feita uma síntese com os mais comuns para indicar o uso mais provável.

Parmesão. O nome remete à cidade italiana de Parma, origem da receita que definiu as características desse alimento. De consistência muito firme, é apropriado para o consumo na forma ralada, que confere acabamento a massas e sopas; também ralado, pode ser acrescentado em pequenas quantidades para sobremesas como queijadinha e bombocado. Em pedaços, é servido como entrada em cardápios festivos.

Roquefort. Produzido com leite de ovelha, apresenta bolores lácticos, vistos como cicatrizes verde-azuladas; adequado para consumo como entrada, de sabor forte e pronunciado, o queijo *roquefort* acrescentado em pequenas quantidades modifica e enriquece diversas receitas de molhos para massas e saladas.

Camembert. Originário da região da Normandia, na França, tem casca branca, firme e aveludada e interior cremoso; o resultado é um produto que mistura sabores intensos e suaves, e de aplicação para consumo como entrada, servido em espécie, raramente empregado em alimentação coletiva pelo elevado custo.

Fetta. De origem grega e preparado com leite de cabra, deve ser consumido muito fresco, e por vezes conservado em soro, o que lhe confere características únicas de textura e cor, muito alva; por suas propriedades sensoriais, é indicado para compor saladas com folhas verdes, azeite e outros vegetais.

Edam. Queijo de origem holandesa, de consistência semidura, tem elevado teor de gordura, sendo aplicado em receitas que necessitem de fusão, como molhos para massas.

Queijo fresco. No Brasil, o queijo tipo minas original era produzido com leite cru, o que conferia características únicas de aroma e textura. Para atender à legislação sanitária, que impede o uso e a comercialização de leite e derivados sem tratamento térmico, passou-se a empregar leite pasteurizado para o preparo do queijo fresco, e o produto é semelhante ao minas original, ainda bastante apreciado. Queijos frescos podem ser conservados com soro ou mantidos à temperatura de refrigeração não embalados para que maturem, dando origem ao queijo curado (ou meia-cura, com menor tempo); queijos curados são excelentes para o preparo de pães e do tradicional pão de queijo, bem como para serem consumidos como queijo de mesa. Queijos de pasteurização acentuada do leite podem não curar.

Muçarela. A muçarela foi o queijo produzido inicialmente com o leite de búfala, mas rapidamente a técnica foi adaptada para o emprego de leite de vaca. Trata-se de um produto que desmancha em fios quando fresco e ainda pode ser armazenado em soro; maturado, pode ser fatiado ou ralado e torna-se ideal para o emprego em receitas que vão ao forno, para que funda e confira uma consistência cremosa a pizzas e massas.

Queijo creme e requeijão. Produto com elevada quantidade de gordura pelo emprego do creme de leite, tem consistência e sabor suaves para uso como cobertura de pães e biscoitos; é empregado também para diversos pratos gratinados, como pescados. Em cidades do interior do Brasil, está disseminada a prática de preparar requeijões firmes, para corte, com o formato de pratos rasos, eventualmente maturados em fogões a lenha.

Ricota. Preparada por meio da precipitação das proteínas do soro do leite, não é, por este motivo, tecnicamente classificada como queijo. É empregada para o preparo de tortas e recheios de massas, como pastéis fritos e assados.

Emmenthal. Talvez o mais popular representante da vasta variedade de queijos de origem suíça, o *emmenthal* tem grandes orifícios e é indicado para o *fondue* e outras preparações que exigem derretimento.

Atividade 3.15 Preparações com leite | Efeitos do calor e porcionamento.

Antes de começar o ensaio, é importante tirar qualquer dúvida quanto à correta reconstituição de leite em pó.

Pudim de leite

- Preparo A:
  - Reconstitua 100 mℓ de leite em pó integral instantâneo
  - Bata com 100 mℓ de leite concentrado, reconstituído a 30%, e ainda 1 ovo inteiro e 30 g de açúcar
  - Coloque em forma caramelizada e asse em banho-maria no forno
- Preparo B:
  - Reconstitua 100 mℓ de leite em pó integral instantâneo
  - Bata com 100 mℓ de leite condensado e 1 ovo
  - Coloque em forma caramelizada e asse em banho-maria no forno
- Preparo da calda suficiente para as 2 preparações:
  - Coloque em uma panela 120 g de açúcar e leve ao fogo sempre mexendo até fundir o açúcar, controlando a temperatura para que não queime; lembre-se de que a caramelização da sacarose deve se iniciar em aproximadamente 160°C, e, a partir daí, há necessidade de controle rigoroso da temperatura, que se eleva rapidamente e

pode comprometer o processo. A coloração adequada é o caramelo, e a queima por calor excessivo ou tempo elevado de exposição torna o produto inadequado para o consumo
    - Retire do fogo, acrescente 50 mℓ de água. Nesse momento, a queda da temperatura provocará o endurecimento imediato da calda e haverá intensa formação de vapor; volte ao fogo brando, para misturar a água com o açúcar e finalizar a produção da calda caramelada.

Creme de forno

- Preparo A:
    - Bata ligeiramente 1 ovo
    - Acrescente 12 g de açúcar e 1 pitada (a menor possível) de sal
    - Junte 125 g de leite reconstituído a partir de leite em pó integral instantâneo, mexendo sempre
    - Junte 1 mℓ de essência de baunilha
    - Acrescente metade da receita de xarope de chocolate, misture e leve ao forno em banho-maria
- Preparo B:
    - Repita "A" usando leite fresco para o experimento
    - Como fazer o xarope para o experimento: misture, em panela pequena, 100 g de açúcar, 25 g de chocolate em pó e 50 mℓ de água. Ferva em fogo brando até a mistura formar bolhas (3 min); acrescente 3 a 4 gotas de baunilha.

Relatório

Compare as 2 preparações quanto a aspectos físicos (resistência ao corte) e sensoriais (sabor e textura). Apresente a receita padrão de 1 das 2 preparações do grupo. Considere o custo e o porcionamento. ■

CASTANHAS E NOZES

Há uma grande variedade de espécies vegetais que podem ser classificadas como castanhas e nozes. São frutos ou sementes que têm em comum a elevada concentração de lipídios totais, proteínas e fibra alimentar. Castanhas e nozes têm sido incluídas na alimentação como importantes fontes de minerais, com destaque para o selênio na castanha-do-pará (conhecida internacionalmente como castanha-do-brasil) e pelo excelente aporte de gordura monoinsaturada, que representa a maior parte da fração lipídica deste alimento. A concentração de gordura é o principal determinante do porcionamento dessas castanhas: com teores entre 46% (castanha-de-caju) e 63,5% (castanha-do-pará, crua), entre 6 e 8 unidades de castanha-de-caju e cerca de 4 de castanhas-do-pará fornecem aproximadamente 130 kcal. O risco de excesso de gordura com consumo exagerado é acompanhado do risco de excesso de selênio: em apenas uma unidade de castanha-do-pará um adulto pode obter entre 1 a 4 vezes a recomendação diária de selênio, mineral cujo consumo elevado pode levar à intoxicação.

Padrão de identidade e qualidade para seleção

Castanhas e nozes devem ser adquiridas regularmente para evitar o armazenamento prolongado. A conservação ideal de castanhas e nozes é em sua casca, para diminuir a chance de oxidação pela ação da luz e da exposição ao ar. Castanhas-do-pará frescas apresentam elevada umidade e exigem conservação sob refrigeração. Depois de secas por assamento, podem ser mantidas por até 2 meses à temperatura ambiente; a partir desse período, há formação de peróxidos e aumento da acidez, que contraindicam o consumo; em refrigeração, podem ser mantidas por 3 meses. Produtos com cascas rachadas, sinais de mofo e odores atípicos devem ser rejeitados. A castanha fresca é firme, de sabor suave, impedindo a percepção de qualquer traço de amargor, que indica o início do processo de rancificação. Se houver condição de controle da umidade relativa (UR) do ar, as castanhas e nozes, em ambientes com menos de 70% de UR, podem permanecer à temperatura ambiente por mais tempo. As alterações decorrentes da rancificação não apenas trazem prejuízo sensorial, mas também comprometem o valor nutritivo desses alimentos.

A abertura da casca por ação mecânica pode quebrar a castanha ou a noz no interior, e é uma operação de difícil organização em uma UAN; portanto, para alimentação coletiva, o ideal é adquirir o produto descascado.

Aplicações para preparo de alimentos e porcionamento

Castanhas e nozes são excelentes ingredientes para a mistura em cereais ou saladas, ou ainda como acabamento de sobremesas; nessas condições, o provisionamento de cerca de 10 g *per capita* (podendo variar de acordo com a aplicação) contribuirá com cerca de 60 a 70 kcal por porção. Devem ser torradas e podem ser moídas em liquidificadores ou apenas trituradas. O mercado fornece alguns cortes especiais de castanhas, como a amêndoa pralinada ou laminada para o preparo de molhos de pescados e sobremesas, com grande apelo estético.

Combinações com amendoim e soja

Quando torradas, essas leguminosas podem ser combinadas com castanhas e nozes para o preparo de refeições com vantagens para o controle de custos, para favorecer o sabor e conferir texturas variadas.

Castanhas portuguesas

Diferentemente das demais, as castanhas portuguesas são ricas em carboidratos (cerca de 40%) e pobres em gorduras (1,5%). Por isso, devem ser assadas ou cozidas para consumo, mas não torradas. A melhor época para a compra de castanhas portuguesas é depois do mês de outubro. Esses alimentos são muito versáteis, e além de consumidos como fruto, podem ser empregados para o preparo de molhos que acompanham carnes e pescados, ou ainda como ingredientes de massas de bolos e tortas, com enriquecimento de suas características sensoriais.

CONSIDERAÇÕES FINAIS

O sucesso das operações envolvidas nas etapas de seleção, pré-preparo e preparo de alimentos depende da correta adequação de processos às características particulares de cada ingrediente. A classificação dos alimentos em grupos, embora promova certa aproximação por compartilhamento de alguns aspectos sobre sua contribuição nutricional, não é suficiente para o estabelecimento de procedimentos de preparo comuns entre itens assim organizados. O reconhecimento dos indicadores de identidade e qualidade de cada alimento é um recurso útil para orientar processos de compra e de controle de qualidade. A aproximação com o alimento, o exercício da identificação de suas características e a escolha da técnica e da receita culinária adequada contribuem para a produção de refeições com qualidade sensorial, sanitária, toxicológica e boa aceitação.

Capítulo 4

Preparações Especiais

Objetivos de estudo

- Estudar os fundamentos do preparo de formulações básicas com interesse em dietética
- Compreender o efeito de ingredientes e técnicas de preparo sobre a textura de alimentos para fins dietéticos especiais
- Conhecer os princípios de preparo para infusos e bebidas
- Identificar ingredientes com aplicação em linhas alimentares não convencionais.

MOLHOS E SOPAS | ESTUDO DAS BASES EXTRATIVAS, LIGADAS E EMULSIONADAS

Molhos e sopas são observados pela dietética por promoverem diversas combinações de alimentos e, consequentemente, preparações de composição química bastante variável, o que pode atender a diversos objetivos no plano nutricional. Em uma formulação podem ser incluídos alimentos de composições diversas, compondo preparações de densidades energéticas muito baixas (inferiores a 0,5 kcal/g de **bases extrativas**) ou muito altas (superiores a 3 kcal/g), com grande flexibilidade para o conteúdo de macro- e micronutrientes. Além dos ingredientes tradicionalmente empregados nas receitas culinárias, a densidade nutricional de proteínas pode ser aumentada com módulos nutricionais, como caseína, proteínas de soro de leite e albumina em pó; lipídios e ácidos graxos específicos podem ser ofertados por meio de óleos e gorduras de origem vegetal ou animal (azeite de oliva, óleo de milho ou outro grão, gordura de coco, óleo de peixe, banha de diferentes animais). Para aumentar a oferta de energia a partir de carboidratos, os açúcares simples aumentam a osmolaridade da preparação; amidos simples ou modificados conferem consistências diversas, a depender da capacidade de gelatinização de suas cadeias de amilose e amilopectina. Concentrados vitamínicos e minerais constituem outro recurso que pode ser empregado pelo nutricionista para ampliar a ingestão de micronutrientes por meio de sopas e molhos. Os ingredientes iniciais empregados para o preparo das bases definem as características organolépticas fundamentais que definem o sabor primário, e os ingredientes finais – notadamente condimentos e especiarias – definem o sabor final, adequado a cada perfil de consumidor – crianças, adolescentes, adultos ou idosos.

Bases extrativas
São as soluções obtidas pela cocção úmida por imersão de alimentos de origem vegetal ou animal; o aumento da superfície de contato dos alimentos com a água potencializa a capacidade extratora, promovendo sabores e tonalidades concentrados.

Aplicações de bases extrativas, ligadas ou emulsionadas

Formulações com cocção úmida, quando a proporção de água é superior à soma dos pesos líquidos dos ingredientes, resultam em alimentos com baixa densidade energética, menor do que 0,5 kcal ou até 0,8 kcal/g. Para a elaboração de cardápios de restrição, esses alimentos aliam vantagens como a boa aceitação e a diversidade de sabores possíveis por meio da combinação de diversos ingredientes primários ou finais. Outra vantagem dessa aplicação é que a temperatura elevada contribui para a sensação de saciedade. Preparações de elevada densidade energética, com 3 kcal/g ou mais, atendem à necessidade de cardápios para indivíduos inapetentes ou em catabolismo intenso; nessas situações, típicas no tratamento de doenças crônicas ou para a recuperação de traumas ou cirurgias extensas, a aceitação de alimentos diminui, e concentrar energia e nutrientes é uma estratégia para que o nutricionista promova manutenção ou recuperação nutricional mesmo com consumo de volumes reduzidos de alimentos.

Molho reduzido
Molhos são preparações que complementam entradas, pratos proteicos, acompanhamentos e sobremesas com o objetivo de oferecer mais sabor e realçar a textura quando do consumo da preparação que acompanha, conferindo também aromas e apelo visual. O processo de concentração de sólidos com o uso do calor é conhecido como redução, por promover natural perda de água por evaporação; como consequência, são aprimorados os atributos sensoriais da base reduzida como resultado das reações químicas entre os componentes dos alimentos; reduzido, um molho ou brodo pode ser novamente diluído para modular a intensidade desses atributos a depender das características da receita. O clássico molho *demi glace* é uma redução de ossos e carne, algumas vezes previamente torrados (*cont.*)

Bases extrativas

Para o preparo de bases extrativas, empregam-se 400 g de alimentos finamente picados por litro de água, para que o aumento da superfície de contato com o meio de cocção promova a máxima extração de nutrientes e de compostos bioativos, bem como aldeídos, cetonas, pigmentos e outros compostos responsáveis pela cor, pelo odor e sabor.

A cocção é feita em pressão atmosférica ou sob pressão, seguida de filtragem para separação dos sólidos e aproveitamento do meio de cocção, que se constitui na base extrativa, para o preparo de molhos e sopas. É comum que os cozinheiros aguardem a evaporação por fervura do meio de cocção até a obtenção de 1/2 ou 1/4 do volume original (**molho reduzido**). O uso de molhos reduzidos é uma estratégia culinária para o preparo de caldos empregados em sopas, risotos, tortas, pães recheados, entre outras receitas. O uso de aparas produz excelentes caldos, que podem ser armazenados em cubos congelados.

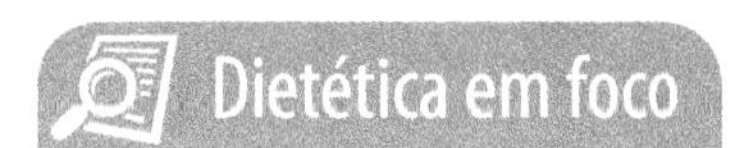

Cuidados no preparo das bases extrativas

A base extrativa também é conhecida em alimentação coletiva como *brodo,* ou solução *stock*, e apresenta acelerada deterioração devido a concentrada quantidade de nutrientes e elevada atividade de água; por isso, o preparo e a conservação das bases extrativas devem ser feitos com absoluto rigor de higiene. Em refrigeração, bases extrativas podem permanecer a 4°C por até 24 h. O uso de carne resulta em bases ricas em purinas, de uso limitado em cardápios para hepatopatas e nefropatas. É comum o aproveitamento de aparas como cascas, talos e outras partes não convencionais; embora o estímulo ao consumo integral dos alimentos seja recomendável para melhorar o aproveitamento e diminuir custos e resíduos, o nutricionista deve considerar o risco de solubilização de agrotóxicos na base extrativa caso empregue alimentos produzidos pela agricultura convencional para o seu preparo.

Molho reduzido (*cont.*)
ao forno, legumes e condimentos finamente picados e cozidos em água por 1 a 6 h, com remoção periódica da gordura sobrenadante, seguida de filtragem em *chinois*; a redução desse caldo pode levar de 6 a 40 h.

Roux
Pasta composta de gordura e farinha de trigo, à qual se acrescenta um pouco de líquido. De acordo com a cor que se deseja obter (creme ao dourado escuro), o cozimento dessa pasta ocorre em tempos diferentes.

Bases ligadas

Com leite ou caldos – preparados a partir do caldo feito com bases extrativas, ou ainda sucos de frutas e legumes, as bases ligadas são preparações que reúnem o poder espessante de amidos, gemas, colágeno ou ovos inteiros, creme de leite, para dar origem a molhos e sopas. Leite de vaca, manteiga e farinha de trigo são os alimentos empregados para o preparo da base ligada clássica, o molho bechamel. Por meio da mistura da farinha de trigo com manteiga em cocção seca e com movimentação constante, o amido é modificado, aumentando a concentração de ligações ramificadas; por esse motivo, o processo é chamado de dextrinização. O resultado, chamado de ***roux***, toma coloração creme a dourado escuro, dependendo do binômio tempo *versus* temperatura; contudo, para evitar a faixa de temperatura do ponto de fumaça da manteiga, a mistura deve atingir no máximo a coloração creme.

A etapa seguinte consiste na mistura de leite fervente, com movimentos vigorosos para a perfeita mistura com o amido, sem a formação de grumos; a manutenção em calor, agora úmido, promove o desenvolvimento de consistência aveludada e cremosa. A base do molho bechamel é, portanto, a combinação dos 2 tratamentos clássicos do amido: dextrinização e gelatinização. Dessa maneira, o creme fica viscoso, sem formar gel com o abaixamento da temperatura, devido à modificação da estrutura do amido, com diminuição das cadeias ramificadas de amilose, o que favorece o preparo de molhos e recheios de pratos assados. Outro exemplo de base ligada de relevância para o preparo de cardápios é o molho *velouté*: trata-se do bechamel em que o leite é substituído por caldo de pescado. O molho *velouté*, assim como o bechamel, é a base para o preparo de molhos derivados, como se verá a seguir. Caldo de pescado é empregado para o preparo de pirão, preparação clássica da culinária brasileira que consiste no espessamento dessa base extrativa com farinha de mandioca e adição de condimentos – sal, ervas aromáticas e pimentas diversas.

Bases emulsionadas

O exemplo clássico de base emulsionada é o molho maionese; nele, o óleo vegetal é adicionado às gemas em batimento constante; a lecitina da gema promove a combinação de gordura em ligações apolares e hidrofóbicas com a água, estabilizando a emulsão. Quantidades excessivas de óleo podem superar a capacidade emulsionante da lecitina e gerar a desestabilização da mistura, o que se chama de quebra da emulsão – popularmente, manipuladores de alimentos reconhecem que o ponto desandou. Por conterem grande quantidade de gordura, emulsões são bases de mais elevada densidade energética, adequadas para consumo em baixa temperatura, na forma de saladas e antepastos. Raramente uma base emulsionada dá origem a uma sopa.

A Atividade 4.1 consiste em preparações básicas para bases extrativas e ligadas.

Atividade 4.1 Preparo de bases extrativas e ligadas.

Objetivos

- Exercitar a obtenção de bases extrativas, ligadas e emulsionadas
- Identificar alimentos que promovam flexibilização da composição nutricional de preparações
- Identificar os procedimentos corretos para o preparo de molhos base e derivados, bem como de sopas
- Caracterizar a ação dos ingredientes (principalmente as bases extrativas – a partir de alimentos de origem vegetal ou animal, e os agentes espessantes, como colágeno, ovos e amido)
- Identificar a aplicação de cada classe de molhos com os demais componentes do cardápio.

Molho básico 1: bechamel

- Ingredientes:
  - 1/2 ℓ de leite
  - 30 g de farinha de trigo
  - 25 g de manteiga; alternativamente, pode-se empregar margarina livre de gordura *trans**
  - Condimentos: molho inglês, sal, noz-moscada
- Modo de preparo:
  - Coloque em um recipiente a margarina livre de gordura *trans* e a farinha até formar um *roux* (farinha misturada com a gordura, dourando sem queimar); é fundamental o controle da temperatura para que não haja combustão da gordura
  - Acrescente o leite fervente e mexa vigorosamente até tomar consistência
  - Adicione os condimentos
- Aplicação: massas gratinadas, legumes.

Molhos derivados de bechamel

- Aurora: acrescente ao óleo básico 50 g de massa de tomate. *Aplicação:* ovos, aves, vitelas (carne tenra)
- Creme: acrescente ao molho básico 100 g de creme de leite. Pode-se colocar uma gema. *Aplicação*: peixes, ovos, legumes
- *Curry*: acrescente pó de *curry*. *Aplicação*: aves e crustáceos
- *Mornay*: acrescente 1 gema, 100 g de creme de leite e queijo ralado. *Aplicação*: peixes
- Capri: acrescente alcaparras ao molho creme. *Aplicação*: pratos frios, pescados.

Molho básico 2: *velouté*

- Ingredientes:
  - 400 g de aparas de peixe – cabeças, espinhas e nadadeiras (pode-se empregar o próprio peixe)

*A alteração provoca perda da identidade do molho bechamel, tradicionalmente preparado com manteiga.

- 100 g de farinha de trigo
- 25 g de manteiga; alternativamente, pode-se empregar margarina livre de gordura *trans*

- Modo de preparo:
  - Leve ao fogo a margarina e a farinha até formar um *roux* (ver *molho bechamel*)
  - Acrescente o caldo obtido pela cocção do peixe em água (400 g:1 ℓ água, com 0,5 a 0,8% de sal) coado e fervente, mexendo vigorosamente até tomar consistência.

Molhos derivados de *velouté*

- *Allemande*: acrescente 1 gema de ovo e 50 g de creme de leite, gotas de molho inglês. *Aplicação*: ovos, carnes e legumes
- Páprica: *velouté* reduzido (obtido por concentração dos sólidos, usando-se 50% do volume de água para obtenção do caldo ou prolongando a cocção), com 50 g de creme de leite e páprica. *Aplicação*: carne cozida
- *Maitre d'hotel*: *velouté* montado (incorpora-se a gordura como um fio, batendo-se para obter uma emulsão estável, a exemplo do molho maionese) com manteiga fresca condimentada com salsa picada, suco de limão, sal e pimenta-do-reino (chamada manteiga *Maitre d'hotel*). *Aplicação*: saladas e pratos frios, canapés.

Molho básico 3: maionese

- Ingredientes:
  - 3 gemas cozidas
  - 1/2 ℓ de óleo de milho
  - 1% de sal
  - 1/2 colher de sopa de vinagre ou 1/2 limão
- Modo de preparo:
  - Coloque em um copo de misturador (liquidificador ou *mixer*) as gemas cozidas, o sal e algumas gotas de suco de limão tahiti
  - Inicie a mistura e, na forma de um fio, acrescente o óleo, lentamente
  - Observe o momento de montagem, quando a mistura torna-se espessa, o que pode acontecer antes de terminado todo o óleo. A passagem desse ponto resulta em quebra da emulsão, com separação das fases (hídrica e lipídica).

Molhos derivados de maionese

- Andaluz: em 100 g de maionese, acrescente 1/2 colher de sopa de purê de tomate (frio) e 25 g de pimentão verde ou vermelho picadinho. *Aplicação*: carnes frias
- Tártaro: acrescente em 100 g de maionese, 30 g de picles sortido picadinho. *Aplicação*: pescados.

Molho básico 4: sugo

- Ingredientes:
  - 150 g de músculo bovino
  - 100 g de salsão

- 2 dentes de alho
- 500 g de tomates maduros (tipo para molho)
- 50 g de cebola
- 50 g de alho-porró (opcional)
- 5 g de *bacon*
- Açúcar, sal (1%) e óleo (4%).

- Modo de preparo:
  - Coloque o óleo, a cebola e o alho picadinhos para refogar
  - Acrescente o músculo muito picado, e deixe dourar
  - Acrescente o tomate sem pele (ferva um recipiente com água; mergulhe os tomates por 1 a 2 min; escorra; a ebulição soltará a pele) e os demais ingredientes. Cozinhe até que os tomates estejam desmanchados
  - Peneire e cozinhe, em fogo baixo, até apurar (tornar-se devidamente consistente), o que deve levar pelo menos 45 min.

Molhos derivados de sugo

- *Bolognesa* (com carne), *funghi* (com cogumelos secos) e outros

Sopa Juliana

- Ingredientes:
  - 200 g de músculo bovino
  - 1 cebola picadinha
  - 2 cenouras picadinhas
  - 100 g de vagem picadinha
  - 0,8% de sal
- Modo de preparo:
  - Pique o músculo e doure em 4% de óleo com a cebola
  - Acrescente 1 ℓ de água e cozinhe sob pressão (15 min)
  - Acrescente os demais ingredientes e cozinhe até que fiquem macios.

Minestrone

- Ingredientes:
  - Idem receita anterior, com macarrão a ser acrescentado junto com os legumes para o cozimento na proporção de 100 g de massa seca por litro de preparação.

Sopa de aveia

- Meça 500 mℓ de caldo de carne (proporção para obtenção do caldo: 200 g de carne para 1 ℓ de água)
- Acrescente 8 colheres de sobremesa niveladas de aveia em flocos finos
- Deixe cozinhar, mexendo eventualmente.

Sopa de fubá

- Meça 500 mℓ de caldo de carne (ver *sopa de aveia*)
- Acrescente 8 colheres de sobremesa niveladas de fubá diluído em 1 copo de leite frio
- Cozinhe, mexendo a cada intervalo de 1 min.

Sopa de beterraba

- Cozinhe 2 beterrabas, descasque e liquidifique com 1 ℓ de caldo de carne (ver *sopa de aveia*)
- Acrescente 1 colher de sopa de açúcar e 1 de manteiga
- Use 2 colheres de sopa de farinha de trigo como agente espessante
- Para servir, acrescente 100 g de creme de leite, não dessorado

Relatório

Receita padrão da sopa. ■

USO DE MÓDULOS NUTRICIONAIS EM MOLHOS E SOPAS

Módulos nutricionais
Produtos que oferecem concentrações elevadas de nutrientes e podem ser usados para enriquecer e modular receitas com finalidades dietéticas ou dietoterápicas específicas.

Sopas e molhos podem ser veículos de nutrientes por meio do acréscimo de **módulos nutricionais** como os descritos a seguir:

Proteína. Caseína, albumina de soro de leite (lactoalbumina, ou proteínas totais do soro, conhecidas como *whey protein*), albumina de ovos, proteínas isoladas da soja são exemplos de módulos proteicos que podem ser acrescidos a molhos e sopas. Alimentos com elevada concentração de proteína (leite em pó integral ou desnatado, proteína vegetal texturizada, fórmulas lácteas para consumo infantil ou geriátrico) também podem ser empregados em diluições menores do que as convencionais para aumentar a densidade nutricional

Lipídios. O uso de óleo vegetal refinado, das gorduras de palmas como a gordura de coco e da banha, é uma estratégia interessante para aumentar a densidade energética; outros alimentos que podem aumentar a oferta de ácidos graxos em sopas e molhos são o creme de leite e os triglicerídios de cadeia média ou curta (TCM ou TCC), empregados em casos de comprometimento da função intestinal ou hepática.

Carboidratos. A sacarose pode ser usada em molhos e caldos em maior quantidade por diluir bem, mas sem vantagens nutricionais além do aumento da simples densidade energética; fibras alimentares ou amidos modificados podem trazer vantagens sobre a sacarose, pois, além do aporte de energia, podem também contribuir com seu efeito pré-biótico para a recuperação da microbiota intestinal, e apresentam menor efeito osmótico.

Vitaminas e minerais. Molhos e sopas são excelentes veículos para a solubilização de *mix* de vitaminas e minerais. Para garantir a melhor preservação, vitaminas devem ser acrescentadas momentos antes do consumo, após encerrado o tratamento térmico. As formulações em gotas, mais solúveis, resultam em maior sucesso. Atenção deve ser dada às formulações pediátricas, em geral apresentadas em solução de sabor doce, o que limita sua adição em molhos e sopas.

DIETAS ESPECIAIS

Na prática clínica, os objetivos dietoterápicos são definidos a partir das demandas nutricionais compatíveis com a fisiopatologia da doença, que pode exigir alteração da composição química da dieta quanto ao teor de macro- e micronutrientes. Seja qual for a prescrição, a técnica dietética pode contribuir ao oferecer alimentos com opções de textura para adaptação a limitações de deglutição ou para períodos preparatórios de exames ou cirurgias, que exigem eliminação de resíduos do sistema digestório.

Nesta seção, são descritas as modificações de consistência que possibilitam a alimentação quando há limitada capacidade de mastigação. A manutenção da alimentação por via oral deve ser a primeira opção a fim de preservar a funcionalidade do trato digestório e promover satisfação ao indivíduo. Limitações definitivas ou episódicas exigem o uso de suporte nutricional via sonda. Manter a percepção sensorial de gosto, aroma e textura, bem como preservar a mastigação, salivação, deglutição e demais processos que garantem os processos de nutrição, pode ser mais fácil sempre que a textura dos alimentos for adaptada a limitações transitórias ou permanentes. Execute a Atividade 4.2 para exercitar o preparo de dietas com consistência modificada.

Atividade 4.2 Preparo de dietas com consistência modificada.

Objetivo

- Identificar alimentos e processos adequados à obtenção de dietas com características físicas especiais
- Cada grupo deverá criar uma preparação para o horário de almoço, com alimentos disponíveis no laboratório, de modo a atender às características apresentadas na Tabela 4.1. Proceder à análise sensorial.

Dieta líquida

Indicada para pacientes com limitada capacidade de mastigação e/ou deglutição, afecções no sistema digestório e para o preparo de exames específicos. É uma dieta para indivíduos com restrição grave de material digerível no sistema digestório; usada também em pré-operatórios para cirurgia do cólon e alguns pós-operatórios.

Os alimentos empregados devem ser:

- Naturalmente líquidos, como água, infusos, suco de carne, caldos (de cereais, legumes, carne), sucos de frutas
- Solúveis (para adição aos líquidos), como açúcar, cloreto de sódio, dextrinas, caseinato de cálcio, hidrolisados proteicos, mel
- Pouco viscosos à temperatura ambiente (para adição aos líquidos), como ovos pasteurizados (claras podem ser aquecidas até 80°C e gemas até 60°C para a compatibilidade à consistência da dieta), géis de amido (em geral entre 5 e 7,5%), colágeno aquecido
- Outros, como gelatina, sorvetes de frutas cremosos ou picolés.

Observação: leite e creme de leite podem ser usados caso não haja restrição à lactose.

Tabela 4.1 Valor energético total e distribuição da energia entre os macronutrientes para a orientação do preparo dos alimentos integrantes da dieta em estudo.

		Carboidratos (g)		Proteínas (g)		Lipídios (g)	
Tipo de dieta	Energia (kcal)	%	g	%	g	%	g
Líquida	300	67		15		18	
Leve	600	65		15		20	
Branda	800	60		15		25	
Geral	850	55		15		30	

Dieta leve

Denominação ainda adotada em muitos serviços de saúde por ter sido consagrada pelo uso, a despeito de não haver razão técnica para sua manutenção. O significado de um alimento leve cabe, com mais propriedade, em duas condições: pouca massa (leve de fato, não pesado) ou pobre em gordura. Não é o caso nesta situação: as dietas consideradas leves têm as mesmas indicações gerais da dieta líquida, desde que haja tolerância e seja clinicamente possível a ingestão de alimentos mais espessos. Também é empregada como dieta de transição para as dietas branda e geral.

A seguir são citados os alimentos empregados, todos os da dieta líquida, e semissólidos:

- Purês de tubérculos ou outros vegetais, líquidos espessados, cereais refinados, sopas de legumes e cereais, biscoitos, pães torrados
- Ovos (exceto fritos ou cozidos para ficarem firmes; para essa aplicação recomenda-se bater os ovos durante a cocção para evitar a formação de partículas sólidas)
- Leite e creme de leite
- Geleias, gelatinas, flãs, sorvetes.

Dieta branda

Indicada para pacientes com limitada capacidade de mastigação, quando é necessário abrandamento do tecido conectivo animal ou das fibras para facilitação do processo digestivo e absortivo.

É uma dieta de melhor aceitação, usada em períodos de transição de dietas mais restritas para dieta geral ou quando o paciente está debilitado, pela facilidade de ingestão.

Os alimentos empregados nessa dieta, além dos empregados nas dietas precedentes:

- Carnes tenras cozidas, aves e pescados magros
- Massas em geral, pães, bolos, desde que preparados com cereais refinados
- Frutas ao natural (sem cascas ou membranas; estão excluídos coco e frutas secas), compotas
- Iogurte, queijos brancos ou ricota e doces.

Dieta geral

Indicada para indivíduos com plena capacidade para alimentação.

Os alimentos a evitar são:

- Condimentos, carnes ricas em gordura, alimentos fritos e emulsões com elevada concentração de gordura – água em óleo, alimentos com aditivos sintéticos

Observações sobre as dietas especiais

- Alguns autores não fazem distinção entre as dietas leve e branda, considerando o padrão apresentado nesta aula para a dieta branda como comum a ambas
- Há, ainda, a dieta pastosa, que difere da geral exclusivamente pela modificação da textura dos alimentos. Para pacientes neurológicos ou em radioterapia é necessário observar a capacidade de mastigação para escolha adequada dos alimentos.

Relatório

Ficha técnica da preparação. ■

PREPARAÇÕES NÃO CONVENCIONAIS E RESTRIÇÕES DIETÉTICAS CULTURAIS

A abordagem alimentar de adeptos a linhas não convencionais de alimentação pode ser um desafio para o nutricionista. Avaliar o atendimento às recomendações nutricionais com a alimentação habitual é a primeira etapa de um aconselhamento dietético eficiente e respeitoso a diferentes culturas. Entre as linhas que adotam restrições alimentares, talvez a **vegetariana** seja a mais popular, e mais simples de equacionar do ponto de vista nutricional. Segundo seus princípios, limita-se ou elimina-se o consumo de produtos de origem animal, o que dá origem às seguintes variantes:

Dieta vegetariana
Dieta que limita ou elimina o consumo de produtos de origem animal; pode ter variantes: vegana, vegetariana, ovolactovegetariana ou lactovegetariana.

- Alimentação vegana: os adeptos da alimentação livre de qualquer produto de origem animal são conhecidos como *vegans*, ou veganos. Nesse caso, além da carne, também não são consumidos leite e seus derivados, ovos, gelatina ou qualquer outro alimento de origem animal. O nutricionista deve ter atenção a produtos com ingredientes de origem animal e que eventualmente não ganham destaque no rótulo, como o **carmim** (ou cochonilha), o mel e a gelatina
- Alimentação vegetariana: exclui carne, leite e derivados e ovos
- Alimentação ovolactovegetariana: nesse caso não são consumidos alimentos com carne, mas é aceito o consumo de leite e derivados e ovos. Nas dietas lactovegetarianas, o leite e seus derivados são as únicas formas de alimentos de origem animal aceitas. Conheça mais sobre a alimentação vegetariana executando a Atividade 4.3.

Carmim
Pigmento de tom vermelho produzido a partir de fragmentos do inseto *Dactylopius coccus costa*, rico em ácido carmínico. Muito usado em bebidas, biscoitos e sobremesas por sua qualidade como pigmento alimentar, tem seu uso legalmente autorizado em diversos países, inclusive no Brasil.

O conjunto de evidências sobre os benefícios para a saúde com a eliminação da carne para adultos contribui para a ampliação do número de vegetarianos. A modalidade ovolactovegetariana, que apresenta bem menos restrições, é mais facilmente atendida com alimentos convencionais e pode dispensar a necessidade de suplementos nutricionais para adultos. Para crianças, ainda não existem evidências que apontem os mesmos benefícios observados para adultos.

Restrições de ordem cultural definem, ainda, as formas de alimentação descritas a seguir.

Alimentação *kosher*. Alimentos *kosher* foram produzidos de acordo com os preceitos judaicos e sob a supervisão de um rabino; assim, recebem a letra "k" no rótulo. A definição de alimento *kosher* (adequado, apropriado para ser consumido) segue os preceitos da Torá, livro sagrado para o povo judeu, e é certificado por um rabino. Carnes e leites de animais que ruminam e têm casco fendido (carneiro, cabrito, vaca e veado) são permitidos, enquanto porco e coelho, não. Entre as aves, as não predatórias ou necrófagas podem ser consumidas, como galinha, peru e pato. Seja qual for a espécie, o sangue do animal nunca é consumido, e leite e carne não são combinados em receitas ou manipulados em conjunto. Pescados não permitidos são: camarão, lagosta, caranguejo, demais crustáceos e mamíferos; podem ser consumidos os peixes com escamas, como salmão e truta. Para além das restrições a algumas espécies, o preparo do alimento, desde o abate do animal até a organização da cozinha, deve respeitar rigorosas diretrizes. O mel, considerado de origem animal para os vegetarianos, pode integrar o cardápio, por exemplo. Contudo, a interpretação das leis dietéticas da Torá é complexa, e caso o nutricionista prepare cardápios para indivíduos ou comunidades judaicas, cabe uma consulta a um rabino.

Dieta antroposófica
Defende a união da alimentação com a espiritualidade do consumidor. A alimentação antroposófica, assim como outras linhas que promovem restrição alimentar, deve ser acompanhada pelo nutricionista, que pode usar de recursos acessórios para atender às demandas nutricionais.

Alimentação antroposófica. A **dieta antroposófica** defende a união da alimentação com a espiritualidade do consumidor. Há o estímulo ao consumo de alimentos cultivados sem o uso de defensivos ou adubos químicos, e segundo os princípios da agricultura biodinâmica, desenvolvida pelo criador da antroposofia, Rudolf Steiner. Nessa linha, pequenas quantidades de carne de diversas espécies podem ser ingeridas, mas é exigido que os animais tenham sido criados e mantidos em liberdade e com consumo de pasto verde, ou seja, livre de ração. Outras restrições: doces, açúcar refinado, frituras, batatas, tomates, cogumelos, sal.

Dieta macrobiótica
Dieta que se define pelo equilíbrio de forças energéticas do homem (denominadas *yin* e *yang*) e pelo consumo de cereais integrais, leguminosas e frutas frescas.

Macrobiótica. Do grego *macro*, grande, e *bios,* vida, a **dieta macrobiótica** baseia-se no equilíbrio das forças energéticas do homem (*yin* e *yang*) e no consumo de cereais integrais, legumes e frutas frescas. É restrito o consumo de açúcar branco, álcool, enlatados, bebidas doces, carne bovina e sal. São alimentos recomendados: arroz integral, leguminosas, frutas alcalinas pequenas e grãos em geral.

Atividade 4.3 Conhecer os ingredientes empregados para alimentação vegetariana.

Objetivo

Exercitar técnicas de seleção e preparo de alimentos feitos exclusivamente com produtos vegetais.

Cada grupo deverá produzir receita padrão de uma preparação.

Hambúrguer de feijão com molho de laranja

- Ingredientes:
  - 3 dentes de alho descascados
  - 500 g de feijão-preto cozido, lavado e escorrido
  - 1 colher de sopa de farinha de rosca
  - Meio maço de cebolinhas em fatias finas
  - 1 colher de café de pimenta tipo *chili* em pó
  - 0,5% de sal
  - 1 laranja-baía (ou similar)
  - 1/2 tomate em cubos pequenos
  - 1/2 abacate picado
  - 1 colher de sopa de molho de pimenta-de-cheiro
  - 1 colher de sopa de suco fresco de limão
- Modo de preparo:
  - Cozinhe o alho com água fervendo, até amaciar; amasse
  - Acrescente o feijão e misture até formar um purê homogêneo, acrescente a farinha de rosca, a cebolinha, metade da pimenta e o sal
  - Em assadeira untada, faça bolinhos da mistura de feijão; a intervalos de 5 cm molde os bolinhos para formar hambúrgueres
  - Asse em forno preaquecido (170 a 180°C) por aproximadamente 20 min, ou até ficarem ligeiramente secos na superfície
- Molho:
  - Descasque as laranjas e corte em gomos, e recolha o suco desprendido na manipulação
  - Pique os gomos em pedaços de 1 a 1,5 cm
  - Coloque os gomos e o suco desprendido da laranja em uma tigela; acrescente tomate, abacate, molho de pimenta, suco de limão e o restante da pimenta *chili*
  - Cubra os hambúrgueres com o molho de laranja.

Panquecas com *ratatouille*

- Ingredientes:
  - 1 xícara de fubá ou farinha de milho em flocos moída no liquidificador
  - 1 xícara de farinha de trigo
  - 1% de sal
  - 2 claras
  - 1 ½ xícara de leite desnatado
  - 4 colheres de chá de azeite
  - 3 xícaras de berinjela descascada cortada em cubos
  - 1 pimentão verde e 1 pimentão vermelho picados
  - 1 abobrinha descascada cortada em cubos
  - 2 colheres de sopa de vinagre de qualquer tipo
  - Meio maço de manjericão fresco

  - 1 colher de chá de orégano
  - 1 xícara de molho de tomate
  - 2 colheres de chá de açúcar
  - 1 ½ xícara de muçarela ralada
- Modo de preparo:
  - Bata no liquidificador o fubá com a farinha, 1/4 do sal, as claras, o leite e metade do azeite, até a massa ficar homogênea
  - Em uma frigideira apenas untada com óleo, coloque 1 concha de massa ou o suficiente para fazer uma panqueca, vire dos 2 lados e reserve; prepare toda a massa assim
  - Em uma panela, aqueça o restante do azeite e acrescente a berinjela e os pimentões, tampe e deixe cozinhar, mexendo de vez em quando, até os legumes ficarem macios
  - Acrescente a abobrinha, o vinagre, o manjericão e o orégano; tampe novamente e cozinhe até a abobrinha ficar macia
  - Adicione o tomate picado, o açúcar, e o sal restante
  - Recheie as massas com o refogado e salpique a muçarela, enrole e sirva as panquecas.

Batata assada com *cottage* e legumes

- Ingredientes:
  - 5 batatas grandes
  - 1/4 de xícara de leite desnatado
  - 1/2 xícara de queijo *cottage*
  - 1/2 xícara de queijo parmesão ralado
  - 1/2 xícara de milho-verde cozido ou em conserva
  - 1/2 cenoura ralada
  - 1/2 xícara de cebolinha em fatias
  - 1% de sal
- Modo de preparo:
  - Pré-cozinhe as batatas em água quente ou sob pressão por 3 min. Depois que esfriar, abra a batata ao meio e retire a polpa, deixando uma concha de 0,5 cm de espessura
  - Coloque a polpa da batata em uma tigela, acrescente o leite e amasse
  - Adicione o *cottage*, a metade do parmesão, o milho-verde, a cenoura, a cebolinha, o sal, e misture os ingredientes até obter uma mistura homogênea
  - Coloque a mistura dentro das batatas, salpique o parmesão restante
  - Leve ao forno para assar por cerca de 20 min, ou até gratinar.

Pizza de pimentões

- Ingredientes:
  - 3 pimentões, sendo um vermelho, um verde e outro amarelo
  - 1 xícara de manjericão fresco picado
  - 2 colheres de sopa de queijo parmesão ralado

  - 1 disco de massa pronta de pizza
  - 1 cebola em fatias
  - 2 tomates em fatias
  - 1 xícara de muçarela ralada
- Modo de preparo:
  - Corte os pimentões em metades e retire sementes e partes brancas do interior
  - Remova a pele dos pimentões imergindo-os em água fervente por 1 ou 2 min
  - Corte os pimentões em tiras
  - Salpique metade do manjericão e o parmesão sobre a massa; cubra com a cebola e o tomate
  - Leve ao forno para pré-assar a massa
  - Cubra com o queijo muçarela e o restante do manjericão, as fatias de pimentão e leve para assar a 180°C por aproximadamente 5 min.

Exercício de observação

Por meio da lista dos ingredientes usados para a execução das receitas desta atividade, classifique cada receita com relação ao tipo de dieta vegetariana (vegana ou restrita, vegetariana, ovolactovegetariana, que pode ser somente lactovegetariana ou ovovegetariana)

Relatório

Receita padrão da preparação e classificação da receita quanto ao tipo de dieta vegetariana. ■

INFUSOS E BEBIDAS

Infusos
Bebidas obtidas por meio da extração de compostos aromáticos de vegetais por imersão dos mesmos em água quente.

Taninos
Polifenóis de coloração escura e sabor pronunciado, promovem a ligação aos minerais da dieta – cátions mono- e divalentes –, podendo comprometer a biodisponibilidade de minerais como ferro, zinco, cálcio e manganês, entre outros. Por esse motivo, deve-se evitar a associação de café às refeições principais de pessoas em risco nutricional decorrente de carência de minerais.

Infusos são bebidas obtidas por meio da extração de compostos aromáticos de vegetais (frescos, desidratados, fermentados ou não) por imersão dos mesmos em água quente. Existem diversas técnicas combinadas a muitos tipos e estados de desidratação de vegetais, o que dá origem a um grande número de bebidas.

Certamente, as mais conhecidas são o chá e o café. A extração dos compostos aromáticos do café requer manipulação adequada, para que o sabor e o aroma dos produtos indesejados da torrefação do grão e os **taninos** não sobressaiam aos demais, de maior qualidade sensorial, resultando em uma bebida de sabor agradável.

Chás

Chás são os infusos preparados com *Cammelia sinensis* ou *Tea sinensis*. Tratada de muitas maneiras, suas folhas dão origem aos diferentes tipos de chá:

- Seleção de folhas jovens, apenas desidratadas – chá branco
- Simples desidratação – chá-verde

- Desidratação e fermentação parcial – chá *oolong*
- Desidratação e fermentação completa – chá-preto.

As folhas da *Ylex paraguaiensis* dão origem ao mate, bebida muito apreciada no Brasil. Outros infusos, de frutas (maçã, pêssego, limão), ervas (camomila, erva-cidreira ou capim-limão, erva-doce, hortelã) ou outras partes de vegetais (caules, como canela, ou raízes, como gengibre), são preparados com a mesma técnica, cujo objetivo é promover a máxima extração e retenção dos compostos aromáticos e funcionais dos alimentos.

Preparo de chá, mate ou outros infusos. O alimento a ser empregado não pode apresentar fungos e bolores e deve estar acondicionado em sachês ou potes mantidos fechados em ambiente fresco e seco. O material ideal para os recipientes empregados no preparo de infusos e chás é a louça, que promove perfeita remoção de resíduos que podem deixar odores e pigmentos em recipientes plásticos, além de preservar a temperatura; utensílios metálicos interferem na troca de calor e no resultado final. Antes de receber o alimento, o recipiente de louça deve ser escaldado com água quente, para retardar a queda da temperatura do meio de extração e resultar em uma bebida mais rica em aromas.

Longe do calor, colocado o vegetal no bule ou outro recipiente de louça, adiciona-se água em ebulição e cobre-se por 3 a 5 min, tempo suficiente para a extração dos compostos aromáticos e funcionais; coada, a bebida pode ser consumida quente ou fria, e até gelada. A adição de essências ou aromatizantes (frutas desidratadas, suco ou pedaços de frutas frescas) é uma alternativa de apresentação dos infusos, do mate e dos chás.

Café

O extrato do café arábica é uma bebida apreciada no mundo todo, desde que se percebeu o efeito de seu consumo sobre a disposição e vigília na região de origem dessa planta, onde hoje é a Etiópia – antiga Abissínia. A denominação café teria se originado na Arábia, produtora exclusiva até o século 17, a partir da palavra *qahwa*, ou vinho, em árabe. Nos anos 1600 os árabes levaram a bebida à Europa e, a partir de então, se pôde conhecer o produto que imprimiu grande desenvolvimento à economia do Brasil, onde chegou apenas no século 18, até colocar o país no primeiro lugar entre os produtores mundiais e o segundo entre os consumidores, atrás apenas dos EUA. A elevada qualidade do produto da Colômbia, entretanto, coloca o café produzido neste país entre os preferidos no mercado internacional.

Os cafés preparados com grãos do tipo arábica (*Coffea arabica*) são aromáticos e empregados, sem mistura, para a produção de bebidas *gourmet*; o Brasil produz também o café robusta (*Conillon*), e ambas as espécies têm diferentes cultivares.

De maneira isolada ou combinados em misturas conhecidas como *blends*, os grãos arábica e robusta são matéria-prima para diferentes apresentações do café; em alimentação coletiva e nos domicílios do Brasil, esses produtos dão origem, além da bebida, a uma série de receitas.

Café em pó, torrado e moído. Torrefações mais amenas dão origem a bebidas mais aromáticas, pois favorecem a retenção de voláteis, como o cafeol e anidrido carbônico (CO_2); há mais de mil compostos voláteis no café, o que o coloca em primeiro lugar entre os alimentos quando se considera a complexidade de seus aromas. O pó, nesse caso, tem uma coloração caramelo, nunca negra. O café robusta, de menor qualidade sensorial, beneficia-se com uma torrefação mais intensa, com prevalência de taninos. Torrefações graves, eventualmente, encobrem defeitos de sabor, aroma e coloração de *blends* de pior qualidade. A granulometria do pó determina sua aplicação: para filtros de papel, grãos mais finos; máquinas de café expresso ou cafeteiras com coadores metálicos exigem grãos maiores, e a extração é mais difícil, exigindo-se calor mais intenso – eventualmente com pressão, como nas máquinas de café espresso.* No preparo dessa bebida, os tempos de extração devem proporcionar o máximo de qualidade sensorial, e ficam entre 18 e 24 s. Tempos menores produzem pouca extração, e maiores, extração excessiva, ambas prejudiciais ao sabor e ao aroma da bebida.

Café torrado em grãos. O maior mercado desse produto é o de café espresso, mas o produto também pode ser interessante para o consumidor ou para a unidade de alimentação e nutrição: a produção de bebidas com grãos recém-moídos apresenta mais sabor e aroma. São empregados também na confeitaria.

Café solúvel. Após torrefação e moagem, há extração dos sólidos solúveis, concentrados por desidratação (em grânulos) ou liofilização (flocos), para reconstituição em água quente ou outros líquidos (leite, misturas para sobremesas). A liofilização, por empregar temperaturas mais baixas que a desidratação, resulta em produtos de melhor qualidade sensorial e tonalidades mais claras.

Café descafeinado. A extração da cafeína em taxas superiores a 97% já credencia o café a receber essa denominação. Empregado para o preparo de bebidas para indivíduos intolerantes aos efeitos da cafeína, com grande prejuízo sensorial em relação àquela preparada com café integral.

Composição do café

O café preparado com os grãos torrados e moídos contém voláteis heterocíclicos, alifáticos, alicíclicos e aromáticos, que conferem qualidade de aromas e sabores à bebida, além de taninos, **cafeína** e produtos da queima do grão, como metilglioxal e ácido clorogênico. Como a combinação desses componentes contribui para o resultado sensorial da bebida, a origem do grão, seu grau de torrefação, as condições de

Cafeína
Composto químico classificado como alcaloide do grupo das xantinas e designado quimicamente como 1,3,7-trimetilxantina.

*A palavra expresso (com "x") é incorretamente empregada para identificar a bebida produzida por máquinas de café espresso; a denominação refere-se ao tipo de café (espresso) e não ao modo como é preparado.

armazenamento e a granulometria definem a qualidade final quanto a aromas e sabores e influem no preço do produto.

A 1,3,7-trimetilxantina é encontrada também em refrigerantes e no chocolate e é a principal xantina presente nos chás. Sua ação inibidora sobre receptores de adenosina determina elevação dos batimentos cardíacos, aumento da vigília e, com consumo exagerado de café, ansiedade e aumento da pressão arterial. Esses efeitos e a possibilidade de indução de dependência química são preocupantes, mas não há ainda elementos suficientes para o estabelecimento de limites de consumo. Preventivamente, o consumo de bebidas, chá e café, combinados ou não, em doses que forneçam até 300 mg de cafeína por dia parece seguro. Por outro lado, os efeitos bioquímicos decorrentes do bloqueio da ação de adenosina resultam em neuroproteção, como já se demonstrou no tratamento de pacientes com mal de Parkinson e Alzheimer. Estudos com crianças demonstram também a influência do consumo de doses moderadas e regulares de café na atenção e o aprendizado durante a infância. Essas evidências, contudo, devem ser analisadas com cautela, dada a possibilidade de dependência química decorrente do consumo crônico de cafeína.

Os teores de cafeína variam segundo a taxa de extração e o modo de preparo; a Tabela 4.2 contém a quantidade conhecida em alguns tipos de bebidas.

Preparo do café

Deve-se empregar um pouco de água quente para apenas umedecer os grãos antes de colocar o volume total de água; este processo favorece a extração, pois os grãos úmidos liberam seus compostos aromáticos para a água com maior facilidade. A água fervente promove a liberação de aromas voláteis, e é útil, portanto, empregar água bastante quente, mas não em franca ebulição – algo ao redor de 90 a 95°C: desse modo, os compostos são solubilizados na bebida.

Tabela 4.2 Teor de cafeína de alimentos e bebidas.

Bebida	Medida (mℓ/g)	Conteúdo (mg)
Café (infusão pronta, a partir de pó torrado e moído)	150	60
Café instantâneo	150	39
Chá preparado a partir de sachê	150	30
Café espresso duplo	56	119
Café (infusão pronta, descafeinado)	150	1,5
Chá-preto	224	45
Chá-verde	224	20
Refrigerantes de cola	330	27
Chocolate quente – bebida	224	4,5
Chocolate amargo (70 a 85% cacau) em barra	28	22

Fonte: USDA, 2010.

Sucos

O extrato aquoso de alimentos, sem cocção, é denominado suco. Ao ser cozido, um suco dá origem a um caldo.

Sucos e bebidas podem auxiliar no fornecimento de vitaminas hidrossolúveis e compostos bioativos pela dieta, que cada vez mais carece de produtos frescos. O sucesso no preparo dos sucos depende da adequada escolha da matéria-prima, quanto ao grau de maturação e integridade, e higienização rigorosa. O uso de cascas para a extração do suco deve considerar a possibilidade de aumentar a exposição a defensivos agrícolas e eventuais fatores antinutricionais, dada a escassez de dados sobre a composição dessas frações de frutas e vegetais em geral. O uso de alimentos produzidos sem agrotóxicos, portanto, deve ser a escolha especialmente em preparações como infusos e outras receitas que empreguem as cascas, seja para saborização e decoração de bebidas, ou na forma de raspas. A carga glicêmica mais elevada e a menor quantidade de fibra alimentar justificam que o consumo de sucos de frutas ou legumes não substitui o consumo da fruta inteira.

De acordo com o Decreto nº 6.871, de 4 de junho de 2009, que dispõe sobre a padronização, a classificação, o registro, a inspeção, a produção e a fiscalização de bebidas, as definições de suco, néctar e refresco são as seguintes:

- Suco é a bebida não fermentada, não concentrada e não diluída, destinada ao consumo e obtida da fruta madura ou sã, ou parte do vegetal de origem por processo tecnológico adequado, submetida a tratamento que assegure sua apresentação e conservação até o momento do consumo. Não pode conter aromas e corantes artificiais. Pode ser adicionado açúcar até 10% do seu peso total
- Néctar é a bebida não fermentada, obtida da dissolução em água potável de parte comestível do vegetal ou de seu extrato, adicionada de açúcares, destinada ao consumo direto. Geralmente, contém entre 20 e 30% do teor da polpa de fruta. Também não pode conter aromas e corantes artificiais
- Refresco ou bebida de fruta é a bebida não fermentada, obtida pela diluição em água potável do suco ou polpa ou extrato vegetal com ou sem adição de açúcares.

Refresco
Denominação adotada para as bebidas artificiais, ou preparadas com extratos desidratados de frutas combinados com flavorizantes e outros aditivos.

O **refresco** pode conter aromas e corantes artificiais autorizados pela Agência Nacional de Vigilância Sanitária (Anvisa).

A maior parte das frutas apresenta conteúdo de carboidratos solúveis compatíveis com o uso sem a necessidade de adição de açúcar, mel ou edulcorantes. Combinações de frutas e de frutas com vegetais resultam, muitas vezes, em preparações de boa aceitação. Uma das preocupações relacionadas com o consumo de sucos é o excesso de ingestão de carboidratos simples naturalmente presentes nos vegetais, especialmente quando preparados a partir de alimentos de elevado índice glicêmico. Bebidas açucaradas como néctares e refrescos estão entre os alimentos que elevam rapidamente a glicemia, e contribuem para piorar a qualidade da alimentação.

A extração da bebida leva à perda de nutrientes sensíveis à luz, ao oxigênio e ao calor, em taxas que dependem das condições de processamento e do tempo de exposição. Para aumentar o aproveitamento dos nutrientes e compostos bioativos naturalmente presentes nos sucos, a extração deve ser feita com o menor intervalo de tempo até o consumo. Para situações em que esse cuidado não seja possível, recomenda-se evitar equipamentos como liquidificadores – pois aumentam a superfície de contato do alimento com o ar, dando-se preferência a extratores rotativos com castanhas plásticas ou centrífugas. O armazenamento até o momento do consumo em recipientes protegidos da luz, fechados e sob refrigeração aumenta a retenção dos nutrientes, e deve ser adotado quando o consumo imediato não for possível. Sucos naturais apresentam elevada perecibilidade, uma vez que o rompimento das estruturas celulares coloca enzimas em contato com seus substratos; o tempo de conservação não deve, portanto, ser superior a 2 h.

Por meio da Atividade 4.4, exercite a produção de infusos e outras bebidas.

Atividade 4.4 Exercitar técnicas de obtenção de infusos e outras bebidas.

Café

Coloque 500 mℓ de água para esquentar até próximo do ponto de ebulição. Derrame-a sobre 40 g de pó de café, em quantidade suficiente apenas para umidificá-lo. Aguarde 10 a 15 s e, mantendo a água aquecida mas sem ferver, acrescente-a aos poucos ao pó, deixando fluir em pequenas porções antes de colocar mais. A água fervente queima o grão e prejudica o aroma do café. O preparo dessa bebida emprega 8% de pó em relação ao volume de água, proporção que resulta em uma bebida concentrada. Pode-se empregar até 4% de pó para obtenção de bebidas mais diluídas, mas em geral não bem aceitas pelo paladar do brasileiro.

Mate

Coloque 20 g de erva-mate desidratada em recipiente de louça provido de tampa e recém-escaldado com água fervente. Adicione 500 mℓ de água fervente, tampe, aguarde 3 a 5 min (tempo de infusão); coe e sirva quente ou frio.

Chocolate

- Ingredientes:
  - 500 mℓ de leite
  - 25 g de chocolate em pó (5%)
  - 12,5 g de açúcar (2,5%)
- Modo de preparo:
  - Ferva o leite e, à parte, bata o chocolate em um pouco de leite quente com açúcar
  - Acrescente o restante do leite quente
  - Podem-se acrescentar 2 colheres de café (infusão), ou 1 gema, 1 colher de café de licor de cacau ou menta, ou canela em pó.

Coquetel

Coloque 100 g de açúcar em um recipiente com 500 mℓ de água, mexendo em fogo brando até completa dissolução. Tire do fogo, esfrie e acrescente a casca de 1 limão e a casca de 2 laranjas. Depois de 1 h, misture o suco obtido das mesmas frutas e sirva com gelo moído.

Nota: para esta receita, empregue alimentos produzidos sem o uso de agrotóxicos, derivados da agricultura orgânica; alimentos da agricultura convencional contêm cargas variáveis de venenos, especialmente nas cascas!

Suco de cenoura e laranja

Obtenha por uso da centrífuga o suco de 2 cenouras e misture com o de 4 laranjas.

Relatório

Prepare a receita padrão das preparações. ■

SOBREMESAS

O preparo de alimentos doces emprega alguns dos procedimentos mais sofisticados do conjunto de técnicas culinárias. A aplicação das complexas técnicas de confeitaria resulta em cores, texturas e sabores sempre renovados a partir das diferentes combinações dos processos de cortar, bater, injetar ar, fluidificar, emulsificar, preparar caldas com diferentes concentrações de sólidos e empregar temperaturas extremas em diferentes estágios do procedimento.

O estudo dos ingredientes e processos que contribuem para esses efeitos tem demonstrado propriedades interessantes do ponto de vista culinário, e abriu um rol de inovações tecnológicas com apelos mercadológicos e nutricionais. Amidos resistentes com **atividade pré-biótica**, pectinas com diferentes graus de esterificação, farinhas para frituras com baixa taxa de absorção de óleo e produtos instantâneos que reduzem o tempo de preparo de alimentos são alguns exemplos que têm motivado avanços no preparo de sobremesas.

Atividade pré-biótica
Diz-se do efeito determinado por componentes alimentares que, escapando à ação de enzimas do trato digestório, são usados pela flora colônica. São considerados pré-bióticos carboidratos como a inulina e os fruto-oligossacarídeos, amidos resistentes e outros componentes da fibra alimentar.

Sacarose

Um dos principais ingredientes para o preparo de sobremesas é a sacarose, ou açúcar comum, dissacarídeo composto por uma molécula de glicose e outra de frutose, unidas em ligação glicosídica. Entre as suas propriedades mais apreciadas em confeitaria, estão:

- Capacidade de fundir em temperaturas próximas a 120°C, ao ponto de formar caramelo entre 180 e 185°C; acima dessa temperatura, entra em combustão para formar CO_2 e água. No intervalo entre as temperaturas de início da fusão e a caramelização, estão estágios que resultam em caldas com diferentes aplicações; a caramelização do açúcar também é responsável pelo desenvolvimento de aromas, texturas e cores em pães, sobremesas, tortas e bolos. O preparo de caldas é uma das etapas que consagra as habilidades de um *chef* de cozinha, dadas as sutilezas envolvidas no processo: sólidos estranhos, uso de colher e outros detalhes podem comprometer a formação da calda, causando a cristalização do meio. O **ponto de fio**, comum em receitas como o *marshmallow*, é a condição em que a calda pode ser batida e facilmente incorporada a outros ingredientes

- Hidrólise da ligação glicosídica, promovida por ação enzimática (sacarase) ou ácida (cremor de tártaro, suco de limão) com a produção de açúcar invertido, um xarope com partes iguais de glicose e frutose, que apresenta propriedades particulares para o preparo de alimentos. O açúcar invertido dificulta a formação de cristais, facilitando o preparo de balas cristalinas como o *fondant*. A formação de cristais minúsculos apura a textura e o sabor, especialmente combinados à sensação de derretimento no contato com a boca. Como a frutose apresenta doçura relativa mais alta do que a sacarose, preparações com **açúcar invertido** são mais doces, porque esse carboidrato está livre
- Preservação, dada a higroscopicidade da sacarose, que leva à diminuição da atividade de água e consequente aumento da vida útil dos alimentos.

Ponto de fio
Estágio em que a calda, ainda clara, forma um fio ao se depositar uma gota em uma superfície e levantá-la delicadamente, com uma colher; nessa condição, a calda pode ser batida e facilmente incorporada a outros ingredientes.

Açúcar invertido
Produzido por rompimento enzimático ou ácido da ligação glicosídica entre a glicose e frutose, é um alimento fluido e que auxilia no processamento tecnológico de sobremesas e doces por controlar o processo de cristalização, promover maior maciez e doçura quando comparado à sacarose. É assim denominado por desviar o plano da luz polarizada em direção oposta ao que acontece quando são empregadas soluções de sacarose.

Os tipos mais comuns de apresentação do açúcar são:

- Açúcar mascavo. Os sólidos do xarope obtido da cana-de-açúcar dão origem ao açúcar mascavo, escuro e de difícil solubilização. É o produto integral, sem qualquer refino
- Açúcar demerara. É obtido pelo refino parcial do açúcar, mais seco e claro do que o açúcar mascavo; tem vantagens tecnológicas por apresentar maior solubilidade
- Açúcar refinado. Por meio de tratamento químico com agentes clareadores, é produzido o açúcar refinado, branco. Também chamado de açúcar de mesa, com partículas de tamanho menor do que o granulado, na forma de pó, é o mais difundido entre os tipos de açúcar comercializados
- Granulado ou açúcar cristal. É a forma do açúcar branco em cristais, apreciado para a decoração de sobremesas por refletir a luz; eventualmente, é colorido e flavorizado artificialmente
- Açúcar de confeiteiro. Açúcar branco na forma de pó muito fino, ideal para o uso em confeitaria, especialmente para dar acabamento na superfície de tortas e pães, com excelentes efeitos decorativos. De custo mais elevado, não é de interesse para o uso como ingrediente das preparações, mas apenas para a finalização. Eventualmente, pode ser comercializado como flavorizador. Também conhecido como açúcar vanila, quando aromatizado com fava de baunilha.

As diferenças nutricionais entre o açúcar mascavo e o refinado são muito pequenas, uma vez que a concentração de minerais do açúcar mascavo é baixa. Ao considerar que o consumo de sacarose deve ser eventual e em pequenas quantidades, a oferta de micronutrientes por meio deste alimento não é expressiva.

Pectina

Outro ingrediente importante para o preparo de sobremesas e geleias, trata-se de um conjunto de polissacarídeos que contém resíduos de ácido α-D-galactosilurônico em ligações 1,4; o grau de esterificação determina o comportamento da pectina no preparo de alimentos, denominadas pectina com elevada esterificação (HM, do inglês *high methyl ester pectin*), ou pectina com baixa esterificação (LM, do inglês *low methyl ester pectin*). Na forma acetilada, como ocorre na pectina de beterrabas, batatas e peras, a formação de gel é mais frágil, mas os efeitos de estabilização e emulsificação são mais pronunciados.

Para preparar um gel de pectina, os ingredientes são aquecidos para dissolver a mistura, e forma-se o gel. Pode haver sinérese, separação da água. Pectinas HM em pH baixo, entre 2,8 e 3,5, formam um gel com pouca atividade de água (sólidos totais acima de 60%), devido ao estabelecimento de pontes de hidrogênio e ligações hidrofóbicas entre as cadeias de pectina. Para pectinas LM, as ligações exigem cálcio, mas promovem a formação de gel em concentrações de sólidos menores (portanto com mais alta atividade de água), e em pH mais elevados; esta é uma propriedade de interesse para a produção de alimentos dietéticos, em que o açúcar é substituído por edulcorantes.

Entre as propriedades das pectinas estão também a estabilização e a atuação como espessante de bebidas, iogurtes e para substituir a plasticidade da gordura em produtos panificados.

Amido

O preparo de panificáveis, entre eles bolos e tortas para confeitaria, depende do adequado tratamento térmico dado aos ingredientes, com destaque para o amido. Combinado com a água e submetido a aquecimento entre 55 e 80°C com agitação, o amido gelatiniza, dá viscosidade às preparações e facilita o processo digestivo: hidratado o amido, as cadeias de amilose e amilopectina separam-se e o acesso das amilases é maior. A gelatinização do amido tem como consequência adicional o controle da atividade de água, interferindo, portanto, nas características de conservação dos produtos nos quais é empregado. O gel de amido quando refrigerado é muito apreciado em preparações doces ou salgadas que exigem a textura de corte. Um exemplo clássico dessa aplicação é o manjar branco, feito a partir de amido de milho, leite de coco e açúcar.

As moléculas de glicose ficam orientadas de forma linear quando unidas por ligações do tipo α 1-4 em longas cadeias de amilose; as eventuais ligações α 1-6 ramificadas, caracterizam as cadeias de amilopectina. A proporção de **amilose e amilopectina** entre amidos é variável e responde por parte dos efeitos decorrentes do uso de calor.

Amilose e amilopectina
Polímeros de glicose encontrados no amido, que se diferenciam pela existência de ligações tipo α 1-6 que determinam ramificações típicas da amilopectina e ligações α 1-4 lineares, características da amilose. Essas diferentes configurações são responsáveis por efeitos nos alimentos que variam conforme a concentração de ambos os carboidratos nos ingredientes: em preparações ricas em fontes alimentares com elevada concentração de amilopectina, os alimentos ficam viscosos, mas não formam gel.

Amidos com elevado teor de amilopectina resultam em substâncias viscosas, mas sem formação de gel. Essa propriedade é de interesse em confeitaria por promover o preparo de recheios de tortas e outras aplicações cremosas, mas não firmes, como em tortas de maçãs servidas parcialmente aquecidas e nas quais não se deseja a textura de corte, mas sim cremosidade.

Preparo de sobremesas | Uso do amido

Entre os fatores que influem na formação do gel estão:

- A natureza do amido e sua concentração; diferentes fontes alimentares de amido resultam em efeitos também diversos; assim, o comportamento do amido de batata não é equivalente ao do trigo empregado nas mesmas concentrações, por exemplo
- O pH; em meio ácido, a molécula pode ser hidrolisada, e pode haver impedimento da formação do gel; esse efeito é de interesse especialmente para o preparo de sobremesas cítricas, que podem resultar em cremes fracos e sinérese quando há mistura de amido e frutas; por outro lado, em meio alcalino, a quebra da cadeia também pode ocorrer, por β-eliminação
- A adição de açúcares, por promover a competição pela água, pode enfraquecer o gel em concentrações de 30% ou mais, típicas de sobremesas muito doces; em concentrações mais baixas (5 a 10%), o açúcar favorece a formação do gel. A adição de sais pouco afeta a formação de gel de amido.

O tratamento do amido com calor na indústria resulta em produtos que promovem gelatinização a frio, ou seja, que possibilitam o preparo de géis sem aquecimento. Produtos instantâneos para sobremesas são apreciados em alimentação coletiva e no ambiente doméstico pela praticidade e rapidez de preparo. Na cultura alimentar da região Nordeste, o uso de tapioca (amido de mandioca) na forma expandida é clássico para a preparação de sobremesas como o cuscuz de coco, que não vai ao fogo.

Os amidos mais comuns para o preparo de alimentos são: amido de milho, farinha de trigo, tapioca e sagu – ambos produzidos a partir da mandioca –, fécula de batata, creme de arroz. A mandioca ainda fornece polvilho para o preparo de biscoitos.

Retrogradação
A desidratação dos amidos gelatinizados promove a formação de ligações intermoleculares da fração linear – amilose –, o que não ocorre com amilopectina, levando à retrogradação do amido, com liberação das moléculas de água, ou sinérese.

Como consequência da **retrogradação** do amido, produtos de confeitaria, incluindo-se aqui os panificáveis, adquirem uma textura excessivamente firme e atípica, parcialmente reversível – apenas uma vez – pelo emprego de breve calor. Esse é o efeito que explica o endurecimento de pães; a adição de ingredientes como a gordura da manteiga ou do azeite e amidos com elevado teor de amilopectina são recursos para estender a vida de prateleira desses produtos.

Dextrinas

Dextrinas são carboidratos de doçura discreta e boa solubilidade, com estruturas semelhantes ao amido e menor peso molecular, formadas pelo aquecimento desse polissacarídeo a diferentes temperaturas, de 80 a 220°C, resultando em soluções menos viscosas.

Maltodextrina
A hidrólise parcial do amido dá origem a um carboidrato menor, com menor poder osmótico do que os açúcares simples e de sabor ligeiramente doce, denominado maltodextrina. De digestão facilitada, é comum em formulados infantis e soluções de reposição energética.

Essas misturas de polímeros de glicose produzidos a partir de amido de milho, com aproximadamente 20 unidades, são empregadas com finalidades tecnológicas para dar corpo a produtos elaborados com menor quantidade de gordura e para facilitar a desidratação de flavorizantes, sucos e outros alimentos. Na forma de xarope, pouco viscoso, tem as mesmas aplicações, além de compor fórmulas infantis como fonte de energia. Para praticantes de atividade física, a **maltodextrina** é empregada na concentração de 8% para suplementar energeticamente a reposição hídrica ingerida durante ou após o exercício, por ser de fácil e rápida digestão e absorção.

Chocolate

Ingrediente indispensável para o preparo de sobremesas em todo o mundo, o chocolate confere textura, cor, aroma e sabor a quase todos os tipos de pratos, incluindo-se aqui não doces. A transformação do cacau (*Theobroma cacao*) em seu produto mais famoso começa a partir da mistura do pó do cacau com quantidades adicionais de manteiga de cacau. Esse alimento é rico em flavonóis, especialmente nos produtos com concentrações de cacau superiores a 40%. Os flavonóis

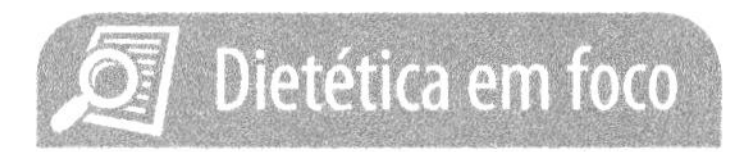

Papel da dextrinização para o preparo de alimentos

A dextrinização dá origem a técnicas culinárias de grande sucesso. Ela responde pela modificação da camada externa do endosperma de arroz quando, no preparo, se procede à tradicional fritura dos grãos em pouco óleo, antes do acréscimo da água que gelatinizará o amido. Essa técnica de preparo torna o grão menos permeável à entrada de água, com maior resistência superficial e, consequentemente, produção de grãos cozidos mais soltos. Outro exemplo em que a gelatinização ocorre de maneira marcante é para o preparo do *roux*, mistura de amido de trigo e manteiga, que no calor e a seco, com constante movimentação, doura a farinha, para posterior incorporação de leite fervente; essa técnica é o fundamento do preparo do molho bechamel, base para derivações que acompanham diversos pratos. Assim tratada, a farinha de trigo dextrinizada confere ao molho uma textura aveludada, consistente e com menor chance de formação de gel; outra consequência marcante é a mudança da cor, que adquire tonalidade creme, perdendo o branco típico do trigo em mistura com leite sem dextrinização. Também são percebidas alterações no paladar, mais aromático devido à parcial caramelização. No Brasil, uma das fontes mais importantes para o amido a ser empregado na obtenção de maltodextrina é a mandioca.

são considerados compostos bioativos, dado seu papel protetor sobre o desenvolvimento doenças cardiovasculares. Também do grupo dos flavonoides, as **epicatequinas** presentes no chocolate vêm sendo consideradas poderosas auxiliares no controle das lipoproteínas transportadoras de colesterol, quando consumidas em doses moderadas. Devido à sua elevada densidade energética, o consumo de quantidades elevadas de chocolate pode contribuir para o fornecimento excessivo de energia e menor ingestão de alimentos ricos em nutrientes.

Epicatequinas
Compostos fenólicos presentes no cacau e nos chocolates com ação antioxidante e que acumulam créditos por possível efeito protetor sobre as doenças hipertensivas. O consumo de chocolates escuros, ricos em cacau, aumenta a concentração de catequinas na dieta. Contudo, dado o elevado valor energético desses alimentos, o benefício do composto como bioativo deve ser considerado frente ao possível risco de desequilíbrio da dieta.

O chocolate deve ser usado com cautela no preparo de sobremesas, pois o excessivo aquecimento compromete a textura e o sabor desse alimento. Chocolate pode ser incorporado às receitas na forma de pó ou barras derretidas, cacau ou ainda como chocolate amargo, livre de açúcar adicionado. O chocolate em barra, finamente picado, funde bem com controle de temperatura, e um recurso interessante para essa manobra é o banho-maria: o recipiente com o chocolate é imerso em água fervente, evitando-se o contato direto com a chama e o calor excessivo.

O uso do chocolate em pó exige menos cuidados: o produto incorpora-se perfeitamente a massas e cremes e comporta-se com maior estabilidade do que quando aquecido de modo isolado.

Outros ingredientes importantes para o preparo de sobremesas

Leite e derivados, ovos, gelatina, chocolate e frutas reúnem quase todos os demais ingredientes empregados para sobremesas. Cada um desses alimentos, isoladamente ou em combinação, responde por bases para o preparo de receitas do cardápio trivial ao sofisticado:

- Creme de gemas: preparado com leite e gemas com concentrações variáveis de açúcar e amido de milho ou arroz, é base para recheios de bolos, tortas, bombas, sonhos. A coloração amarela é proporcional à concentração de carotenoides da gema; eventualmente podem ser empregados corantes, descaracterizando a preparação original
- Creme de amido: leite, amido de milho ou arroz e açúcar são os ingredientes fundamentais para o preparo de mingaus e flãs; variações são criadas a partir da incorporação de ingredientes como leite de coco (manjar), caramelo ou frutas (flã de leite, de frutas)
- Quindim: mistura de gemas aeradas e açúcar, com o coco na forma de leite e/ou flocos; fios de ovos e papos de anjo são outras combinações de gemas e açúcar, tradicionais para o preparo de sobremesas
- Gelatina: sobremesa preparada a partir do colágeno, proteína de baixo valor biológico pela elevada concentração dos aminoácidos prolina e hidroxiprolina e ausência de triptofano, a gelatina constitui a base principal ou adjuvante para diversas sobremesas. Quando empregada para o espessamento de receitas, a gelatina pode ficar praticamente imperceptível, como no *marshmallow*.

As bases para sobremesas são, portanto, misturas com elevada atividade de água e ricas em nutrientes e energia prontamente utilizáveis; por esse motivo, apresentam elevada velocidade de deterioração e exigem cuidado excessivo na manipulação dos ingredientes e no uso de temperaturas adequadas, seja para o preparo ou para a conservação, tais como:

- A área de preparo de sobremesas deve ser exclusiva na unidade de alimentação e nutrição
- Os utensílios são de uso exclusivo para doces, e devem ser meticulosamente higienizados e secos a cada uso, armazenados em local arejado e seco
- Preparações com creme de leite são beneficiadas pelo resfriamento dos utensílios – tigelas, batedores – em refrigeração 30 min antes de iniciar o preparo
- O uso de ovos exige tratamento térmico de pelo menos 100°C por 3 min; gemadas, musses e coberturas com claras que empregam ingredientes crus não são indicadas em alimentação coletiva; a opção por incluir essas preparações no cardápio pode ser feita com receitas adaptadas ao uso de calor ou ovos pasteurizados.

A Atividade 4.5 apresenta técnicas culinárias básicas para o preparo de sobremesas.

Atividade 4.5 Preparo de misturas básicas para sobremesas.

Objetivos

- Conhecer o preparo de misturas básicas para sobremesas e a ação dos ingredientes
- Fazer análise de custo, a partir do preenchimento da Tabela 4.3.

Creme *chantilly*

- Bata 200 g de creme de leite pasteurizado até que se torne espesso e de grande volume. Pode-se adoçar com 20 g de açúcar. Meça o volume final
- Utensílios: tigelas e batedores devem ser mantidos em refrigerador por 30 min antes do início da mistura
- Variação: bata a quantidade equivalente a uma clara pasteurizada até o ponto de neve, adicione 20 g de açúcar e continue batendo; misture 2 colheres de sopa de creme de leite enlatado sem o soro. Discuta o resultado.

Creme de gemas

- Leve ao fogo 250 mℓ de leite com 1 gema (da qual se removeu a membrana previamente), 10 g de amido de milho e 20 g de açúcar. Mexa sempre, até total gelatinização do amido
- Variação: repita a preparação suprimindo o açúcar e acrescentando 50 mℓ de leite condensado.

Gelatina

- Prepare 1 pacote de gelatina convencional ultraprocessada com sabor de fruta conforme orientação do fabricante
- Variação: prepare 500 mℓ de suco de abacaxi com gelatina em pó sem sabor, adicionando 50 g de açúcar. O suco de abacaxi deve ser previamente aquecido por 3 min a 100°C para inativação da bromelina.

Marshmallow

Deixe 1 folha de gelatina sem sabor (branca) de molho em 25 mℓ de água fria. Leve ao fogo 100 mℓ de água com 120 g de açúcar e deixe ferver até que, levantando-se uma colher com a solução, forme-se um fio. Bata 2 claras em neve, adicione a gelatina. Retire a calda do fogo e deixe esfriar ligeiramente, adicionando aos poucos (em fio) à mistura de claras e gelatina, com a batedeira ligada. Adicione a baunilha e bata até tomar consistência de suspiro.

Ganache

Derreta 200 g de chocolate ao leite picado em uma panela em banho-maria, apenas até que o creme fique homogêneo. Misture 100 a 200 g de creme de leite sem o soro.

A *ganache* pode ser empregada para o preparo de bombons, recheios e coberturas, e para *fondue*.

Relatório

Apresente a Tabela 4.3 com comentários e receita padrão da preparação. ■

Tabela 4.3 Custo total e custo por porção de sobremesas.

Sobremesa	Custo total (R$/g)	Custo por porção (R$)

CONSIDERAÇÕES FINAIS

Preparações de formulação especial para atender a objetivos dietéticos ou dietoterápicos específicos podem incluir alteração da composição química e alterações físicas, de maneira isolada ou em combinação.

O correto uso dos ingredientes e das técnicas de preparo contribui para a manutenção de elevados padrões de qualidade, auxilia a gestão e valoriza o talento dos colaboradores da unidade de alimentação coletiva.

A dietética beneficia-se da inclusão de técnicas e abordagens que apliquem os avanços da ciência em prol do aprimoramento de processos e produtos que possam trazer bem-estar. Para o nutricionista, conhecer as reais implicações nutricionais do consumo de alimentos eventualmente considerados inadequados pelo senso comum, mas de significado para seu paciente ou cliente, pode garantir maior adesão ao aconselhamento nutricional.

O consumo habitual de alimentos como sobremesas doces, a adesão a linhas não convencionais de alimentação e restrições de ordem cultural a alguns alimentos são exemplos de cenários do universo da alimentação. O aconselhamento dietético ou a gestão de unidades de alimentação e nutrição demanda do nutricionista o domínio de repertórios variados para o melhor resultado de sua atuação.

Capítulo 5

Elaboração de Cardápios e Cardápios Modificados

Objetivos de estudo

- Conhecer os elementos empregados para a elaboração de cardápios
- Estudar os fundamentos e as diretrizes que orientam o trabalho do nutricionista para estabelecer os parâmetros nutricionais que definem as preparações a serem incluídas em 1 dia alimentar
- Considerar as diretrizes de políticas públicas com relação à elaboração de cardápios para crianças, escolares, trabalhadores e outros grupos de interesse
- Estudar a composição da equipe de trabalho em alimentação coletiva.

INTRODUÇÃO

A atividade de elaboração de cardápios resulta da reunião dos conhecimentos da técnica dietética com outras áreas do conhecimento relacionadas com alimentação e nutrição, como avaliação nutricional, economia, gastronomia, administração geral e administração em alimentação coletiva. Depende, ainda, do estudo das diretrizes e recomendações nutricionais, da educação alimentar e nutricional e da antropologia da nutrição. O contexto em que se insere o sujeito ou grupo-alvo é o ponto de partida para a identificação do repertório de ingredientes disponível. Conforme discutido no Capítulo 1, devem-se buscar sempre alimentos de produção local, por apresentarem vantagens econômicas, culturais, ambientais e nutricionais.

DEFINIÇÃO DE CARDÁPIO

Um cardápio pode ser definido como:

- O conjunto de preparações de uma refeição: cardápio de uma refeição
- O conjunto de refeições de 1 dia alimentar: cardápio diário.

Ambos podem ser apresentados para diferentes períodos: dia, semana, mês ou ano.

Há ainda a aplicação da palavra cardápio para descrever as preparações e bebidas disponíveis em um restaurante ou ponto de venda de alimentos. Alguns exemplos são listados a seguir.

- Conjunto de preparações de uma refeição:
    - Cardápios elaborados para restaurantes comerciais
    - Cardápios empregados na alimentação escolar ou no Programa de Alimentação do Trabalhador (PAT)
- Conjunto de refeições de 1 dia alimentar, como os cardápios para:
    - Orientação de dietas em atividade ambulatorial
    - Empresas que tenham o PAT ou não, com trabalhadores em regime de turnos – nesses casos a unidade de alimentação e nutrição (UAN) funciona 24 h por dia, ou para apenas 1 ou 2 refeições por dia

Necessidades nutricionais
Valores de nutrientes considerados suficientes para garantir o desempenho de suas funções e manutenção dos volumes de reserva em quantidades compatíveis com as demandas de cada sexo e estágio de vida. Referem-se, portanto, à cota nutricional que deve atingir seus alvos metabólicos, identificada no idioma inglês por *requirement*. A tradução livre para "requerimento" não é adequada, uma vez que esta palavra não tem, em português, o mesmo significado e constitui um falso cognato. A partir do valor proposto como necessidade média estimada (*estimated average requirement* – EAR) para indivíduos saudáveis em cada sexo e estágio de vida, são estabelecidos os valores de recomendação adequados para o planejamento de cardápios para grupos. Para indivíduos, o planejamento de cardápios busca o atendimento à cota RDA (*recommended dietary allowance*).

Grupo
Considerando a atividade de planejamento de cardápios, grupo é o conjunto de indivíduos que compartilham necessidades e recomendações nutricionais semelhantes; a mediana da distribuição dos valores de necessidade, que atende a 50% dos indivíduos saudáveis por sexo e estágio de vida, está identificada no protocolo proposto pelo IOM como EAR.

Recomendações nutricionais
Cotas nutricionais ou valores de ingestão que atendem às necessidades nutricionais de quase todos os indivíduos saudáveis em determinado grupo, identificadas no protocolo do IOM como RDA.

- Alimentação institucional de outra natureza: abrigos, hospitais, quartéis, instituições religiosas, entre outros.

Passos para a elaboração do cardápio

A escolha dos alimentos e das preparações que compõem o dia alimentar é facilitada por meio da estruturação de um protocolo de trabalho. Essa tarefa é, ao mesmo tempo, técnica, afetiva e política; portanto, o nutricionista reúne um conjunto de habilidades e competências construídas com saberes de antropologia, nutrição, ciências sociais, economia, agronomia, educação e administração, entre outras áreas relacionadas com a cadeia produtiva de alimentos e a cultura alimentar.

Didaticamente, é possível desenhar um percurso passo a passo para o planejamento de cardápios, que contempla grande parte das preocupações para a produção de refeições adequadas do ponto de vista nutricional, sanitário, sensorial, cultural e econômico. Esse percurso pode orientar a estruturação de protocolos de trabalho adequados à realidade de cada nutricionista, de acordo com o perfil dos usuários do cardápio e as condições locorregionais.

Identificar as **necessidades nutricionais**

O trabalho do nutricionista inicia-se com a definição do perfil do usuário. O critério para estabelecimento das metas nutricionais definirá os valores de recomendação de energia e nutrientes, bem como as cotas de compostos bioativos adequadas a cada situação. No Brasil, convencionou-se adotar valores de referência estabelecidos por organismos estrangeiros, dada a inexistência de estudos nacionais para o estabelecimento de cotas recomendadas de energia e nutrientes para a população brasileira, e não é objetivo deste livro estudá-las. Entre os diversos protocolos disponíveis, destaca-se o proposto pela Food and Agriculture Organization (FAO) para a recomendação de energia, e o do Institute of Medicine (IOM), em conjunto com o Health Canada, para nutrientes e alguns compostos bioativos, conhecidos como *dietary reference intakes* (DRI), que também apresenta protocolo para a estimativa das necessidades e recomendações de energia, bastante aceito no Brasil.

Para o trabalho em alimentação coletiva, a meta nutricional de energia e nutrientes é estabelecida prevendo-se que a menor porcentagem possível de indivíduos não tenha suas necessidades nutricionais atendidas, estimando-se uma ingestão média que, considerando a distribuição do consumo, não determine riscos associados a excesso. Esses percentuais costumam ficar entre 2,5 e 3%. Portanto, propõe-se neste livro que a definição de **grupo** para o planejamento de cardápios se dê por meio da identificação dos indivíduos que compartilhem necessidades e **recomendações nutricionais** semelhantes, o que se aplica a escolares, trabalhadores ou qualquer outro grupo de indivíduos saudáveis.

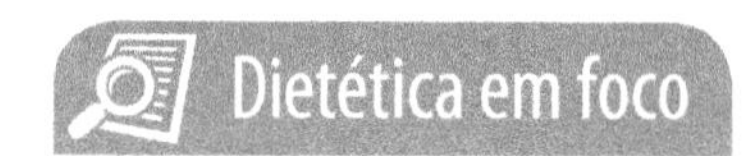

Usuários, pacientes, clientes ou beneficiários?

A denominação cliente é comum na área de alimentação coletiva, pois traduz com mais clareza o significado comercial da relação estabelecida entre a empresa fornecedora de refeições e o público ao qual serve, e não é, com essa aplicação, inadequada. Para a finalidade deste livro, que pretende contribuir para a consolidação da identidade do nutricionista como profissional de saúde, adotam-se as denominações usuário – empregada para identificar o indivíduo atendido por uma unidade de alimentação coletiva de qualquer natureza –, ou paciente – indivíduo que recebe orientação personalizada com objetivos dietoterápicos. A denominação beneficiário é apropriada quando a refeição é subvencionada, seja por meio de políticas públicas ou por parte do empregador e pode ser adotada no âmbito de políticas como o PAT, ou o Programa Nacional de Alimentação Escolar (PNAE).

Neste livro, a título de exemplo, será adotada a recomendação de 2.200 kcal para o estabelecimento da meta de energia para a elaboração do cardápio, dirigido a adultos.

Distribuir a recomendação de energia entre os macronutrientes e entre as refeições do cardápio

Ao adotar o conjunto de valores de recomendação mais adotados no Brasil, as DRI, a quantidade de proteínas, carboidratos e lipídios será determinada de acordo com as faixas aceitáveis para distribuição de macronutrientes (*acceptable macronutrient distribution ranges* – AMDR). A Figura 5.1 ilustra os intervalos de distribuição propostos para adultos.

Empregando-se o exemplo de uma alimentação com 2.200 kcal, a aplicação dos intervalos indicados na Figura 5.1 resulta na quantidade de cada macronutriente necessária no cardápio. A Tabela 5.1 contém os

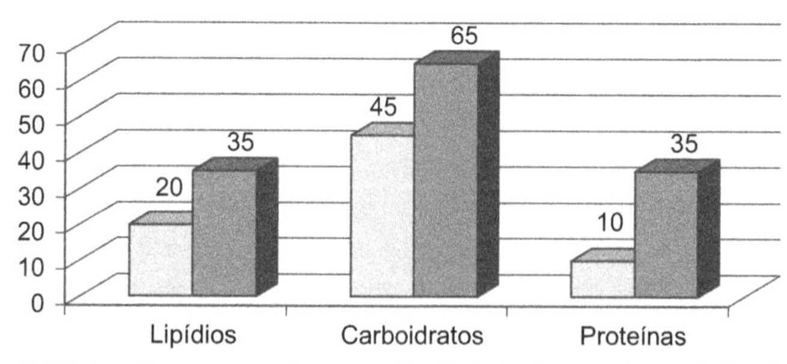

Figura 5.1 Intervalos percentuais para a distribuição da energia em 1 dia alimentar para adultos. (*Fonte*: IOM, 2002.)

Tabela 5.1 Energia e quantidade derivada de cada macronutriente adotando-se a AMDR para uma dieta referência de 2.200 kcal.

Macronutriente	%	kcal	g
Lipídios	20 a 35	440 a 770	49 a 86
Carboidratos	45 a 65	990 a 1.430	248 a 159
Proteínas	10 a 35	220 a 770	55 a 192,5

AMDR: faixas aceitáveis para distribuição de macronutrientes. *Fonte*: IOM, 2003.

dados com um exemplo dessa distribuição. Dividindo-se a energia pela densidade energética de cada macronutriente, são definidas a quantidades de proteínas, carboidratos e lipídios a serem fornecidas no cardápio.

Definir o tipo de cada macronutriente

A oferta de cada macronutriente pode ser composta por diferentes fontes alimentares, e o atendimento quantitativo é relativamente simples de ser alcançado. A qualidade na oferta de proteínas, carboidratos e lipídios, contudo, dependerá da escolha dos ingredientes do cardápio. Assim, uma cota proteica que atenda à recomendação quantitativa pode não ser de qualidade, o que vale para os demais macronutrientes.

Proteínas

Misturas de fontes de origem animal e vegetal, de modo que cada uma contribua com cerca de 50% do total de proteínas, promovem a complementação do perfil de aminoácidos, de modo a atender as recomendações daqueles que não podem ser sintetizados pelo organismo humano e, por este motivo, são denominados de indispensáveis (ou essenciais). A composição da fração proteína do cardápio desta forma atende às diretrizes alimentares para porções adequadas de produtos de origem animal, em geral consumidos por poucas pessoas em quantidade muito superior à adequada. Esses alimentos são fontes de alta densidade nutricional e sua produção demanda o consumo de grande quantidade de recursos naturais, especialmente água. As fontes proteicas de origem vegetal participam com o aporte complementar de outros nutrientes, notadamente fibra alimentar e compostos bioativos, e contribuem para a moderada oferta de gordura saturada e colesterol presente nos alimentos proteicos de origem animal.

Lipídios

As gorduras naturalmente presentes nos ingredientes e aquelas acrescentadas por óleos vegetais, azeites e manteiga ao preparo dos alimentos são combinadas de modo a atender as quantidades de ácidos linoleico (AL) e alfalinolênico (AAL), a porcentagem de energia derivada dos lipídios da dieta e a proporção de ácidos graxos saturados (AGS), monoinsaturados (AGM) e poli-insaturados (AGPI) compatível com a diminuição do risco para depressão do sistema imune e modulação dos processos inflamatórios.

As quantidades de óleo e azeite a serem empregadas para o preparo de alimentos foram discutidas no Capítulo 2. Para atividades de aula, recomendam-se os percentuais indicados no Apêndice 3. A opção por alternar diferentes óleos vegetais – soja, milho ou outros, bem como empregar misturas destes óleos com azeite de oliva, auxilia a obtenção de proporções adequadas dos três tipos de ácidos graxos (AGS:AGM:AGPI).

A Tabela 5.2 ilustra como estimar a quantidade de óleo para o preparo de alimentos, considerando também a contribuição de AL e AAL naturalmente presentes nos ingredientes de um cardápio proposto para uma dieta de 2.200 kcal.

Tabela 5.2 Estimativa da quantidade de óleo adequada para o preparo, considerando o atendimento às recomendações nutricionais de ácido linoleico e alfalinolênico.

Alimentos integrantes do cardápio	PL	Óleo a ser adicionado no preparo*		Lipídios e ácidos graxos naturalmente presentes nos alimentos**					
	g	%	g	Lipídios (g)	AGS (g)	AGM (g)	AGPI (g)	18:2 n-6 (g)	18:3 n-3 (g)
Arroz integral cru	110	2	2,2	2,09	0,33	0,55	0,44	0,418	0,022
Farinha de trigo	30		0	0,42	0	0	0	0	0
Pão: trigo, forma, integral	100		0	3,7	0,7	0,8	1,1	0,98	0,08
Pão: aveia, forma	50			2,85	0,55	0,5	0,8	0,53	0,295
Manteiga sem sal	5			4,3	2,575	1,095	0,075	0,061	0,0135
Cará cru	80	2	1,6	0,08	0	0	0	0	0
Feijão-carioca cru	40	2	0,8	0,52	0,08	0,04	0,36	0,16	0,196
Grão-de-bico cru	20	2	0,4	1,08	0,18	0,28	0,56	0,542	0,026
Taioba crua	80	2	1,6	0,72	0,16	0,08	0,32	0,096	0,2
Abobrinha italiana crua	150	2	3	0,15	0	0	0	0	0
Alface-crespa crua	60		0	0,12	0	0	0	0	0
Cenoura crua	80		0	0,16	0	0	0	0	0
Banana-prata crua	100		0	0,1	0	0	0	0	0
Ameixa crua	80		0	0	0	0	0	0	0
Goiaba vermelha	100		0	0,4	0	0	0	0	0
Laranja-pera crua	100		0	0,1	0	0	0	0	0
Iogurte integral	200			6	3,6	1,8	0,2	0,12	0,06
Leite integral	30		0	0,981	0,561	0,2436	0,0585	0,036	0,0225
Queijo minas/frescal	30		0	6,06	3,42	1,74	0,12	0,084	0,018
Frango: peito sem pele, cru	120	8	9,6	3,6	1,32	1,56	0	0	0,012

(continua)

Tabela 5.2 Estimativa da quantidade de óleo adequada para o preparo, considerando o atendimento às recomendações nutricionais de ácido linoleico e alfalinolênico. (*Continuação*)

Alimentos integrantes do cardápio	PL	Óleo a ser adicionado no preparo*		Lipídios e ácidos graxos naturalmente presentes nos alimentos**					
	g	%	g	Lipídios (g)	AGS (g)	AGM (g)	AGPI (g)	18:2 n-6 (g)	18:3 n-3 (g)
Total fornecido pelos alimentos (a)				33,431	13,47	9	4	3,027	0,945
Estimativa de óleo para o preparo			19,2						
Óleos acrescentados ao preparo dos alimentos – para fornecer aproximadamente 19,2 g									
Azeite de oliva	15		15	15	2,24	11,31	1,43	1,31	0,11
Óleo, de milho	10		10	10	1,52	3,34	5,09	4,99	0,1
Total fornecido pelo óleo do preparo (b)				**25**	**3,76**	**14,65**	**6,52**	**6,30**	**0,21**
Total do cardápio (a + b)				**58,43**	**17,23**	**23,34**	**10,55**	**9,33**	**1,16**

PL: peso líquido; AGS: ácidos graxos saturados; AGM: ácidos graxos monoinsaturados; AGPI: ácidos graxos poli-insaturados. *Percentuais estabelecidos conforme Apêndice 3. **Dados de composição extraídos de alimentos brasileiros, analisados pelo projeto TACO (Tabela Brasileira de Composição de Alimentos).

A quantidade de óleo é calculada com base no peso líquido (PL) dos ingredientes; assim, o cálculo dietético ganha em precisão. A estimativa da gramagem *per capita* de óleo atende também aos objetivos nutricionais para fornecimento de AL e AAL.

No exemplo ilustrado pela Tabela 5.2, um cardápio com 2.200 kcal resultou, a partir dos PL dos ingredientes e dos percentuais propostos no Apêndice 3, indicação de aproximadamente 25 g de óleo para preparar os alimentos; dividindo-se esta quantidade entre azeite de oliva e óleo de milho, para aumentar a oferta de AGM, e considerando a contribuição de ácidos graxos também dos ingredientes, o resultado final aproxima-se dos valores de recomendação para um adulto, tanto para AL (12 a 17 g) quanto para AAL (1,1 a 1,6 g).

A quantidade total de gordura (58,43 g) fornece 24% do total de energia (526 kcal), e atende ao intervalo proposto para este estágio de vida (20 a 35% do valor energético total [VET]). Outros parâmetros de qualidade para avaliação dos lipídios estão igualmente satisfeitos: o total de gorduras saturadas corresponde a 7% da energia e os ácidos graxos monoinsaturados estão em quantidade superior aos saturados e poli-insaturados. Portanto, a quantidade de 25 g da combinação de óleo com azeite para o preparo e a condimentação de alimentos de um adulto que consome uma dieta de 2.200 kcal com alimentos dos diversos grupos contribui para o atendimento às recomendações nutricionais; o nutricionista terá, assim, liberdade para substituir ingredientes, mesmo que com maior quantidade de gordura.

Carboidratos

Os ingredientes escolhidos para a elaboração dos cardápios devem, preferencialmente, aportar carboidratos complexos, para resultar em refeições com cargas glicêmicas moderadas. A oferta de carboidratos complexos contribui também para o aumento do teor de fibra alimentar, uma vez que os alimentos ricos em amido, como cereais integrais e leguminosas, constituem fontes importantes desse componente.

Carboidratos complexos. São os carboidratos constituídos por longas cadeias de monossacarídeos unidos por ligações glicosídicas, como amido, celulose e glicogênio. São digeríveis pelas enzimas do trato digestório aqueles com ligações reconhecidas por α-amilases; por isso, a celulose, carboidrato em que as unidades de glicose foram unidas por ligações do tipo β, é um dos principais componentes da fração fibra alimentar. O equilíbrio entre cereais e leguminosas é obtido ao empregar 2 partes de cereal para 1 de leguminosas, proporção em que é mais provável alcançar escores de aminoácidos próximos do atendimento às recomendações nutricionais, e ainda possibilita a inclusão de fontes de fibra solúveis e insolúveis no cardápio. Os efeitos fisiológicos de cada uma dessas frações, por serem distintos e complementares, justificam o emprego de fontes alimentares variadas, o que trará como consequência trânsito intestinal regular, favorecimento do pH intraluminal, estímulo à preservação de **probióticos**, adsorção e absorção de **xenobióticos**, entre outros benefícios.

Probióticos
O intestino humano contém mais de 400 diferentes tipos de bactérias, cuja proporção é determinada em grande parte pelo substrato disponível para seu crescimento e desenvolvimento, decorrente da dieta e influenciado por outros hábitos, como tabagismo e consumo de drogas ilícitas. Os microrganismos, que melhoram a função intestinal e têm efeito benéfico à saúde do indivíduo, são identificados como probióticos. Entre os mais estudados estão: *Lactobacillus acidophilus, johnsonii* La1, *reuteri, GG* e *Casei shirota.*

Xenobióticos
Componentes alimentares de ocorrência natural ou acidental, como os contaminantes, que podem estar presentes na dieta e não trazem qualquer contribuição nutricional, podendo ocasionar, se incorporados aos processos metabólicos, efeitos adversos à saúde. A palavra xenobiótico quer dizer "estranho à vida" – do grego *xenos*, estranho.

Fontes de carboidratos complexos estão presentes em diversos grupos de alimentos. São carboidratos complexos: amidos, dextrinas, celulose, hemicelulose, pectinas e outras gomas. Todos os alimentos de origem vegetal contêm quantidades variáveis de carboidratos, e os de origem animal oferecem glicogênio. As fontes alimentares mais concentradas daqueles com maior peso molecular, ou complexos, são:

- Cereais na forma de grãos (arroz, aveia, milho, cevada, trigo); flocos pré-cozidos, de preparo instantâneo e preferencialmente integrais (aveia em flocos finos ou grossos, milho em flocos, fubá pré-cozido); farinhas e sêmolas de grãos polidos (branco) ou integrais, fubá de milho
- Tubérculos amiláceos: batata e seus subprodutos (fécula), mandioca e seus subprodutos (tapioca, gomas, polvilho doce e azedo, sagu), cará, inhame, batata-doce, mandioquinha
- Massas preparadas com cereais, preferencialmente integrais, tubérculos, ou misturas de ambos (pães, tortas, bolos e demais produtos de confeitaria, macarrão e demais massas)
- Leguminosas na forma de grãos (feijão-comum de diversos cultivares, grão-de-bico, ervilha, lentilha, soja, amendoim, tremoço); leguminosas também são empregadas para o preparo de massas, resultando em preparações com combinações de aminoácidos de interesse nutricional (farinha de soja ou feijão empregadas para bolos e tortas)
- Hortaliças, como beterraba, cenoura, cebola, entre outras.

Celulose e hemicelulose são encontradas principalmente em cereais integrais e seus farelos, especialmente trigo e cevada, leguminosas, frutas e hortaliças. A pectina é encontrada em maçãs, abricó, laranja – especialmente no **albedo** –, cenoura e ameixa. Outra fonte importante de fibra solúvel é o farelo de aveia (rico em betaglicanas).

Albedo
Expressão derivada do latim *albedus* (claro ou esbranquiçado), é comum em dietética para identificar o mesocarpo da laranja, parte branca sob a casca muito estudada por seu elevado teor de pectina.

A lignina, componente da fibra alimentar, embora exerça também influência sobre os efeitos atribuídos a essa fração dos alimentos, não é carboidrato: trata-se de um polímero fenólico.

Carboidratos simples. O percentual de carboidratos simples nos cardápios deve ser constituído das fontes naturais destes açúcares. São eles os monossacarídeos e os dissacarídeos, quase sempre de sabor doce, e naturalmente presentes em maiores concentrações em frutas (frutose, sacarose) e leite (lactose). A incorporação de carboidratos simples de adição, como o açúcar comum (sacarose), é dispensável em uma dieta saudável, mas pode ser feita com moderação para ampliar o repertório alimentar com produtos de confeitaria (bolos e tortas), doces e sobremesas, de grande aceitação. Produtos com frutose cristalina ou na forma de xarope (*high fructose corn syrup* – HFCS) devem ser evitados, uma vez que contribuem para aumentar a ingestão de açúcares simples que pode não ser percebida pelo consumidor. A Organização Mundial da Saúde, frente às evidências sobre a associação entre consumo de açúcares simples e doenças crônicas, recomenda que 5% da energia da dieta seja ofertada por meio de açúcares de adição – e não mais do que 10%. Em uma dieta de 2.000 kcal, 5% da energia corresponde a 25 g. Essa cota de açúcar está disponível em 100 g de sorvete de chocolate ou 60 g de geleia de frutas; uma lata de refrigerante oferece 31 g de açúcar de adição. A informação sobre açúcares adicionados em alimentos está disponível em artigos da literatura científica; uma fonte de consulta interessante é o documento *Database for the Added Sugars Content of Selected Foods, Release 1*, publicado em 2006 pelo Departamento de Agricultura dos EUA (United States Department of Agriculture – USDA). Infelizmente esse documento foi retirado do portal no ano de 2012. A inclusão da informação sobre açúcares adicionados na rotulagem de alimentos será um recurso importante para orientar as escolhas dos consumidores.

Um cuidado importante ao incluir alimentos com **açúcares simples** é estabelecer a frequência de oferta e o porcionamento adequados. É prática recorrente em alguns serviços porções de doces que oferecem 400 kcal ou mais. Além do elevado aporte energético, a baixa densidade nutricional comum a alimentos doces merece atenção. Em um cardápio de 600 kcal para almoço, por exemplo, a sobremesa pode ser porcionada para oferecer até 120 kcal. Serviços em que a oferta de sobremesa doce não impede o consumo também de fruta contribuem para que as frutas também sejam consumidas. Geralmente, quando o usuário precisa optar, ele escolhe o doce.

Açúcares simples
São os monossacarídeos e os dissacarídeos de sabor doce; a sacarose é o representante mais comum desse tipo de alimento, que tem como característica a elevada densidade energética sem o fornecimento de outros nutrientes – o que o caracteriza como de baixa densidade nutricional.

Distribuir o VET entre as refeições do dia

O número de refeições que integram o cardápio e a intensidade da atividade profissional e de lazer são 2 parâmetros importantes para a distribuição da energia do dia em refeições. Na Tabela 5.3 estão demonstrados exemplos de percentuais por refeição, para dias com 3, 4 ou 6 refeições.

Avaliar os recursos disponíveis e estudar o custo

O sucesso na escolha dos alimentos e, especialmente, das preparações depende do adequado dimensionamento de recursos humanos e materiais disponíveis para o preparo das refeições.

Recursos humanos

Conhecer as habilidades culinárias de cada integrante da equipe e estimular o aperfeiçoamento profissional é uma das ações na rotina do nutricionista em qualquer área de atuação. Na realidade das UAN, muitos profissionais são formados em serviço, ou seja, é comum em alimentação coletiva que a contratação do funcionário não dependa prioritariamente de sua experiência com produção de refeições, e muitas vezes o empregador assume o papel de formador. Com a ampliação do número de escolas profissionalizantes, é possível encontrar profissionais no mercado com formação para diferentes postos de trabalho, como descrito a seguir.

- Chefe de cozinha ou chefe executivo: com funções administrativas e de ordenação do cardápio, auxilia na previsão de compras, no dimensionamento, na caracterização e no controle de qualidade dos gêneros e dos alimentos preparados
- Subchefe: integra o grupo dos chefes de partida (ou ainda chefes de praça) para cozinha quente (carnes, grãos, massas, sopas e molhos, guarnições, legumes, ovos, frituras, assados) e fria (entradas, saladas, sobremesas, doces, bolos, tortas e pães), ou por área (açougue, confeitaria, saladas, panificação)

Tabela 5.3 Exemplos de distribuição do valor energético total (VET) da dieta ao longo do dia, de acordo com o número de refeições.

	Percentual do VET segundo o número de refeições no dia		
Refeição	**3 refeições**	**4 refeições**	**6 refeições**
Café da manhã	25	20	20
Colação, ou lanche da manhã			10
Almoço	40	35	30
Lanche da tarde ou merenda		15	10
Jantar	35	30	20
Ceia			10

- Cozinheiro: responsável pelo preparo dos alimentos, responde aos chefes de partida (ou de praça, subchefes); aqui estão padeiros, saladeiros, entre outros
- Ajudante ou auxiliar de cozinha: profissional que dá apoio ao cozinheiro e providencia a limpeza e a higiene da área de trabalho
- Estoquista: encarregado do controle de estoque seco e úmido, manutenção de volume de entrada e saída de gêneros, rodízio segundo o prazo de validade – sistema PEPS/FIFO (primeiro a entrar, primeiro a sair; *first in, first out*) –, organização, limpeza e higienização da despensa, monitoramento de estoque mínimo, recepção e avaliação de qualidade dos gêneros, cadastro de fornecedores
- Lava-louças: encarregado da higienização de utensílios, equipamentos e superfícies de trabalho
- Copeiro: responsável pela área de distribuição; cuida de utensílios, da organização e orientação do refeitório.

O nutricionista é integrado nessa hierarquia a partir da adequada atribuição de funções e combinação de competências. O sucesso dessa integração depende, em grande parte, da compreensão de cada membro da equipe de trabalho de sua competência. Em geral, em uma posição de liderança partilhada, nutricionista e o chefe de cozinha são os responsáveis por identificar habilidades e orientar a atribuição de tarefas compatíveis com o grau de autonomia que cada profissional pode assumir. Um conjunto de habilidades deve caracterizar a capacidade de cada profissional para responder a uma função; dito de outro modo, o domínio de habilidades credencia determinado profissional a assumir uma responsabilidade, o que se chama competência. De maneira ilustrativa, dominar a técnica de dourar a farinha de trigo em manteiga para produção de um *roux*, por exemplo, é uma habilidade do cozinheiro para o desempenho de sua competência, o preparo de bases ligadas.

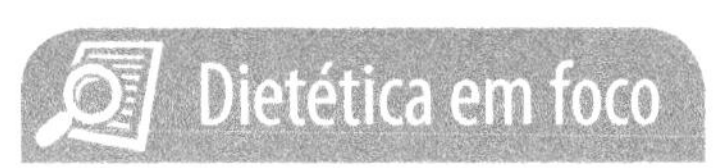

Índice e carga glicêmicos | Parâmetros para a composição de cardápios

O controle da quantidade total de carboidratos da dieta não é suficiente para garantir a melhor maneira de escolher e combinar os alimentos-fonte para o preparo de cardápios. O estudo do índice glicêmico (IG) e da carga glicêmica (CG) dos alimentos a partir da observação do efeito dos carboidratos sobre a demanda de insulina – ou do seu efeito insulinogênico – é um recurso dietético para estimular práticas alimentares que diminuam o risco para doenças crônicas.

São considerados alimentos com baixo IG aqueles com valores de até 55 em relação à escala em que a glicose é referência; os alimentos com IG maiores que 55 e até 60 são considerados intermediários e, quando iguais a 70 ou maiores, alimentos com alto IG.

(*continua*)

A estimativa da CG da refeição, entendida como o produto entre a quantidade de carboidrato disponível e seu índice glicêmico, pode ser feita por meio dos seguintes passos:

- Quantificação do teor de carboidratos de cada alimento da refeição empregando-se bases de dados sobre composição centesimal de alimentos
- Localização de valores de referência para o IG de cada alimento, a partir de trabalhos como os de Atkinson, Foster-Powell e Brand-Miller (2008)*
- Estimativa e somatória dos produtos. Para cada alimento, deve-se estimar a CG multiplicando-se a quantidade de carboidratos do alimento pelo IG desse alimento, dividido por 100. A somatória das CG de cada alimento resulta na CG da refeição.

Com esse resultado, as refeições podem ser classificadas quanto à quantidade e à qualidade do carboidrato em CG alta (valores superiores a 120), moderada (valores entre 80 e 120) ou baixa (valores menores que 80). O conhecimento do IG dos alimentos e da CG da refeição é um recurso dietético para orientar a definição do tamanho das porções e as combinações alimentares previstas para a elaboração de cardápios saudáveis.

O cuidado no correto porcionamento dos alimentos é uma rotina que contribui significativamente para a melhoria da qualidade nutricional dos cardápios, sobretudo no que se refere ao aporte nutricional e energético. Alimentos doces, com ingredientes de IG elevados, se consumidos em pequenas porções, podem resultar em refeições com CG baixas.

A aproximação do nutricionista ao usuário do serviço de alimentação é uma estratégia para facilitar o desenvolvimento e a aplicação de suas habilidades para atuar em educação e saúde; a resistência a medidas que alterem o tamanho das porções alimentares não deve ser obstáculo para a proposição de gramagens adequadas para doces, carnes e outros alimentos cujo consumo habitual em grandes quantidades contribui para diminuir a qualidade nutricional do cardápio.

*As tabelas de índice glicêmico estão disponíveis por meio dos endereços http://care.diabetesjournals.org/content/diacare/suppl/2008/09/18/dc08-1239.DC1/TableA1_1.pdf. http://care.diabetesjournals.org/content/diacare/suppl/2008/09/18/dc08-1239.DC1/TableA2_1.pdf.

Recursos materiais | Custo

Naturalmente, o custo dos ingredientes é o primeiro e um dos principais componentes do orçamento para o preparo do cardápio; ele é estimado considerando o peso bruto (PB), registrado em receituário padrão, as fichas técnicas de preparo; deve ser indexado, para corrigir a variação monetária, e é um dos componentes do custo variável, ou seja, aquele que depende diretamente do número de refeições a ser produzido.

O comportamento do mercado para a composição de preço de alimentos responde a uma série de determinantes, como os listados a seguir.

Cadeia produtiva de alimentos
Sistema formado por agentes que garantem o fluxo dos processos envolvidos desde a estrutura de produção até a venda do alimento para o consumidor final; inclui os produtos e processos necessários à produção de matérias-primas e a todas as etapas subsequentes até o consumo dos alimentos, com grande grau de interdependência entre os estágios e níveis que o compõem.

- **Cadeia produtiva**: a aquisição de alimentos de produção regional é uma estratégia para baixar o custo do cardápio, pois é natural haver oferta de alimentos mais frescos; empregar alimentos regionais é uma vantagem não apenas por esse motivo, mas também pelo possível efeito no fortalecimento do mercado local e na aproximação a práticas culinárias de valor cultural. Produtos locais demandam menor quantidade de energia para transporte e armazenamento, diminuem o tempo entre a produção e o consumo, o que traz como consequência a racionalização do uso de recursos naturais e o melhor aproveitamento do potencial nutricional do alimento, com menor risco de comprometimento de sua qualidade sanitária. A existência de intermediários na cadeia produtiva e a maior transformação industrial contribuem para o aumento do preço dos alimentos. Um exemplo é o que acontece com o açaí, alimento de baixo custo na região Norte do Brasil onde é produzido em grande escala, que tem o seu preço multiplicado ao ser consumido no Sudeste ou no Sul como polpa para sobremesas e vitaminados. O fracionamento das quantidades comercializadas aumenta a necessidade de uso de embalagens e também é um dos principais componentes do custo, podendo comprometer um projeto de preparo de refeições com sustentabilidade. Releia o item *A seleção do alimento – "pense globalmente, aja localmente"*, no Capítulo 1
- Preferências alimentares: como todo bem de consumo, alimentos com maior aceitação tendem a ter maior preço. A lei da oferta e da procura é aqui ilustrada por exemplos típicos entre hortaliças: de produção muito rústica e abundante, alimentos como o chuchu e o jiló são pouco frequentes no cardápio do brasileiro. A despeito disso, os estudos de consumo mostram o crescimento da preferência, em diferentes estratos sociais e regiões do país, por alimentos de grande aceitação e baratos, produzidos por meio de processos tecnológicos de baixo custo, que empregam matérias-primas abundantes, resistentes à deterioração, combinadas a aditivos que conferem características sensoriais atraentes, como é o caso dos refrigerantes, que constituem um dos componentes da dieta cujo volume de produção apresentou crescimento expressivo a despeito de sua baixa qualidade como alimento no final do século 20; o consumo diário de 1 lata de refrigerante aumenta em 60% a chance de uma criança tornar-se obesa
- Perecibilidade: alimentos mais nutritivos exigem procedimentos de manipulação aliados ou não a medidas tecnológicas sofisticadas para conservação a fim de garantir sua qualidade sanitária até o momento do consumo; cereais integrais determinam maior custo para a aquisição de alimentos se comparados aos mesmos grãos na forma polida, por exemplo.

Depois de analisar o custo dos gêneros alimentícios, são consideradas as demais fontes de custo variável, como energia, tempo de trabalho e/ou número de funcionários especiais, volume e natureza de descartáveis, material de higiene e limpeza.

Após a aquisição, as etapas de conservação, as técnicas de pré-preparo e preparo, bem como as transformações que dependem de combustível para a produção de refeições, são determinantes do custo final do alimento e podem ser até maiores que os custos de aquisição dos gêneros. Ingredientes básicos comuns na dieta do brasileiro, como cereais e leguminosas, não exigem ambientes de temperatura modificada para conservação, têm baixa perecibilidade se comparados a outros grupos alimentares, podem ser preparados em pouco tempo e em grande quantidade por meio de técnicas simples de pré-preparo e preparo, com baixo consumo de combustível. Portanto, representam itens de baixo custo no cardápio. Em contrapartida, alimentos que requerem manutenção de cadeia fria, manipulação intensa para remoção de aparas e corte e o uso de técnicas culinárias complexas demandam mais energia, maior tempo de trabalho dos profissionais e qualificação desses. Esse é o caso dos pescados congelados e limpos, adquiridos distante dos locais de captura ou produção.

Os componentes de custo, variáveis e fixos, podem ser estimados pelo consumo mensal; o nutricionista pode computar, mensalmente, o custo com os itens listados a seguir:

- Energia: elétrica, combustível – gás, óleo, etanol ou outros
- Tarifas públicas de água, esgoto, imposto predial e coleta de lixo
- Serviços especializados para manutenção, serviços de dedetização
- Folha de pagamento regular, incluindo-se compromissos com seguridade social e demais benefícios ao trabalhador; horas extras
- Material descartável de higiene e limpeza
- Manutenção preventiva de equipamentos e instalações
- Seguros: predial e de equipamentos
- Substituição de equipamentos
- Reposição de uniformes e equipamentos de proteção individual (EPI)
- Demais gastos (fixos, como locação do prédio, ou eventuais, como custos demissionais).

Recursos | Equipamentos, condições de estoque, preparo e distribuição. O número e a especificação técnica de equipamentos de corte e descasque (cortador, descascador, fatiador, ralador, extrator de suco), homogeneização, batimento e misturas diversas (batedor, liquidificador, processador), higienização, cocção (fogão, chapa, forno, forno combinado, micro-ondas, *grill*, fritadeira, caldeirão a vapor, cafeteira, bifeteira, banho-maria), refrigeração, congelamento, aquecimento de alimentos para distribuição (balcões refrigerados ou aquecidos, refrigeradores, congeladores, estufas, *pass through*), exaustão (exaustor, coifa, purificador), purificação de água, acabamento de refeições (rolos de massa, maçaricos, confeitadores, chapas, salamandras) definem o tipo de alimento a ser preparado e o volume de produção.

A capacidade de fornos, por exemplo, determina se é possível prever no mesmo cardápio a oferta de um assado como prato principal e uma sobremesa como pudim de leite, ou se é preciso preparar algum desses alimentos com antecedência.

O armazenamento de alimentos é feito em ambiente seco (grãos secos, farinhas e massas, óleos e azeites, conservas, condimentos), refrigerado em câmaras com 3 temperaturas distintas (produtos cárneos: aves, pescados, bovinos, suínos, embutidos – até 4°C; ovos, laticínios e sobremesas – até 10°C; hortaliças e frutas – entre 5 e 8°C), ou sob congelamento (–18°C).

A capacidade, em volume de alimento estocável, determina a periodicidade de abastecimento, que também deve considerar o cardápio, especialmente para a programação de uso de alimentos perecíveis. O prazo de validade dos alimentos é um critério de qualidade para a compra, mas não é o referencial para definir seu prazo de armazenamento: o ideal é que o cardápio seja empregado para programar a recepção dos gêneros prevendo-se o menor tempo de armazenamento até seu uso, especialmente em ambientes como câmaras frigoríficas e congeladores, evitando-se a imobilização de recursos, o consumo desnecessário de energia e eventual perda por deterioração.

O sistema de distribuição também define a melhor apresentação do alimento; o tipo e o tamanho dos utensílios devem ser considerados para facilitar o porcionamento pelo próprio usuário em sistemas de autosserviço; a regularidade do corte dos alimentos, definida na etapa de pré-preparo, contribui para a produção de alimentos com dimensões semelhantes.

A uniformidade do corte favorece tempos de aquecimento regulares para todas as frações do alimento, o que confere segurança no controle da velocidade de transferência de calor. Dessa maneira, as preparações ficam mais uniformes, com menor rejeição de partes excessivamente cozidas (quando a peça é pequena) ou pouco cozidas (quando a peça é grande), e menor desperdício. A estética – atributo importante para o estímulo visual, envolvido com a opção ou não pelo consumo – também é favorecida quando os alimentos apresentam proporções regulares.

Avaliar a qualificação dos profissionais da equipe

O domínio de técnicas culinárias, a criatividade e a capacidade de desempenhar mais de uma função são características dos profissionais da área de alimentação coletiva, e o mesmo se aplica ao ambiente doméstico: a orientação da dieta será bem-sucedida se considerar a qualificação do responsável pelo preparo do alimento quanto ao domínio dos procedimentos de seleção, pré-preparo e preparo.

Conhecendo as habilidades dos cozinheiros e auxiliares, é possível ampliar as opções de apresentação dos alimentos, com cardápios variados e inovadores. Algumas preparações clássicas, de boa aceitação, podem ter lugar permanente na programação a fim de satisfazer as

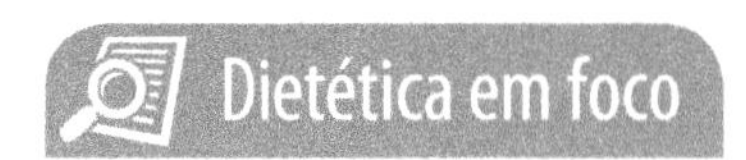

Sistemas de produção eficientes | Benefícios da cadeia fria

Unidades de alimentação coletiva apresentam ritmo de trabalho que concentra grande número de processos em determinados períodos do dia para que as refeições sejam servidas nos horários programados. A adoção de sistemas de preparo com o sistema de cadeia fria contribui para melhorar o tempo de modo a distribuir melhor as tarefas, antecipando etapas que diminuem a sobrecarga de trabalho nos momentos de pico. Bem estruturada, a cadeia fria contribui ainda para diminuir custos, melhorar o desempenho dos profissionais, garantir maior padronização dos alimentos preparados e reduzir desperdícios. As etapas de pré-preparo e preparo são ajustadas para que o corte e o formato do alimento sejam compatíveis a tempos e temperaturas adequados ao armazenamento dos alimentos em embalagens de baixa permeabilidade especialmente desenvolvidas para conservação a vácuo (*sous vide*) sob refrigeração ou congelamento e aquecimento posterior. Podem ser empregados os equipamentos tradicionalmente usados para o cozimento dos alimentos para a maior parte das etapas; o auxílio de resfriadores rápidos para acelerar a troca de temperatura antes do armazenamento e de fornos combinados para o preparo prévio e para a regeneração no momento do serviço completam o processo. Do ponto de vista da sustentabilidade na produção de refeições, a viabilidade e o interesse da adoção do sistema de cadeia fria, contudo, deve considerar as demandas por energia – para a conservação e regeneração do alimento, e por insumos descartáveis – embalagens plásticas com náilon e polietileno e etiquetas de identificação.
A soma desses itens, dividindo-se pelo número de refeições do período, auxilia o nutricionista a acompanhar os custos de produção.
São considerados custos fixos: impostos, aluguel, quadro de funcionários regular (folha de pagamento e demais custos), manutenção preventiva e corretiva de equipamentos, reposição de equipamentos, investimento em treinamento e qualificação de pessoal.

expectativas dos usuários e estabelecer vínculos afetivos mais facilmente. Contudo, para os intervalos, é importante oferecer alimentos em formas e sabores combinados com competência e respeito ao padrão cultural e sensorial do público atendido.

Conhecer e valorizar práticas alimentares locais

A aceitação dos alimentos e refeições é facilitada ao se incluírem no cardápio preparações do repertório de itens que compõem a chamada identidade cultural culinária de indivíduos e grupos. O trabalho do nutricionista ao elaborar um cardápio ou orientar a composição de uma dieta tem como principal objetivo atender às recomendações e diretrizes nutricionais, mas essa empreitada só será bem-sucedida se o cardápio for do agrado do usuário ou paciente.

Restrições culturais e religiosas. Em muitas situações, o nutricionista deve considerar eventuais restrições na cultura da população ou indivíduo atendidos. Reveja o item *Preparações não convencionais e restrições dietéticas culturais*, no Capítulo 4. De maneira resumida, algumas dessas restrições são apresentadas a seguir.

- Hinduísmo: qualquer tipo de carne
- Islamismo: carne suína
- Judaísmo: carne suína, aves predadoras, mariscos e peixes de couro, e produtos feitos com sangue, como chouriço ou molho pardo. Cortes de carne devem ser bem passados, sem vestígios de sangue. Não é permitido consumir leite e carne na mesma refeição. São permitidos os animais ruminantes de casco fendido (bovinos, caprinos, cervos), dos quais se consome o quarto dianteiro; o quarto traseiro só é consumido se a veia cava tiver sido extraída. Entre as aves, consomem-se galinha, ganso, pato, faisão e peru. Os alimentos são preparados segundo a técnica *kosher* (comida correta), que segue os preceitos judaicos e, com relação às carnes, exige a remoção de todo o sangue
- Mormonismo: bebidas carbonatadas (refrigerantes) e com cafeína (café ou chá, refrigerantes) e álcool – o que impede o uso de essências alcoólicas, como baunilha e outros condimentos. Carnes podem ser consumidas com moderação
- Adventistas do Sétimo Dia: carne suína e alguns frutos do mar, como mariscos, além de bebidas fermentadas.

Restrições relacionadas com o estilo de vida. O padrão alimentar é, para muitas pessoas, um componente importante da composição de seu estilo de vida. Opções de engajamento político-filosófico podem exigir que o nutricionista adapte os ingredientes do cardápio.

Croutons
Pequenos cubos de pão torrados ou fritos e condimentados com azeite ou manteiga e ervas; pode ter ou não sal.

Harmonização
Conceito derivado da habilidade em combinar cores, formas, sabores, aromas, texturas e outros atributos de maneira a promover sua aceitação e estimular os sentidos para o prazer. Diz-se da tarefa de combinar alimentos e bebidas de maneira a favorecer a percepção sensorial de traços sutis de qualidade e, com isso, promover sinergia entre ambos.

Estética do sabor, da cor e da textura

A harmonia para combinação dos diferentes componentes do cardápio é um dos caminhos para uma experiência positiva e prazerosa na refeição.

Empregando texturas contrastantes, cores diferentes e alimentos em temperaturas que favoreçam a percepção das qualidades sensoriais de cada alimento, pode-se aumentar muito o prazer despertado pela refeição. Portanto, combinar alimentos de texturas macias a outros crocantes e que estimulem a mastigação é uma estratégia de sucesso consagrado: são exemplos a combinação de estrogonofe com batatas fritas, de carne assada com farofa, ou de sopas com ***croutons***.

Empregar alimentos que, pela **harmonização**, estimulam a percepção do sabor ajuda a identificar cada preparação a compor o conjunto de sensações provocadas pelo consumo da refeição. A mistura de folhas verdes, vegetais alaranjados e suaves toques de branco com laticínios, por exemplo, é uma estratégia para tornar o consumo de saladas mais atrativo.

O uso da temperatura para contribuir para a aceitação do alimento é outro recurso interessante para tornar a refeição mais harmônica e agradável. Além de respeitar a temperatura típica de cada item – cafés quentes (sempre), saladas frescas, sobremesas lácteas refrigeradas –, a sucessão de itens em um cardápio é mais bem aceita se os contrastes forem suaves; o uso de extremos de temperatura é aceitável apenas quando um dos itens compuser a refeição em pequena quantidade, apenas suficiente para tornar perceptível o contraste, mas sem exigir esforços para o equilíbrio com a temperatura corporal. É o caso de caldas quentes sobre sorvete, ou de **leite concentrado** no café.

Leite concentrado
Leite cujo teor de água foi reduzido de 87% para 74% ou menos. Muito empregado em países do hemisfério norte para adição ao café e ao chá, em quantidades próximas a 1 ou 2 colheres de sopa por xícara de bebida.

Um importante componente da estética para a alimentação refere-se à organização da louça, dos talheres e copos. Existem orientações sobre a forma clássica de disposição dos elementos à mesa, que sofrem variações para ajuste ao padrão de consumo do usuário e tipo de serviço.

Atender às políticas públicas

O planejamento do cardápio de adultos e crianças depende, ainda, da observação à necessidade de atender às diretrizes regulatórias do PAT e do PNAE, que trazem parâmetros técnicos para as refeições de ambos os grupos.

As diretrizes dessas normativas estabelecem limites ou metas para energia e nutrientes, além de disposições sobre o financiamento e a natureza dos alimentos que podem ser empregados para o preparo dos cardápios.

A legislação sobre esse tema pode ser conhecida por meio dos portais do Ministério do Trabalho e do Ministério da Educação, e a consulta regular para a verificação de eventuais atualizações deve ser rotina no trabalho do nutricionista.

Acompanhar as tendências na elaboração de cardápios

A área de alimentação coletiva profissionaliza-se a cada nova abordagem sobre procedimentos de preparo, a cada novo equipamento e inovação tecnológica que aperfeiçoe o uso de temperatura, umidade e tempo, a cada descoberta que aumente a compreensão de quais são as reais necessidades nutricionais de usuários e pacientes.

Em uma perspectiva de sustentabilidade, a área de produção de refeições tem muito a contribuir não apenas desenvolvendo processos de trabalho que demandem menos recursos naturais, como água e energia, e produzam menos resíduo, mas também incorporando avanços sobre nutrição e saúde para a promoção da saúde e, consequentemente, da qualidade de vida.

Entre as tendências para a elaboração de cardápios, destacam-se a substituição de ingredientes para diminuir o risco de agravos à saúde e promover proteção; e a substituição de ingredientes de preparações clássicas por equivalentes para modular a oferta de nutrientes. Embora o respeito à origem das receitas deva ser um compromisso para a preservação da identidade cultural na culinária, pequenos ajustes são bem aceitos quando contribuem para modular o consumo de gordura saturada, colesterol, sódio, açúcar ou para aumentar a oferta de fibras, compostos bioativos ou outros componentes alimentares de interesse.

Entre os ingredientes que podem ser empregados com essa finalidade, estão:

- Iogurte natural desnatado. Ingredientes que podem ser parcial ou totalmente substituídos são o creme de leite e a maionese
- Frutas frescas, especialmente as vermelhas, brevemente cozidas em caldas leves. Ingredientes que podem ser parcial ou totalmente substituídos são as geleias, as gelatinas, o chocolate em coberturas de sobremesas e as caldas de açúcar ou de caramelo para acabamento de sobremesas
- Claras de ovos. Ingredientes que podem ser parcial ou totalmente substituídos são as gemas em diversas preparações – omeletes, por exemplo –, o creme *chantilly* e o creme de leite
- Cebola e alho frescos, alho-poró, ervas desidratadas. Ingredientes que devem ser parcial ou totalmente substituídos são os condimentos industrializados como tabletes, cubos e pós
- Misturas de ervas desidratadas ou frescas. Ingredientes que podem ser parcial ou totalmente substituídos são o sal e o glutamato monossódico
- Proteína texturizada de soja. Ingredientes que podem ser parcial ou totalmente substituídos são carne moída e flocos de *bacon* em saladas
- Cereais integrais. Ingredientes que podem ser parcial ou totalmente substituídos são os cereais refinados
- Gordura vegetal esterificada e óleo vegetal. Ingredientes que podem ser parcial ou totalmente substituídos são as margarinas e os demais produtos preparados com gordura vegetal hidrogenada
- Palmitos de açaí ou pupunha. Ingrediente que pode ser parcial ou totalmente substituídos é o palmito-juçara.

Alimentos que podem contribuir com maior oferta de compostos bioativos como:

- Ácidos graxos ômega-3. O consumo de pescados, pelo menos 3 vezes/semana, está associado à diminuição do risco para doença cardiovascular. Outros alimentos ricos em ômega-3 são linhaça, feijão e soja
- Probióticos. Microrganismos que podem contribuir para a manutenção da microbiota intestinal saudável, como *Lactobacillus acidophilus*, *johnsonii* La1, *reuteri*, *GG* e *Casei shirota*. Produtos lácteos ricos nesses microrganismos e *kefir* são opções
- Pré-bióticos. Integrantes dos alimentos, fibras e outros carboidratos resistentes à digestão e/ou absorção são empregados pela microbiota colônica e estimulam o crescimento dos probióticos

- Compostos polifenólicos. De ação antioxidante, incluem os flavonoides (como as isoflavonas da soja, genisteína e a dadzeína), os taninos (presentes no café) e os ácidos fenólicos (cafeico, ferúlico – presente no farelo de trigo –, e gálico – presente na manga). Outros polifenóis de interesse são as antocianinas encontradas nas frutas escuras (amora, framboesa, jabuticaba com casca), o resveratrol (presente na uva tinta) e a quercitina (encontrada na maça e nas ameixas)
- Peptídios bioativos. Presentes no soro de leite, nas carnes em geral, nos ovos, produtos lácteos, legumes, cereais, frutas secas; peptídios bioativos ajudam a conciliar o sono e desempenham atividade imunomoduladora.

Ajustar as preparações a cada componente do cardápio

Em cada cultura, a organização das preparações em um cardápio segue determinada convenção, que melhor atende à história e aos costumes da região. No Brasil, a composição tradicional de cardápios segue pequenas variações de uma estrutura clássica, descrita a seguir.

- Entrada: pequena porção com alimentos frescos (como saladas) no verão ou quentes (como caldos e ***consommés***) no inverno; pode ser substituída por antepastos e tira-gostos
- Prato principal ou prato proteico: em geral, é o que contribui com a maior cota de energia e, eventualmente, de proteína do cardápio. As fontes proteicas de origem animal e as leguminosas – especialmente soja, lentilha e grão-de-bico, constituem os ingredientes frequentes nos pratos principais, bem como as massas.

Consommé
Base extrativa com misturas de ingredientes de origem vegetal ou animal, ou apenas de um dos tipos. A solução é clarificada e pode receber a adição de massa, *croutons* ou vegetais picados. Volte ao Capítulo 4, e releia o item *Bases extrativas*.

A Atividade 5.1 é uma oportunidade para exercitar a composição de um cardápio.

- Acompanhamento ou guarnição: tem o objetivo de oferecer alimentos de sabor, cor, aroma e textura harmonizados com o prato proteico
- Arroz e feijão: no Brasil, quase indispensáveis. Em restaurantes comerciais, mesmo havendo opções que dispensariam o consumo de leguminosas e cereais, deve estar presente
- Bebida: do ponto de vista nutricional, é dispensável no cardápio de refeições principais como almoço e jantar, tem o objetivo de facilitar a deglutição, refrescar e entreter. Exceção deve ser registrada para sucos frescos, vitaminados e lácteos, indicados para refeições intermediárias. O uso de líquidos às refeições contribui para evitar a fadiga sensorial provocada pelos alimentos e contribui para facilitar a deglutição quando a mastigação e a salivação não são eficientes. Por esses motivos, pode favorecer o consumo de quantidades superiores às suficientes para a saciedade e prejudicar a etapa de trituração e pré-digestão que ocorre na boca. Para atender a usuários muito acostumados à prática de tomar líquidos às refeições, pode-se orientar o consumo de meio copo de água ou infusos de ervas, sem taninos, ou sucos naturais. O consumo de bebidas doces como refrescos e refrigerantes não traz vantagens para a nutrição

- Sobremesa: item complementar à refeição, tem o caráter de celebrar o alimento com uma pitada de sabor doce. O uso de frutas da estação, fontes de compostos bioativos, fibras e vitamina C favorece a absorção de micronutrientes como o ferro, e traz vantagens sobre a oferta de doces, que pode ser adotada em caráter eventual, dado que aportam ingredientes de elevado IG e costumam apresentar baixa densidade nutricional
- Café: para encerrar a refeição, o sabor do café é muito apreciado. Contudo, deve-se considerar o efeito antagonista dos taninos à absorção de cátions da dieta, para orientar usuários e pacientes (sobretudo de grupos considerados de risco nutricional) sobre as chances de que o aproveitamento dos minerais possa ser prejudicado.

Redução do tamanho das porções de sobremesas e carne. Os conhecimentos sobre estilo de vida saudável e recomendações nutricionais mostram claramente que as demandas nutricionais de nutrientes proteicos e demais energéticos devem ser controladas para se combater a epidemia de ganho de peso e aumento do risco de outras doenças crônicas. O consumo regular e moderado de alimentos de grande aceitação, como doces e carnes, contudo, não constitui risco como parte de uma dieta equilibrada e pode favorecer a aceitação no cardápio.

O Apêndice 5 indica valores de referência energética para o estabelecimento do porcionamento compatível com uma dieta de 2.000 kcal, que pode ser modulado por meio de múltiplos ou divisores para dietas com metas maiores ou menores, respectivamente.

A comparação desses valores de referência com a gramagem empregada em muitos serviços é ilustrativa: a exposição constante a porções pouco superiores àquelas adequadas para a o equilíbrio do cardápio contribui para o armazenamento do excesso de energia na forma de gordura corporal e é, pelo menos em parte, determinante do ganho de peso em situações de dieta aparentemente saudável; ou seja, apesar do consumo constante de alimentos vegetais frescos e outras práticas recomendáveis, não se obtém sucesso para a manutenção do peso adequado devido ao hábito de consumir porções grandes demais.

O correto porcionamento dos alimentos em cada grupo contribui, portanto, para o atendimento às demandas de micronutrientes, macronutrientes, compostos bioativos e energia com manutenção de peso corporal saudável. O nutricionista deve orientar usuários de UAN e colaboradores sobre os tamanhos de porção previstos no cardápio para melhor oferta de energia e de nutrientes.

Combinação de técnicas e influências de diferentes origens. Adotar ingredientes e técnicas consagradas por diferentes culturas é uma maneira de internacionalizar positivamente a alimentação, empregando esse recurso com bom senso de forma esporádica e contextualizando, por meio de cardápios temáticos, a origem e os benefícios dessa opção.

Adeptos da **cozinha *fusion*** exercitam com criatividade a inserção de alimentos, modos de preparo ou formas de apresentação inusitados,

Cozinha *fusion*
A proposta desse estilo de cozinhar é combinar o que há de mais interessante na cultura local ou locorregional para produzir sabores e texturas inusitados, levando o consumidor a uma experiência sensorial singular. A combinação de ingredientes e técnicas de preparo, aliados a cortes e acabamentos, é o mote de interesse dos adeptos da culinária *fusion*.

enriquecendo o cardápio e valorizando a descoberta e a curiosidade como elementos de sedução sensorial para adesão dos usuários e atendimento aos objetivos nutricionais.

Mapa de frequência. Trata-se de um instrumento útil para combinações entre componentes do cardápio. Na área de alimentação coletiva, dispor de um pequeno repertório de ingredientes e receitas traz o risco de empobrecimento do cardápio.

O uso sucessivo de alimentos provoca monotonia na composição das refeições, com prejuízos nutricionais, econômicos e para a aceitação. A diversidade deve ser a marca na tarefa de conceber refeições e receitas, ampliando o chamado repertório culinário, que privilegia alimentos de produção regional e técnicas de preparo também regionais, mas que admite a composição com ingredientes e procedimentos inovadores ou tradicionais que enriqueçam a cultura alimentar de determinada região. É também papel do nutricionista investigar ingredientes, demandar o desenvolvimento de produtos pela indústria, valorizar alimentos crus e de baixo custo, formular misturas para enaltecer sabores e texturas inusitados, testar cortes, processos, combinações, tempos e temperaturas que promovam maior retenção de nutrientes e compostos bioativos com excelência sensorial e sanitária.

Entre os recursos para a organização de um repertório alimentar em constante ampliação está o **Mapa de frequência para elaboração de cardápios (MFEC)**, de uso consagrado.

Mapa de frequência para elaboração de cardápios
Instrumento para planejamento de cardápios, consiste em uma relação de preparações organizadas em uma planilha por componente do cardápio em linhas (entrada, prato principal ou prato proteico, acompanhamento ou guarnição e sobremesa), com os dias nas colunas. A combinação de linhas e colunas auxilia a combinação dos diferentes componentes do cardápio de modo harmônico. É também um recurso útil para planejar o orçamento.

O Apêndice 8 contém um modelo de planilha para o MFEC; assinalando-se uma entrada, procuram-se, para o mesmo dia, receitas para os demais componentes em harmonia com os objetivos nutricionais, sensoriais e estéticos da combinação. A visualização das escolhas ao fim de 1 semana, 1 mês ou até por períodos maiores ajuda a promover reparos para evitar a monotonia. Entre os cuidados para a construção de um MFEC que de fato auxilie o trabalho do nutricionista estão os seguintes:

- Inclua o maior número possível de preparações já testadas na UAN; a inclusão de preparações não testadas e não bem aceitas pelos usuários do local torna o efeito do MFEC artificial; a eficiência do instrumento depende da qualidade de cada receita e seu ajustamento ao perfil da unidade
- Não repita alimentos em 1 semana e não repita receitas em 1 mês; por exemplo:
    - Ao incluir batata-inglesa na forma de purê como guarnição, a batata não deve compor o cardápio em outra forma – como *sauté* ou outra, na mesma semana
    - Ao servir espaguete ao sugo em 1 semana, deve-se evitar outra massa no mesmo período e, ao incluir massas em outras semanas do mesmo mês, deve-se optar por outro corte, com outro molho ou ainda massas recheadas, reservando-se o espaguete novamente para o mês seguinte

- Padronize as receitas de modo a orientar a substituição eventual de um ingrediente ou tornar possível o preparo por um funcionário com pouca prática na execução de um prato; isso é útil em caso de substituição por falta ou outro motivo. Outras aplicações da padronização de receitas foram discutidas no item *Avaliar a qualificação dos profissionais da equipe*, neste capítulo.

Definir o tipo de serviço

Em alimentação coletiva, diferentes perfis de usuários demandam características específicas de serviço. Entre as possibilidades estão as seguintes:

- Serviço inglês: há um garçom para servir cada usuário, caracterizando um serviço, portanto, de alto custo. Exige bom treinamento da equipe de distribuição
- Serviço francês: pode ser feito de 2 modos; no primeiro, os pratos são colocados sobre a mesa e cada usuário serve-se. No modo mais sofisticado, os alimentos são servidos pelo garçom que apresenta os pratos à esquerda de cada usuário; pratos limpos entram pela direita. Exige, portanto, investimento na formação da equipe e grande infraestrutura de louças e baixelas
- Serviço americano: de maior apelo comercial, os pratos individuais saem prontos da cozinha
- *Buffet*: distribuição centralizada, em que os usuários praticam autosserviço ou são servidos por atendentes; bastante popular em restaurantes comerciais e em serviços de alimentação coletiva por facilitar a distribuição e demandar menos recursos. Também promove melhor controle de qualidade do alimento. Em um serviço centralizado de distribuição deve-se controlar o tempo de exposição dos alimentos de maneira que fiquem apenas 30 min, no máximo, em temperatura ambiente. Balcões térmicos, para manter a temperatura de pratos quentes acima de 60°C e de frios abaixo de 10°C, são um recurso necessário para garantir a qualidade sanitária dos alimentos.

Atividade 5.1 Elaboração de cardápios.

Objetivos

- Combinar preparações a fim de compor refeições com harmonização de sabores, cores e texturas, e que atendam às recomendações nutricionais dos usuários
- Exercitar substituições possíveis em uma receita padrão, visando à manutenção ou à melhoria da composição nutricional e à redução de custo.

Nesta atividade, a proposta é exercitar a combinação de diferentes preparações em uma refeição e adequar o porcionamento ao VET. Os vegetais devem ser pré-preparados conforme orientações sobre hortaliças nos Capítulos 1 e 3.

Entradas

Salada mista

- Ingredientes:
  - 100 g de alface
  - 1 tomate
  - 1 pepino
  - 1 ovo cozido
  - 4 a 5 azeitonas
  - 0,5% de sal
- Modo de preparo:
  - Pré-prepare as hortaliças. Pique todos os ingredientes e misture.

Salada de batatas

- Ingredientes:
  - 200 g de batatas
  - 0,5% de sal
  - 2 colheres de sobremesa de maionese
  - 2 ovos
  - 5 azeitonas sem caroço
  - 1 maçã
- Modo de preparo:
  - Pique os ingredientes (a batata cozida) e misture.

Prato principal

Pescada frita

- Ingredientes:
  - 2 filés de pescada
  - 0,5% de sal
  - 1 limão
  - Farinha de trigo qsp (quantidade suficiente para o preparo)
  - Óleo qsp
- Modo de preparo:
  - Tempere os filés com limão e sal. Cubra com farinha de trigo e doure em frigideira antiaderente untada com óleo.

Frango frito

- Ingredientes:
  - 2 coxas de frango
  - 0,5% de sal
  - Manteiga qsp
  - Alho qsp
  - Óleo qsp
- Modo de preparo:
  - Unte as coxas com uma mistura de manteiga, alho e sal e frite por imersão em óleo quente (calcule a absorção de óleo – item *Técnicas de preparo e conservação de alimentos*, no Capítulo 2).

Almôndegas

- Ingredientes:
    - 150 g de carne moída
    - 0,5% de sal
    - 6 g de alho
    - 80 g de cebola
    - 90 g de proteína texturizada de soja (PTS)
    - 30 g de cheiro-verde
    - 35 g de farinha de trigo
    - 1 ovo
- Modo de preparo:
    - Deixe a PTS imersa em água fria (2 vezes o volume) para hidratar por 10 min
    - Tempere a carne e, em seguida, adicione a PTS (que deve ser comprimida com espátula contra uma peneira para retirar o excesso de água)
    - Coloque o ovo e por último adicione a farinha de trigo até que a massa fique uniforme
- Faça as almôndegas e frite em óleo.

Guarnição

Creme de espinafre

- Ingredientes:
    - 100 g de espinafre
    - Molho branco: 100 g de leite integral
    - 1 colher de café de margarina livre de gordura *trans*
    - 0,5% de sal
    - 5 g dc farinha dc trigo
    - Queijo parmesão ralado
    - 1 colher de sopa de creme de leite
- Modo de preparo:
    - Cozinhe o espinafre em vapor; pique e reserve. Prepare o molho bechamel (ver Atividade 4.1) e acrescente o espinafre picado. Depois de pronto, acrescente o queijo parmesão ralado e o creme de leite.

Talharim ao alho

- Ingrediente:
    - 100 g de talharim
    - Sal qsp – aproximadamente 1 colher de chá – para a ebulição
    - 3 dentes de alho ou o equivalente a 6 g
    - 3% de azeite
- Modo de preparo:
    - Cozinhe o talharim em água com sal; escorra e misture ao alho finamente picado e refogado em azeite.

Sobremesa

Abacate batido

- Ingredientes:
  - 1 abacate – verifique o ponto de maturação – a fruta deve estar firme, porém madura
  - 1/2 copo de leite
  - 2 colheres de sopa de açúcar
- Modo de preparo:
  - Liquidifique os 3 ingredientes.

Pudim de leite

- Ingredientes:
  - 1 copo de leite
  - 1 copo de leite condensado
  - 1 ovo
  - 1/2 xícara de açúcar para o preparo de calda (ver *Pudim de claras* na Atividade 3.11).
- Modo de preparo:
  - Prepare a calda e coloque em forminhas; liquidifique o leite com o leite condensado e o ovo, cubra a calda, e asse em forno quente (banho-maria) por aproximadamente 45 min.

Relatório

Receita padrão das preparações e descrição de 2 cardápios compostos com as preparações de aula, com a justificativa para a opção. ■

CARDÁPIOS DE BAIXO CUSTO

A prática profissional do nutricionista em UAN e em saúde pública rotineiramente exige a habilidade de formular cardápios de baixo custo. Para o cardápio ser bem-sucedido, as alternativas devem sempre considerar a disponibilidade regional e sazonal dos alimentos, bem como o hábito alimentar do indivíduo ou coletividade – veja a Atividade 5.2.

Uso de subprodutos da agroindústria em nutrição e dietética

A formulação de cardápios de baixo custo não deve levar, necessariamente, ao uso de partes não convencionais de alimentos, como cascas, talos e aparas; o uso desses recursos, contudo, é adequado sempre que forem satisfatoriamente superadas as seguintes limitações:

- Escassez de informação quanto à composição de aparas. Atividade exclusiva do nutricionista, a prática da dietética está apoiada no conhecimento sobre o fornecimento de energia e nutrientes dos alimentos incluídos em sua prescrição dietética; a ausência de dados sobre a composição nutricional e a ocorrência de fatores antinutricionais impede o conhecimento, por parte do nutricionista, da natureza dos componentes da dieta, e do eventual risco associado ao consumo

- Identidade e qualidade sanitária. O nutricionista deve trabalhar e orientar o consumo de ingredientes que atendam aos critérios estabelecidos para o seu padrão de identidade e qualidade
- Hábito alimentar e direito de escolha. O emprego de aparas pode marginalizar a alimentação, cabendo a escolha por alimentos de preferência apenas àqueles que podem comprá-lo. Para os excluídos dessa condição, resta a alternativa de uso de partes não convencionais dos alimentos, como cascas, folhas e ossos. A opção por incluir esses subprodutos na dieta deve ser conduzida, portanto, de modo a não traduzir segregação social.

Atividade 5.2 Substituição de ingredientes para baixar o custo de preparações.

Nesta atividade serão estudadas maneiras de diminuir o custo de preparações, substituindo ingredientes nas formulações que constam do roteiro da Atividade 5.1.

Cada grupo deverá realizar uma das preparações cujo cálculo dietético foi feito, usando as orientações do roteiro da Atividade 5.1 com o ingrediente substituto, e produzir a receita padrão para completar a Tabela 5.4.

Substituições

- Repita a preparação de salada de batatas substituindo a maionese por iogurte e eliminando as azeitonas
- Repita a preparação de frango frito retirando a margarina do tempero e assando as coxas do frango
- Repita a preparação de creme de espinafre sem a adição de queijo ralado e creme de leite
- Repita a preparação de pudim de leite adicionando à mistura 1 pão francês umedecido com leite
- Repita a preparação de almôndegas com 33% de carne e 66% de PTS (150 + 90 = 240; 80 g carne e 160 g PTS)
- Compare, na Tabela 5.4, a receita original e a modificada.

Relatório

Apresente a receita padrão e a análise de custo comparativa desta atividade e da anterior. Discuta as diferenças de composição nutricional dos cardápios decorrentes das alterações dos ingredientes. ■

Tabela 5.4 Substituição de ingredientes nas formulações.

Receita	Proteína (g)	Energia (kcal)	Custo (R$)	Custo de 10 g de proteína	Custo de 100 kcal
Original – ver dados da receita padrão da Atividade 5.1					
Modificada					

PREPARAÇÕES COM ALIMENTOS FUNCIONAIS

A incorporação de ingredientes conhecidos como funcionais rotineiramente no cardápio incrementa os benefícios da dieta, não apenas do ponto de vista nutricional como também sensorial. A simples presença no cardápio é um modo de promover o contato de usuários com ingredientes que podem não fazer parte de sua prática alimentar, e se constitui em estratégia de educação alimentar.

A lista de alimentos com propriedades funcionais cresce continuamente, acompanhando a evolução do conhecimento na área. Entre os mais estudados estão aqueles já incorporados a consensos internacionais, dados os reconhecidos benefícios à saúde decorrentes não apenas pelo seu conteúdo em nutrientes, mas também por seus compostos bioativos, como os listados a seguir (execute a Atividade 5.3):

- Bulbos: cebola, alho, alho-poró
- Leguminosas: soja e feijões
- Frutas vermelhas e roxas
- Vegetais alaranjados e verdes
- Castanhas e nozes
- Cogumelos
- Linhaça
- Pescados, especialmente os peixes
- Laticínios ricos em probióticos e peptídios imunomoduladores
- Fontes de fibra alimentar e outros probióticos – inulina e fruto-oligossacarideos
- Chá-verde.

Entretanto, cresce a compreensão de que o consumo de todos os alimentos *in natura* e minimamente processados traz benefícios adicionais àqueles tradicionalmente atribuídos aos nutrientes contidos neles. De fato, o conhecimento sobre a natureza e a composição das matrizes alimentares é parcial para muitos alimentos, e à medida que os métodos de investigação aprimoram-se, novos compostos bioativos são detectados e mais claro fica o entendimento sobre o efeito do alimento sobre a saúde. Assim, pode-se sugerir que todos os alimentos *in natura* e minimamente processados são, de alguma maneira, funcionais, motivo pelo qual não parece haver sentido dividir os alimentos em funcionais ou não.

Atividade 5.3 Trabalhando com alimentos fonte de compostos bioativos (ou "funcionais").

Espetinho de cogumelo *shitake*

- Ingredientes:
    - 12 *champignons* frescos grandes, em metades
    - 8 cogumelos *shitake* frescos grandes, sem talos e cortados ao meio
    - 24 tomates-cereja

- 2 pimentões verdes, em 8 pedaços cada
- 1 cebola roxa cortada em 16 pedaços
- 5 colheres de sopa de suco fresco de limão
- 8 colheres de chá de azeite
- 1 colher de chá de açúcar
- 0,5% de sal
- 3 colheres de sopa de água

- Modo de preparo:
  - Alterne em 8 espetos de 25 cm o *champignon*, o *shitake*, o tomate cereja, o pimentão e a cebola
  - Em uma assadeira de 30 cm, misture o suco de limão, o azeite, o açúcar e o sal
  - Coloque os espetos na assadeira para temperar. Cubra com filme plástico e deixe descansar por 30 min
  - Leve para assar em forno preaquecido. Coloque as pontas do espeto apoiadas na borda de uma assadeira. Cubra com outra assadeira para aprisionar o vapor e evitar que resseque. Vire os espetos de vez em quando e regue com a marinada quando necessário, até as hortaliças ficarem tenras.

Salada oriental de hortaliças

- Ingredientes:
  - 1 colher de sopa de vinagre de arroz
  - 3 colheres de chá de molho de soja (*shoyu*) com teor reduzido de sal
  - 2 colheres de sopa de *catchup*
  - 1 colher de sopa de óleo de gergelim oriental escuro
  - 1 colher de sopa de óleo vegetal
  - 1 colher de sopa de açúcar mascavo escuro
  - 0,5% de sal
  - 3 xícaras de buquês de brócolis
  - 170 g de ervilha-torta aparada
  - 3 xícaras de acelga picada
  - 120 g de *champignon* fresco, em fatias finas
  - 1 pimentão vermelho em tiras
  - 2 xícaras de miniespigas de milho em conserva, lavadas e escorridas
  - 1 lata de 220 g de broto de bambu fatiado e escorrido
  - 120 g de tofu com baixo teor de gordura em cubos
- Modo de preparo:
  - Misture em uma tigela o vinagre, o molho de soja, o *catchup*, o óleo de gergelim, o açúcar mascavo e o sal
  - Escalde o brócolis por 2 min em um caldeirão com água fervente, acrescente a ervilha-torta nos últimos 30 s. Escorra e lave em água fria para interromper o cozimento

- Coloque os brócolis e a ervilha-torta na tigela com o molho, junte a acelga, o *champignon*, o pimentão, a miniespiga e o broto de bambu. Mexa bem, acrescente o tofu e misture com cuidado
- Leve à geladeira por pelo menos 1 h e sirva.

Relatório

Confeccione a ficha técnica da preparação.

CONSIDERAÇÕES FINAIS

Neste capítulo foi exercitada a aplicação dos conhecimentos sobre as características sensoriais, sanitárias, nutricionais e tecnológicas dos alimentos, estudadas nos capítulos anteriores, para a elaboração de cardápios. Ao organizar um cardápio, o nutricionista sintetiza o amálgama que reúne ciência e cultura para promover uma alimentação saudável e prazerosa em uma perspectiva sustentável. O direito humano à alimentação adequada, enquanto proposta para a sociedade, exige a articulação competente de saberes interprofissionais para que a abordagem dos limites à sua consecução seja eficiente, efetiva e eficaz. Em um cenário de soberania e segurança alimentar e nutricional consolidadas, o exercício da dietética tem evidente lugar e expressa uma das várias oportunidades para o nutricionista colocar os conhecimentos da nutrição a serviço da sociedade – talvez a mais preciosa.

Apêndices

APÊNDICE 1 | ROTEIRO PARA ELABORAÇÃO DE RELATÓRIO

O relatório dos ensaios com alimentos tem a finalidade de registrar os procedimentos, a análise e as principais contribuições derivadas dos resultados da atividade. Deve ser elaborado com clareza e objetividade para facilitar sua compreensão, permitir a repetição do protocolo com fidelidade e, desse modo, contribuir para o aperfeiçoamento do procedimento ou para a avaliação do resultado de eventuais alterações do método.

A estrutura básica de um relatório contém os seguintes elementos:

- Objetivos do ensaio
- Tarefa realizada
- Resultados encontrados, sempre que possível, expressos em tabelas
- Conclusão final.

O modelo apresentado na Tabela A1.1 é uma sugestão de estrutura para a elaboração de um relatório de ensaio com alimentos. Como atividade rotineira, recomenda-se que sejam dispensadas as exigências de capas e outros elementos acessórios, que consomem papel de maneira desnecessária para os objetivos desse documento. O uso de folhas em frente e verso é recomendável. A impressão deve ser clara e em preto e branco.

O rigor no uso das normas para a elaboração de trabalhos acadêmicos, que exige a apresentação de capa, folha de rosto e outros elementos, pode ser reservado para trabalhos finais, quando os estudantes têm a oportunidade de se apropriar dos procedimentos formais da metodologia de trabalho científico.

Tabela A1.1 Modelo para a elaboração de um relatório de ensaio com alimentos.

(Universidade/Instituição)
(Faculdade/Curso)
(Unidade curricular – disciplina/módulo ou outra)

Relatório da aula/ensaio de ________________________________ Data:____/____/___
Grupo nº ______ Turma ______________ Componentes (*preferir ordem alfabética*)

1. Objetivo(s):
2. Tarefa realizada:
2. Resultados (expressos claramente, se possível em tabelas)
3. Conclusão
4. Bibliografia (apenas quando for necessária consulta para fazer o relatório)

APÊNDICE 2 | INDICADORES DE RENDIMENTO | FATORES DE CORREÇÃO E ÍNDICES DE CONVERSÃO

A Tabela A2.1 ilustra a variação do fator de correção (FC) de alimentos, a partir da compilação dos valores para frutas indicados por três autores. A técnica de remoção das aparas, o estágio de maturação do vegetal e suas dimensões são variáveis que alteram a relação entre peso total e fração aproveitável. O índice de conversão (IC), que reflete a variação de peso que o alimento sofre no processo de preparo em decorrência da variação do teor de água e voláteis determinada pelo uso do calor, é útil como marcador de parâmetros como tempo de preparo, grau de tostadura e volume de água a ser empregado, entre outros. A aplicação dos indicadores de rendimento auxilia o nutricionista e a equipe a monitorar procedimentos que se refletem na produção de preparações uniformes ao longo do tempo, com melhor controle de custos e de tempo.

Por conta da interferência das variáveis envolvidas na rotina do processamento de alimentos – que são características de cada serviço –, a consulta a valores de FC ou IC na literatura tem caráter apenas indicativo: recomenda-se que cada Unidade de alimentação e nutrição (UAN) estabeleça, com sua equipe, os valores médios dos indicadores de rendimento para ajustar o planejamento de compras à sua rotina operacional, promovendo melhor aproveitamento dos alimentos e redução de custos. Essa rotina também se aplica para os demais indicadores de rendimento (índice de hidratação, sobras, restos, aproveitamento – ver Capítulo 2).

Durante os ensaios com alimentos, compilar FC produzidos por diferentes pessoas pode ilustrar essas variações. Essa atividade pode se constituir em rotina nas unidades curriculares que tratem do tema Técnica Dietética.

Tabela A2.1 Variação do FC de alimentos, a partir da compilação dos valores para frutas indicados por três autores.

	Fator de correção		
Fruta	**Luna (1995)**	**Silva e Monnerat (1982)**	**Ornellas (2006)**
Abacate	1,44	1,58	1,33 a 1,68
Abacaxi	1,61 a 1,77	1,75	1,89
Banana-maçã	1,28	1,32	1,58
Banana-nanica (d'água)	1,53	1,45	1,66
Banana-ouro	–	1,30	1,22
Banana-prata	1,33	1,38	1,51
Banana-da-terra	1,8	1,65	–
Caju	1,10	1,35	1,28
Caqui	1,15	1,10	–
Coco maduro	–	–	1,79
Coco-verde	–	–	7,4
Figo	–	1,06	1,27
Fruta-do-conde	–	1,33	1,33
Fruta-pão	–	1,30	1,30

(*continua*)

Tabela A2.1 Variação do FC de alimentos, a partir da compilação dos valores para frutas indicados por três autores. (*Continuação*)

Fruta	Fator de correção		
	Luna (1995)	Silva e Monnerat (1982)	Ornellas (2006)
Goiaba branca	1,57	–	1,22
Jaca	–	1,40?	4,13?
Laranja-pera	1,27	1,39	1,39 a 2,13
Laranja, suco	–	2,15	–
Limão	2,06	1,27	–
Maçã	1,16	1,17	1,14 a 1,35
Mamão comum	1,32	1,30 a 1,60	1,47 a 1,79
Manga	1,16 a 1,42	1,55	1,55
Maracujá	1,3	3,17	–
Melancia	2,0	2,17	2,17
Melão	1,60	1,40	1,04
Morango	–	1,10	1,04 a 1,20
Pera	1,16	1,20	1,20
Pêssego	–	1,25	1,25
Uva-branca	1,48	1,20	1,21
Uva preta	1,15 (rubi)	1,28	1,28 a 1,33

(Reproduzir linhas para compilar dados durante os ensaios.)

Fonte: Luna, 1995; Silva e Monnerat, 1982; Ornellas, 2006.

APÊNDICE 3 | PERCENTUAIS DE ÓLEO E DE SAL PARA O PREPARO DE ALIMENTOS

Óleo

A grande diversidade nos modos de preparo dos alimentos pode determinar variações importantes na sua composição. Para alimentos fritos, variações como a temperatura inicial do meio de cocção e do alimento a ser processado, a umidade, o tempo de processamento e os ingredientes empregados como cobertura influem diretamente na taxa de incorporação de óleo, com impacto sobre a densidade energética e nutricional da dieta.

Os valores da Tabela A3.1 orientam a estimativa da quantidade de óleo incorporada no preparo para o cálculo dietético e para o planejamento da dieta, e podem ser aplicados para o preparo em escala doméstica. Para coletividades, o percentual de óleo para o preparo diminui dado o ganho de eficiência do uso de condimentos na cocção em grande escala.

Tabela A3.1 Estimativa da quantidade de óleo incorporada no preparo para o cálculo dietético e para o planejamento da dieta.

Tipo de alimento	Quantidade de óleo vegetal, com base no peso líquido do alimento (fração aproveitável, não cozido)	
	Necessária para cocção*	**Incorporada pelo alimento**
Refogados para vegetais, cereais e leguminosas (para extrair condimentos como cebola e alho)	2 a 3%	1,5%
Refogados para carnes com cocção úmida posterior (cozidos, ensopados)	3 a 4%	ND
Tostadura de carnes em óleo com cocção seca posterior	5 a 8%	ND
Ovos – omeletes, mexidos	2%	ND
Vegetais		
Fritos sem cobertura – cebolas, *champignon*, tomates (ovo e farinha)	qsp	entre 6 e 15%
Fritos com cobertura – couve-flor (ovo e farinha)	qsp	15%
Fritos – berinjela com cobertura (ovo e farinha)	qsp	15 a 20%
Fritos – berinjela com cobertura (apenas farinha)	qsp	35%
Batatas fritas	qsp	13 a 15%
Massas		
Pastéis	qsp	12 a 18%
Carnes		
Com farinha e ovo	qsp	6 a 10%
Com farinha	qsp	5 a 8%
Peixes		
Magros (< 5% gordura de composição)	qsp	8 a 10%
Gordos (> 5% gordura de composição)	qsp	3 a 5%

qsp: quantidade suficiente para o preparo (imersão); ND: dados não disponíveis.
*Percentuais adequados para produção em escala doméstica; os percentuais são menores com aumento do volume de produção, mas deve-se observar a necessidade de atendimento às recomendações de ácidos graxos.

Sal de adição | NaCl

Os percentuais mencionados na Tabela A3.2 orientam a quantidade de sal a ser considerada para o preparo – adotando-se como referência o peso líquido (PL), ou peso cozido (PC) dos alimentos.

A estimativa do sódio total ingerido é feita multiplicando-se o total do cloreto de sódio (NaCl) adicionado por 0,4 (considerando o peso atômico do sódio, este íon representa 40% do NaCl) e somando-se o teor de sódio naturalmente presente no alimento. Reveja os exemplos da Atividade 2.11, *Estimativa da quantidade de sódio em preparações*, no Capítulo 2.

Tabela A3.2 Quantidade de sal a ser considerada para o preparo – adotando-se como referência o PL ou PC.[1]

Sal	% do PL*	% do PC*
Cereais, leguminosas e outros alimentos ricos em amido	0,8 a 1,0	0,2 a 0,6
Carnes cozidas, assadas ou grelhadas (bovina, suína, de aves)	0,5 a 0,8	0,7 a 1,2
Carnes fritas (bovina, suína, de aves)	0,5 a 1	1,2 a 1,5
Pescados cozidos, assados ou grelhados	0,5 a 0,8	1,1
Pescados fritos	0,5 a 0,8	1,4
Ovos	0,5	0,7
Vegetais (refogados)	0,5 a 0,8	1,0
Vegetais (cozidos em água)	1 a 2[2]	0,5 a 1,0
Saladas diversas	0,2 a 0,5	–

[1]Valores estabelecidos a partir de ensaios considerando o peso do ingrediente principal da preparação. Estimar 0,5% em relação ao PL dos alimentos a serem cozidos resulta em uma quantidade total de sódio (alimentar e de adição) entre 1.500 e 2.500 mg em 24 h, para uma dieta de 2.000 kcal.
[2]Quantidade a ser adicionada à água de cocção, quando o método de preparo em água for necessário.
*Percentuais adequados para produção em escala doméstica; os percentuais são menores com aumento do volume de produção.

APÊNDICE 4 | DIAGRAMA DE CÍRCULOS CONCÊNTRICOS PARA TESTE DE ESPALHAMENTO LINEAR

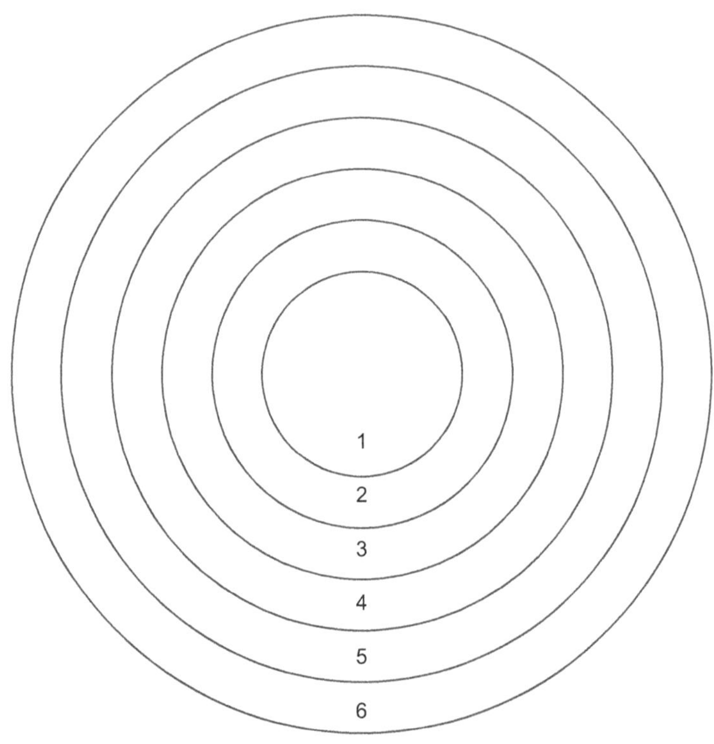

Figura A4.1 Diagrama de círculos concêntricos para teste de espalhamento linear.

APÊNDICE 5 | PORCIONAMENTO DE ALIMENTOS – PROPOSTA PARA DIETA REFERÊNCIA DE 2.000 KCAL – DR2000

Tabela A5.1 Proposta para porcionamento de alimentos para o perfil de consumo dos brasileiros, de acordo com o índice de qualidade da dieta associado ao Guia Alimentar Digital.

	Proposta de distribuição			
Grupo e número de porções[1]	**Energia por porção (kcal)**	**Equivalentes em g (PL)**	**Número de porções no dia**	**kcal totais**
Componentes de adequação				
Cereais integrais e tubérculos (2 a 3 porções/1.000 kcal)				
Cereais integrais	140	Arroz cru = 40 g; farinha de trigo = 40 g	3	420
Tubérculos	120	Inhame = 124 g; mandioca = 80 g	1,5	180
Leguminosas e oleaginosas (1 a 1,5 porções/1.000 kcal)				
Leguminosas	150	Feijão carioca = 45 g; grão-de-bico = 43 g	1	150
Castanhas	50	Castanha do pará = 8 g; castanha de cajú = 9 g	1	50
Hortaliças (2 a 3 porções/1.000 kcal)				
Legumes	20	Berinjela = 100 g; abóbora pescoço = 85 g	3	60
Folhosos	10	Alface = 71 g; couve-manteiga = 37 g	2	20
Frutas (1,5 a 3 porções/1.000 kcal)				
Frutas	65	Banana prata = 66 g; laranja pêra = 176 g	5	325
Leite e derivados (1,0 a 1,5 porções/1.000 kcal)				
Leite, iogurtes	120	Leite integral = 150 g; iogurte e sem açúcar = 240 g	1	120
Queijos	80	Queijo minas = 30 g; queijo parmesão = 18 g	1	80
Aves, pescados, e ovos (0,5 a 1 porção/1.000 kcal)*				
Aves, pescados e ovos	140	Coxa de frango = 115 g; sardinha = 125 g; ovo de galinha = 100 g	1,5	210
Óleos e gorduras (1,25 a 1,75 porções/1.000 kcal)				
Óleos e gorduras	72	Óleos vegetais = 8 g; manteiga = 10 g	2	144
Creme de leite	144	Creme de leite = 65 g	0,5	72
Componentes de moderação				
Açúcares e doces (0 a 0,5 porção/1.000 kcal)				
Açúcares e doces	155	Açúcar refinado = 40 g; doce de leite = 50 g	0,5	77,5
Bebidas lácteas e iogurtes açucarados	120	Iogurte sabor morango = 171 g	0	0

(continua)

Tabela A5.1 Proposta para porcionamento de alimentos para o perfil de consumo dos brasileiros, de acordo com o índice de qualidade da dieta associado ao Guia Alimentar Digital. (*Continuação*)

Grupo e número de porções[1]	Proposta de distribuição			
	Energia por porção (kcal)	Equivalentes em g (PL)	Número de porções no dia	kcal totais
Carnes: bovina, suína ou processada (0 a 0,5 porção/1.000 kcal)				
Carnes bovina e suína	100	Coxão duro cozido = 46 g; lombo assado = 32 g	0	0
Carnes processadas	50	Presunto = 39 g; mortadela = 19 g	0	0
Cereais refinados (0 a 0,5 porção/1.000 kcal)				
Cereais, grãos, batatas e farinhas	140	Arroz branco cru = 40 g; batata inglesa crua = 220 g; pão francês = 47 g	0,5	70
Biscoitos salgados e salgadinhos	60	Biscoito de água e sal = 14 g	0	0
Gorduras processadas (0 a 0,5 porção/1.000 kcal)				
Gorduras processadas	90	Maionese = 30 g	0	0
Energia total (kcal)				1978,50

Fonte: Caivano e Domene, 2017.

APÊNDICE 6 | COMBINAÇÕES ALEATÓRIAS DE ALGARISMOS PARA CODIFICAÇÃO DE AMOSTRAS

Tabela A6.1 Combinações aleatórias de algarismos para codificação de amostras – permutas de cinco.

98119	47634	62128	74824	26316	69967	99242
42293	62781	39637	56945	93661	35153	26837
71926	19563	58873	41611	12194	24228	17798
17455	58857	11764	19452	57975	47815	52523
66834	25245	27285	25299	71782	88679	34114
29662	83196	93516	32777	64843	92581	73375
35341	74918	44949	93188	85428	71742	68486
84787	96479	76491	68563	38259	16396	81659
53578	31322	85352	87336	49537	53434	45961
24814	99952	56378	32381	21148	97297	72848
52498	87383	22131	69919	15466	26866	98794
71675	78536	73495	27778	77622	55159	51263
98581	33164	49769	86257	88255	72928	85426
37137	45775	97913	51435	93913	14312	16975
63226	16691	38586	93122	54874	29581	44112
86349	64849	61622	15644	62331	63645	39681
19752	22217	85847	48893	46597	48774	63557
45963	51428	14254	74566	39789	81433	27339
35951	41886	65455	39863	86891	26531	12772
62737	28622	97774	94399	65615	71385	36396
93289	53491	21397	16212	98532	12463	83527
57693	75743	49661	77747	54358	44124	59213
74862	87515	54246	43585	19779	87859	64959
19174	39259	33113	82151	47924	59642	75834
86518	66168	12838	25974	31147	93998	41141
48426	14937	88522	68628	73483	38217	97468
21345	92374	76989	51436	22266	65776	28685
46622	22565	57564	62716	48346	22575	76356
32234	77979	61291	19143	19222	98313	54127
25553	66127	89656	47931	84577	46781	43718
14871	33813	48879	33229	37769	79698	38599
91485	98384	23448	75582	95118	67862	82865
57997	15656	36185	56864	21884	53946	61484
78366	84292	74722	28657	76693	84137	99632
63148	49438	15937	81498	52455	31229	17273
89719	51741	92313	94375	63931	15454	25941
85392	17996	58885	38247	84138	71165	44722
72575	99477	91117	93856	77347	82872	29147
51457	72341	72394	47919	62519	34731	82898
96724	46815	23931	75785	95794	15923	57213
48683	28624	46578	52168	11983	99488	61586
64968	51183	64763	19332	33622	27299	73355
27846	64569	85256	81471	49461	58617	95634
19211	35232	19449	26624	58256	66356	18461
33139	83758	37622	64593	26875	43544	36979

Fonte: Mori, 1983.

APÊNDICE 7 | COMBINAÇÕES ALEATÓRIAS DE AMOSTRAS PARA A REALIZAÇÃO DO TESTE TRIANGULAR

Tabela A7.1 Combinações aleatórias de amostras.

XXO	OXX	XOO	XOO	OXX	XOO	OXO	OXX	XOO	XXO	XOO	XOX
OOX	OXO	XXO	OXX	OOX	OOX	XOX	XOX	OXX	XOX	OXO	OXO
XOO	XOX	OXX	XXO	XOO	OXX	OXX	XOO	OXO	OXO	XOX	XXO
OXX	OOX	XOX	OOX	OXO	XOX	OOX	XXO	XOX	XOO	XXO	OOX
OXO	XOO	OXO	XOX	XXO	OXO	XOO	OOX	XXO	OXX	OOX	XOO
XOX	XXO	OOX	OXO	XOX	XXO	XXO	OXO	OOX	OOX	OXX	OXX
OXO	XOX	OXO	OOX	OOX	OOX	OOX	OOX	OXO	OOX	OXX	OXO
XOO	OXO	OOX	XOX	XOO	OXO	XOX	XXO	XXO	XOX	OOX	XOO
OXX	XOO	XXO	XOO	XOX	OXX	XOO	OXO	XOO	XXO	OXO	OXX
XOX	OOX	XOX	OXO	OXX	XXO	XXO	OXX	OOX	XOO	XOO	XOX
XXO	OXX	OXX	XXO	XXO	XOO	OXX	XOO	OXX	OXO	XXO	OOX
OOX	XXO	XOO	OXX	OXO	XOX	OXO	XOX	XOX	OXX	XOX	XXO
OXX	OOX	OXX	OOX	XOX	XOO	OXX	XOX	OXX	XXO	XXO	XXO
XOX	XOX	XXO	XXO	OXO	OXX	OOX	OOX	XOO	XOO	OXO	XOO
XXO	OXO	OXO	XOO	XXO	OXO	XXO	XXO	XOX	OXX	OOX	OXO
OOX	XXO	XOX	OXX	XOO	OOX	XOX	OXO	XXO	OXO	XOO	OOX
OXO	OXX	OOX	XOX	OOX	XXO	OXO	XOO	OOX	XOX	OXX	XOX
XOO	XOO	XOO	OXO	OXX	XOX	XOO	OXX	OXO	OOX	XOX	OXX
OXO	OXX	XOO	XOX	XOX	OOX	OXO	XOX	XXO	XOX	XOO	XOX
XOX	XOX	OXX	XOO	XXO	OXX	XXO	XXO	OOX	OOX	XXO	OOX
OXX	XOO	OXO	OOX	XOO	XOO	XOX	OXO	OXX	XXO	OXO	OXX
OOX	XXO	XOX	OXX	OXX	OXO	OXX	OXX	XOO	OXO	OXX	XXO
XOO	OOX	XXO	OXO	OOX	XOX	XOO	XOO	OXO	XOO	XOX	XOO
XXO	OXO	OOX	XXO	OXO	XXO	OOX	OOX	XOX	OXX	OOX	OXO
OOX	XOX	OXX	OOX	XOO	OXX	OXO	XXO	XXO	OXX	XXO	XXO
XXO	XXO	OXO	XXO	OXO	OXO	XOX	XOO	XOO	XXO	XOO	XOO
OXX	OOX	XXO	OXO	OOX	OOX	OXX	OOX	OXX	XOO	OXX	OXO

Fonte: Mori, 1983.

APÊNDICE 8 | MODELO DE PLANILHA PARA A CONSTRUÇÃO DE UM MAPA DE FREQUÊNCIA PARA ELABORAÇÃO DE CARDÁPIOS

Tabela A8.1 Modelo de planilha para a construção de um mapa de frequência para elaboração de cardápios (MFEC).

Componente do cardápio e receita	Mês 1																				Mês "n"							
	Semana 1					Semana 2					Semana 3					Semana 4					Semana 1					Semana "n"		
Dias da semana	2ª	3ª	4ª	5ª	5ª	2ª	3ª	4ª	5ª	6ª	2ª	3ª	4ª	5ª	6ª	2ª	3ª	4ª	5ª	6ª	2ª	3ª	4ª	5ª	6ª	2ª	3ª	4ª
Entrada																												
Saladas																												
Folhas verdes	X						X						X						X						X			
Crocante		X																										
Caesar			X					X								X												X
Waldorf				X																	X							
(Listar demais)																												
Consomés																												
Galinha																												
Legumes																												
(Listar demais)																												
Pratos proteicos																												
Mix de leguminosas			X																									
Estrogonofe		X																										
Cozido campestre	X																						X					
(Listar demais)																											X	
Pescados																												
Pirarucu de casaca												X																X
Lula escabeche						X																						
Pescada ao molho																							X					
(Listar demais)																												
Aves (listar)																												

(*continua*)

Tabela A8.1 Modelo de planilha para a construção de um mapa de frequência para elaboração de cardápios (MFEC). (*Continuação*)

Componente do cardápio e receita	Mês 1																				Mês "n"							
	Semana 1					Semana 2					Semana 3					Semana 4					Semana 1					Semana "n"		
Dias da semana	2ª	3ª	4ª	5ª	6ª	2ª	3ª	4ª	5ª	6ª	2ª	3ª	4ª	5ª	6ª	2ª	3ª	4ª	5ª	6ª	2ª	3ª	4ª	5ª	6ª	2ª	3ª	4ª
Suínos (listar)																												
(Listar demais carnes)																												
Massas																												
(Demais massas e outros pratos)																												
Guarnições																												
Purê de mandioquinha			X																									
Mix de raízes																												
Farofa de castanhas	X																											
Batata frita		X																										
(Listar demais)																												
Sobremesas																												
Frutas da estação																												
(Listar demais)																												
Frutas doces		X																										
Peras ao vinho	X																											
(Listar demais)																												
Torta de maçã			X																									

Exemplo de cardápio

- Dia 1: salada de folhas verdes, cozido campestre, farofa de castanhas e peras ao vinho
- Dia 2: salada crocante, estrogonofe, batata frita e fruta da estação
- Dia 3: salada *Caesar*, *mix* de leguminosas, purê de mandioquinha e torta de maçã.

E assim sucessivamente; a elaboração do mapa de frequência contribui para não repetir o mesmo ingrediente em semana e a mesma preparação em 1 mês. No Brasil, as exceções são para o arroz, o feijão e o café, de oferta diária. Para funcionar, o mapa de frequência deve ter pelo menos 30 preparações diferentes para cada componente do cardápio: entrada, prato proteico, guarnição e sobremesa. Quanto maior a lista de preparações por componente, mais numerosas serão as possibilidades de combinações.

APÊNDICE 9 | MODELO DE FORMULÁRIO PARA FICHA TÉCNICA

Tabela A9.1 Formulário para ficha técn.ca.

Nome da preparação: ______________________________

Indicação de uso: ______________ **Data:** ___/___/___

Ingredientes		Peso (g)			Custo (R$)		Cálculo dietético					
Alimento	Medida caseira	Bruto	Líquido	FC	Mercado	Fração	Energia kcal	Proteína (g)	Carboidrato (g)	Lipídio (g)	Fibra (g)	Sódio (mg)
Total												
Total por porção												

Modo de preparo

Rendimento
Peso cozido: ____________ g
Número de porções: __________
Peso/porção:____________ g
Densidade energética: __________ kcal/g
Análise sensorial
Teste: ______________
Resultado: ______________

APÊNDICE 10 | GLOSSÁRIO DE TÉCNICAS DE PREPARO DE ALIMENTOS

Para mais detalhes sobre as técnicas de preparo de alimentos, como formas de transferência de calor, efeitos sobre a matriz alimentar e razões para cozinhar os alimentos, ver Capítulo 2.

Tabela A10.1 Glossário de técnicas de preparo de alimentos.

Técnica (*equivalente em inglês*)	Descrição
Cocção seca (*dry heat cooking*)	Técnicas de preparo realizadas sem adição de líquido ou vapor ao meio de cocção – como assar e fritar
Cocção úmida (*moist heat cooking*)	Técnica de preparo realizada com adição de líquido ou vapor ao meio de cocção – como ensopar, cozinhar no vapor ou sob pressão
Fritura por imersão (*fry/fried*)	Mergulhar o alimento em óleo vegetal quente ou outra gordura
Churrasco (*barbecue*)	Preparar sobre brasa ou chama, produzida por carvão ou madeira, ou ainda, por equipamentos a gás ou elétricos em que o alimento receba a irradiação da fonte de calor
Assar na grelha (grelhar) (*to grill/grilled*)	Preparar sobre irradiação da fonte de calor (brasa, resistência ou chama) sobre uma grelha. O alimento pode ser preparado, ainda, em frigideira ou panela no fogão, sem óleo ou outra gordura
Saltear – dourar na frigideira com óleo (*to panfry/panfried*)	Preparar o alimento em frigideira ou panela no fogão, apenas untada com óleo ou outra gordura, com controle de temperatura e movimentação constante. O utensílio típico para saltear é a panela de fundo redondo (*wok*)
Assar/assado (*to bake/baked; para carnes: to roast/roasted*)	Preparar o alimento em forno ou outra câmara aquecida*
Cozinhar no micro-ondas/cozido no micro-ondas (*to microwave/microwaved*)	O calor é produzido na matriz alimentar pelo efeito da incidência de ondas eletromagnéticas sobre o dipolo da água e outros compostos iônicos, como os sais contidos nos alimentos. Os pequenos movimentos de atração e repulsão produzem energia na forma de calor, sem redução de umidade e, consequentemente, com rapidez e sem escurecimento por caramelização
Fervura – cozinhar/cozido (*to boil/boiled*)	Preparar o alimento por imersão em grande volume de água ou outro líquido
Ensopar (*simmering*)**	Refogar o alimento, acrescentando apenas a quantidade de líquido necessária para abrandamento das fibras vegetais ou hidrólise do colágeno, empregando temperaturas próximas a 100°C – como para o preparo de cozidos
Cozinhar em pressão/cozido sob pressão (*to pressure cook/pressure* cooked)	Preparar o alimento na panela de pressão. A temperatura mais alta (120°C), necessária para a ebulição da água sob pressão, diminui o tempo de preparo
Refogar/refogado (*to stir-fry/stir-fried*)	Preparar o alimento mexendo constantemente. Pode-se empregar pequenas quantidades de água para não deixar queimar
Brasear (*braising*)	Emprega calor seco para "fechar" o alimento e produzir leve caramelização, seguido da adição de pouco líquido, se necessário, para abrandamento de fibras e desenvolvimento de sabores
Cozinhar no vapor/cozido no vapor (*to steam cook/steamed*)	Preparar o alimento em utensílio vazado que permita entrada de vapor, sem adição de água ou gordura
Cru (*raw*)	Sem cocção, sem calor
Fritura em ar quente *air fryer* (*to air fry/air fried*)	Preparar o alimento utilizando equipamento que promove a circulação muito rápida de ar quente, entre 180 e 200°C

*O alimento pode ser assado em cavidades feitas na terra que recebem rochas aquecidas e são cobertas com folhas ou outro material.
**Temperaturas menores do que 100°C são aplicadas para o *poaching*.

Bibliografia

American Institute for Cancer Research (AICR). World Cancer Research Fund/American Institute for Cancer Research. Physical Activity and the Prevention of Cancer: a Global Perspective. Washington, DC: AICR; 2007.

Associação Brasileira da Indústria de Higiene Pessoal, Perfumaria e Cosméticos (ABIHPEC). Projeto Coleta de Embalagens Pós-Consumo [internet]. 2009. Disponível em http://www.maoparaofuturo.org.br

Atkinson FS, Foster-Powell K, Brand-Miller JC. International tables of glycemic index and glycemic load values. Diab Care. 2008; 31(12).

Berkowitz B. Cultural aspects in the care of the orthodox Jewish woman. J Midwifery Womens Health. 2008; 53(1):62-7.

Brasil. Instituto Brasileiro de Geografia e Estatística (IBGE). Pesquisa de orçamentos familiares 2008-2009. Despesas, rendimentos e condição de vida. Ministério do Planejamento, Orçamento e Gestão. Diretoria de Pesquisas, Coordenação de Trabalho e Rendimento. Brasília: IBGE; 2010.

Brasil. Ministério da Agricultura, Pecuária e Abastecimento (MAPA). Preparo de frutas e hortaliças minimamente processadas em banco de alimentos. Brasília, DF: Embrapa; 2006.

Brasil. Ministério da Agricultura, Pecuária e Abastecimento (MAPA). Decreto nº 6.871, de 4 de junho de 2009. Regulamenta a Lei nº 8918, de 19 de julho de 1994, que dispõe sobre a Padronização, a Classificação, o Registro, a Inspeção, a Produção e a Fiscalização de Bebidas. Brasília, DF: Diário Oficial da União; 2009.

Brasil. Ministério da Saúde (MS). Agência Nacional de Vigilância Sanitária (Anvisa). Resolução da Diretoria Colegiada (RDC) nº 12, de 2 de janeiro de 2001. Aprova o Regulamento Técnico sobre Padrões Microbiológicos para Alimentos. Brasília, DF: Diário Oficial da União; 2001.

Brasil. Ministério da Saúde (MS). Agência Nacional de Vigilância Sanitária (Anvisa). Resolução da Diretoria Colegiada (RDC) nº 359, de 23 de dezembro de 2003. Aprova o Regulamento Técnico de porções de alimentos embalados para fins de Rotulagem Nutricional. Brasília, DF: Diário Oficial da União; 2003.

Brasil. Ministério da Saúde (MS). Agência Nacional de Vigilância Sanitária (Anvisa). Resolução da Diretoria Colegiada (RDC) nº 216, de 15 de setembro de 2004. Dispõe sobre Regulamento Técnico de Boas Práticas para Serviço de Alimentação. Brasília, DF: Diário Oficial da União; 2004.

Brasil. Ministério da Saúde (MS). Agência Nacional de Vigilância Sanitária (Anvisa). Resolução da Diretoria Colegiada (RDC) nº 23, de 24 de abril de 2013. Dispõe sobre o teor de iodo no sal destinado ao consumo humano e dá outras providências. Brasília, DF: Diário Oficial da União; 2013.

Brasil. Ministério da Saúde (MS). Secretaria de Atenção à Saúde. Departamento de Atenção Básica. Coordenação-Geral da Política de Alimentação e Nutrição. Guia alimentar para população brasileira. 2. ed. Brasília: MS; 2014.

Brownell KD, Frieden TR. Ounces of Prevention – the public policy case for taxes on sugared beverages. New England Journal of Medicine. 2009; 360(18):1805-8.

Caivano S, Domene SMA. Diet quality index associated With Digital Food Guide: update and validation 2017. In: Annals g Nutrition & Metabolism, IUNS 21st International Congress of Nutrition, Buenos Aires, Argentina, October 2017; 71(2):369.

Caivano S, Domene SMA. Diet quality index for healthy food choices. Rev Nutr [online]. 2013; 26(6):693-9.

Dutcosky S. Análise sensorial dos alimentos. Curitiba: Champagnat; 2007.

Eaton SB, Eaton III SB. Paleolithic vs. modern diets-selected pathophysiological implications. Eur J Nutr. 2000; 39(2):67-70.

Fekete V, Deconinck E, Bolle F et al. Modelling aluminium leaching into food from different foodware materials with multi-level factorial design of experiments. Food Addit Contam Part A Chem Anal Control Expo Risk Assess. 2012; 29(8):1322-33. doi: 10.1080/19440049.2012.

Food and Agriculture Organization (FAO). Human energy requirements. Report of a Joint FAO/WHO/UNU Expert Consultation. Rome; 2001.

Fundação Instituto Brasileiro de Geografia e Estatística (FIBGE). Estudo Nacional da Despesa Familiar (ENDEF). Rio de Janeiro: IBGE; 1974.

Institute of Medicine (IOM). Dietary Reference Intakes for calcium, phosphorus, magnesium, vitamin D, and fluoride. Washington: National Academy Press; 1997.

Institute of Medicine (IOM). Dietary Reference Intakes for calcium and vitamin D. Washington: National Academy Press; 2011.

Institute of Medicine (IOM). Dietary Reference Intakes for energy, carbohydrate, fiber, fat, fatty acids, cholesterol, protein, and amino acids (macronutrients). Washington: National Academy Press; 2002.

Institute of Medicine (IOM). Dietary Reference Intakes for Water, Potassium, Sodium, Chloride, and Sulfate. Washington: National Academy Press; 2004.

Institute of Medicine (IOM). Dietary Reference Intakes: applications in dietary planning. Washington: National Academy Press; 2003.

Luna NMM. Técnica dietética – pesos e medidas em alimentos. Cuiabá: UFMT; 1995. 18p.

Mezomo IFB. Os serviços de alimentação: Planejamento e Administração. São Paulo: Manole; 2002.

Moreira RFA, Trugo LC, DeMaria CAB. Componentes voláteis do café torrado. Parte ii. Compostos alifáticos, alicíclicos e aromáticos. Química Nova. 2000; 23(2).

Mori EEM. Métodos sensoriais e físicos para avaliação de alimentos e bebidas. Campinas: Biblioteca do ITAL; 1983.

Motta E. Preparo do álcool 70%. Rede de Tecnologia do Rio de Janeiro (REDETEC). Serviço Brasileiro de Respostas Técnicas, SBRT. 2007. Disponível em: http://www.sbrt.ibict.br

Moyle T, Drake K, Gole V et al. Bacterial contamination of eggs and behaviour of poultry flocks in the free range environment. Comp Immunol Microbiol Infect Dis. 2016; 49:88-94. doi: 10.1016/j.cimid.2016.10.005.

Naves MMV et al. Fortificação de alimentos com o pó da casca de ovo como fonte de cálcio. Ciência e Tecnologia de Alimentos. 2007; 27(1):99-103.

Núcleo de Estudos e Pesquisas em Alimentação. Tabela brasileira de composição de alimentos – TACO. 2. ed. Campinas: Unicamp; 2006.

Ojha P, Ojha CS, Sharma VP. Influence of physico-chemical factors on leaching of chemical additives from aluminium foils used for packaging of food materials. J Environ Sci Eng. 2007; 49(1):62-6.

Ornellas LH. Técnica e dietética – seleção e preparo de alimentos. 8. ed. São Paulo: Atheneu; 2006.

Proença RPC. Inovações tecnológicas na produção de refeições: conceitos e aplicações básicas. Higiene Alimentar. 1999; 13(63):24-30.

Proenca RPC. Novas tecnologias para a produção de refeições coletivas: recomendações de introdução para a realidade brasileira. Rev Nutr. 1999; 12(1):43-53.

Rippe JM, Angelopoulos TJ. Relationship between added sugars consumption and chronic disease risk factors: current understanding. Nutrients. 2016; 8(11):697. doi:10.3390/nu8110697.

São Paulo. Secretaria de Estado de Saúde. Portaria CVS nº 6/99, de 10 de março de 1999. Aprova o Regulamento Técnico que estabelece os Parâmetros e Critérios para o Controle Higiênico-Sanitário em estabelecimentos de alimentos. Disponível em: http://www.saude.sp.gov.br

Shah DH, Paul NC, Sischo WC et al. Population dynamics and antimicrobial resistance of the most prevalent poultry-associated Salmonella serotypes. Poult Sci. 2016; pii: pew342.

Silva LB, Monnerat MP. Alimentação para coletividades. Rio de Janeiro: Cultura Médica; 1982. p. 338-9.

Singh M, Brar J. Egg safety in the realm of preharvest food safety. Microbiol Spectr. 2016; 4(4). doi: 10.1128/microbiolspec.PFS-0005-2014.

United States Department of Agriculture. Nutrient Data (USDA). Database for the Added Sugars Content of Selected Foods, Release 1. 2006. Disponível em: http://www.ars.usda.gov/Main/docs.htm?docid=12107.

US Department of Agriculture, Agricultural Research Service. 2010. USDA National Nutrient Database for Standard Reference, Release 23. Disponível em: http://www.ars.usda.gov/ba/bhnrc/ndl

US Public Health Service. Food Code: 2013 Recommendations of the United States Public Health Service, Food and Drug Administration. Department of Health and Human Services. Washington, DC; 2013.

Varela G. La fritura de los alimentos. Boletim Informativo da Sociedad Española de la Nutrición, [S.l.], 1989; 1:7-9.

Vaz CS. Restaurantes – controlando custos e aumentando lucros. Brasília: LGE; 2006.

Willett WC, Skerrett PJ. Eat, drink, and be healthy: the Harvard Medical School Guide to Healthy Eating. New York: Free Press; 2005.

World Health Organization (WHO). Guideline: Sugars Intake for Adults and Children. Geneva, Switzerland: WHO; 2015. p. 1-49.

Zenebon O, Pascuet NS, Tiglea P (Orgs.). Métodos físico-químicos para análise de alimentos. São Paulo: Instituto Adolfo Lutz; 2008.

Encarte

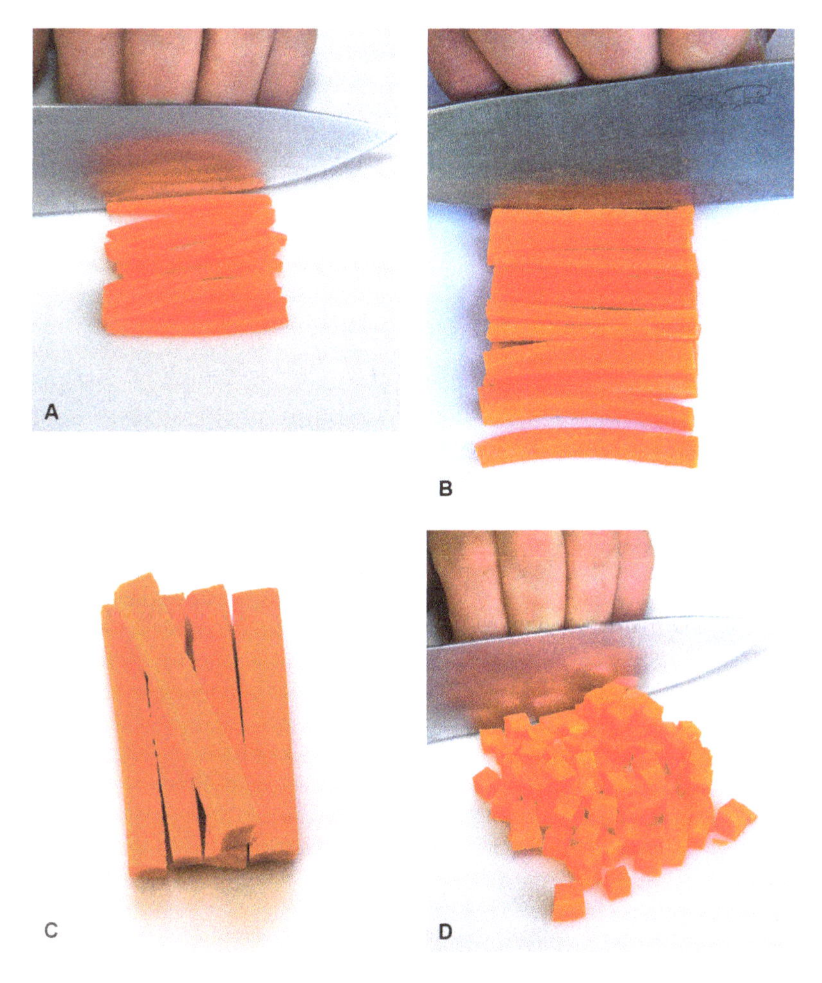

Figura 3.4 Cortes de legumes: julienne (**A**); *allumette* (**B**); bastão (**C**) (*bâtonnet*); cubos muito pequenos (*brunoise*) (**D**). (*continua*)

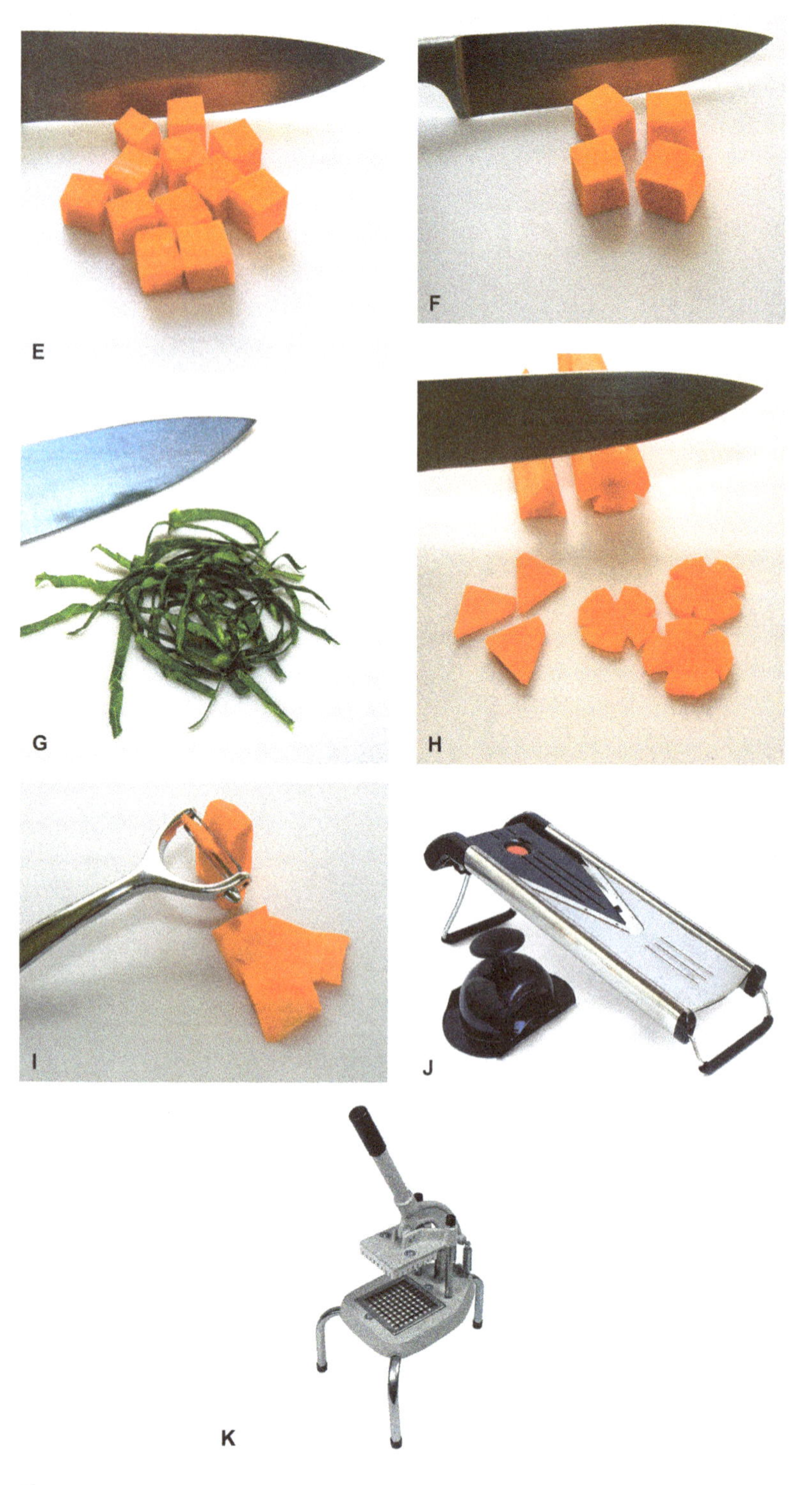

Figura 3.4 (*continuação*) Cortes de legumes: cubos médios (jardineira) (**E**); cubos grandes (**F**); chifonado (**G**); *payssane* (**H**); fita – (*ruban*) (**I**). Instrumentos de cortes para hortaliças: mandolina (**J**); cortador de legumes (**K**).

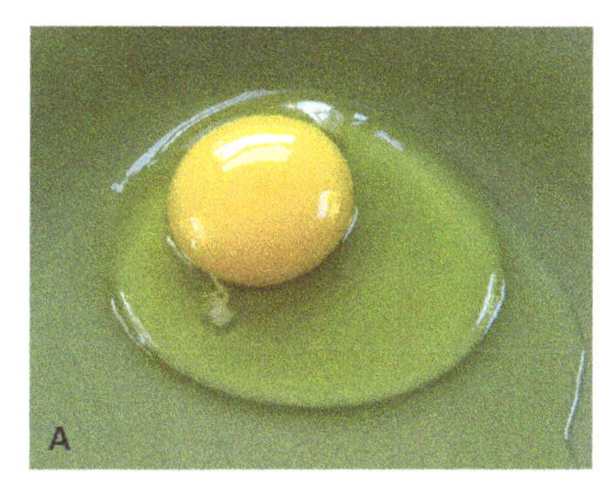

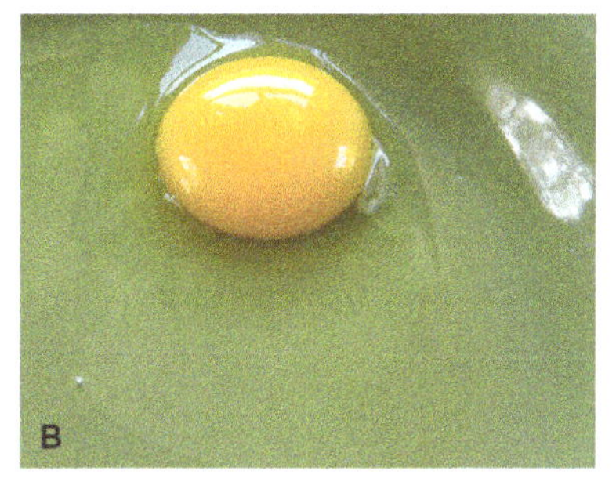

Figura 3.5 Qualidade de ovos. **A.** Ovo novo – gema centralizada e grande proporção de clara espessa. **B.** Ovo velho – gema descentralizada e grande proporção de clara fluida.

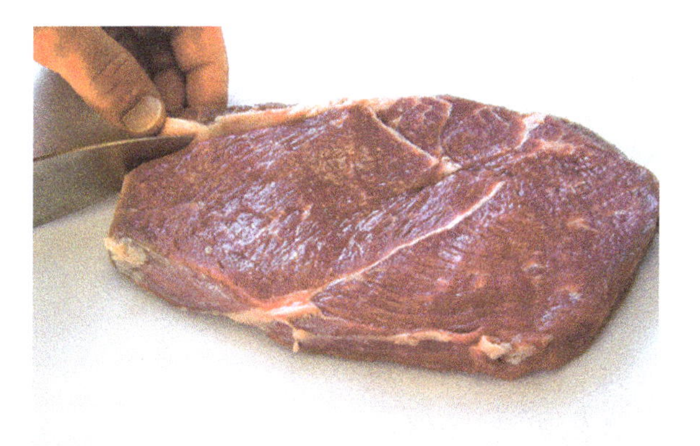

Figura 3.8 Pré-preparo de carnes – remoção da gordura aparente e porcionamento.

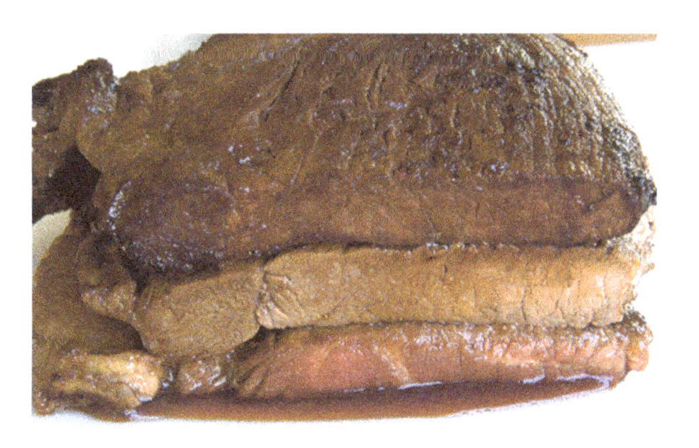

Figura 3.9 Cortes de carne bovina submetidos a diferentes condições de preparo segundo a gravidade do tratamento térmico.

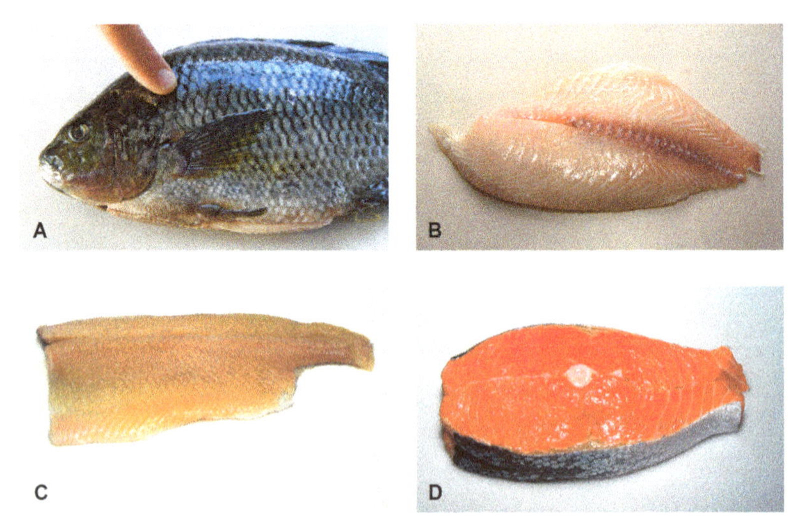

Figura 3.10 Qualidade do pescado (**A**). Cortes: filé espalmado (**B**); filé simples (**C**); posta (**D**).

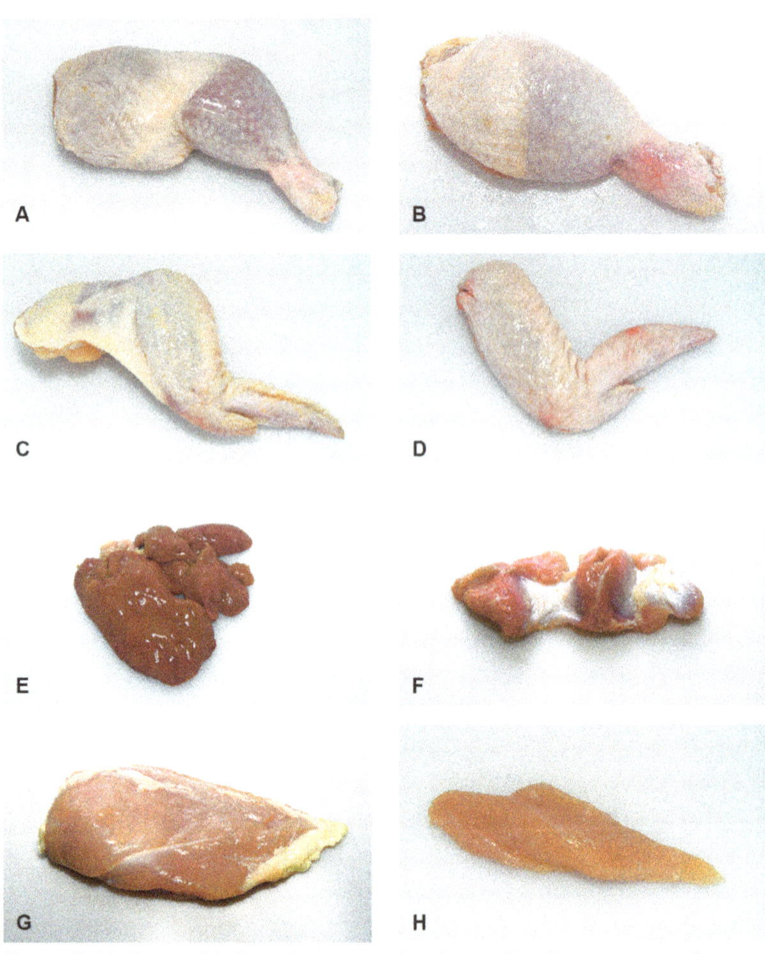

Figura 3.11 Cortes clássicos de frango adotados no Brasil: coxa com sobrecoxa (**A**); coxa (**B**); coxinha da asa – completa (**C**); asa sem coxa (**D**); fígado (**E**); moela (**F**); peito (**G**); sassami ou filezinho (**H**).

Índice Alfabético

C

D

L

M

N

O

P

Q

R

S

T

U

V

W

X

Z